U0288053

济世仁医

传奇国医家族的
医养之道

张其成 编著

人民卫生出版社
·北京·

图书在版编目（CIP）数据

济世仁医：传奇国医家族的医养之道 / 张其成编著
. 一北京：人民卫生出版社，2021.10
ISBN 978-7-117-32236-2

Ⅰ.①济… Ⅱ.①张… Ⅲ.①李济仁－家族－生平事
迹②中医临床－经验－中国－现代 Ⅳ.①K826.2
②R249.7

中国版本图书馆 CIP 数据核字（2021）第 215237 号

济世仁医——传奇国医家族的医养之道
Jishi Renyi——Chuanqi Guoyi Jiazu de Yiyangzhidao

编　　著　张其成
出版发行　人民卫生出版社（中继线 010-59780011）
地　　址　北京市朝阳区潘家园南里 19 号
邮　　编　100021
印　　刷　北京汇林印务有限公司
经　　销　新华书店
开　　本　710×1000　1/16　印张:21　插页:1
字　　数　301 千字
版　　次　2021 年 10 月第 1 版
印　　次　2021 年 12 月第 1 次印刷
标准书号　ISBN 978-7-117-32236-2
定　　价　129.00 元

E － mail　pmph @ pmph.com
购书热线　010-59787592　010-59787584　010-65264830
打击盗版举报电话:010-59787491　E-mail:WQ @ pmph.com
质量问题联系电话:010-59787234　E-mail:zhiliang @ pmph.com

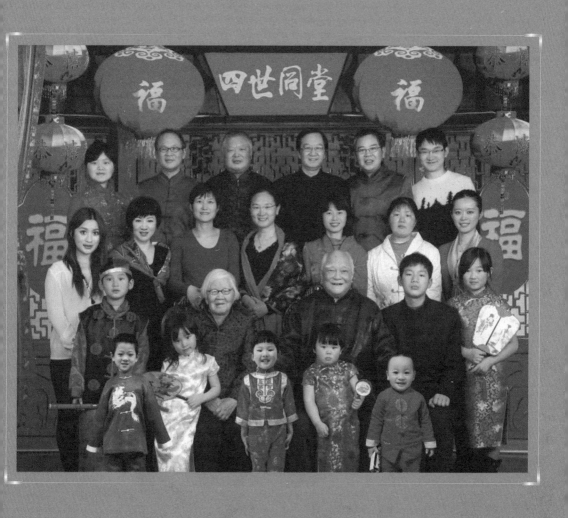

全家福

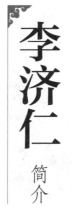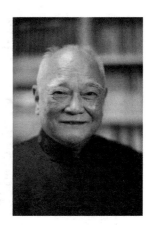

李济仁（1931—2021），安徽歙县人，国家级非物质文化遗产"中医诊法（张一帖内科疗法）"代表性传承人，中华人民共和国成立以来新安医学传承和创新发展的关键代表人物，新安医学研究的开拓者与临床实践的创新者。中国中医科学院首批学部委员，全国首届"国医大师"，首批"全国500名老中医"，第一批全国老中医药专家学术经验继承工作指导老师，首批享受国务院政府特殊津贴专家，"中华中医药学会终身成就奖"获得者，第一批中医药传承博士后合作导师，首批《内经》专业硕士研究生指导老师，首批被编入《中国百年百名中医临床家丛书》的专家。为皖南医学院唯一终身教授，皖南医学院弋矶山医院主任医师，兼任世界中医药学会联合会方药量效专业委员会会长、世界中医药学会联合会风湿病专业委员会名誉会长、中华中医药学会终身理事。

李济仁先生是唯一培养出院士和国家杰出青年的首届"国医大师"，第一位获"全国道德模范提名奖"的国医大师，第一位获中央电视台"最美医生"称号的国医大师，第一位游历全球七大洲的国医大师，第一位将珍藏书画文物捐赠予七家博物馆的国医大师；也是至今唯一被中央电视台"焦点访谈"栏目全集报道的国医大师，唯一被新华社"新华纵横"专题片追踪报道的国医大师，唯一被我国文化部和美国彩虹电视台专题系列报道的国医大师。

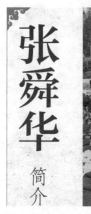
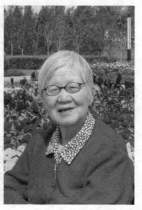

张舜华（1932—），安徽歙县人，首批被编入《中国百年百名中医临床家丛书》的中医专家，国家级非物质文化遗产"中医诊法（张一帖内科疗法）"代表性传承人，是第一个被收录于国家级非物质文化遗产代表性项目名录的新安医家。李济仁、张舜华夫妇是至今唯一同为国家级非物质文化遗产代表性项目代表性传承人的国医夫妇，唯一同被编入《百年中医传承录》的国医夫妇，唯一同为全国道德模范的国医夫妇。

张舜华幼年随其父张根桂习医，为传承新安医学"张一帖"付出异常艰辛的努力，有"孝女香"之美名。由于其勤奋、聪颖、孝顺，终得父亲传授祖传绝技——"张一帖"。其擅长治疗内科、妇科疾病，诊治外感急性病、肝病、胃病、肾病、肿瘤、风湿、各类妇科病等疑难杂症独有神效。1950年悬壶济世，1959年在歙县中医进修学校学习，1979年调至皖南医学院弋矶山医院中医科。由于医术精湛，被誉为"女张一帖"。晚年指导创建"世传张一帖诊所"和"新安国医博物馆"。至今耄耋之年，仍为慕名而来的患者诊治，并坚持每年回家乡义诊。2021年4月22日，在新安医学发展大会高峰论坛暨首届国医大师李济仁学术经验研讨会上，张舜华获得"新安医学终身成就奖"。2021年6月，被评为第七届安徽省道德模范；2021年11月，被评为第八届全国道德模范。

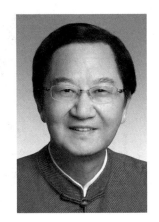

张其成 简介

张其成，长子，著名国学专家、中医文化学家、文人书法家，享受国务院政府特殊津贴专家。北京大学哲学博士，北京中医药大学国学院创院院长、教授、博士研究生导师，北京大学中国文化发展研究中心研究员，北京张其成中医发展基金会理事长，中国人民政治协商会议第十二届、第十三届全国委员会委员。先后任国际易学联合会常务副会长、中华炎黄文化研究会副会长、老子道学文化研究会副会长及六个国家二级学会会长。搜狐网"当代四大国学领军人物"，人民网"健康中国年度十大人物""国学养生第一人"。

主持国家社会科学基金重大项目，出版学术专著 40 余部，主要分四个系列：易学研究系列、全解国学经典系列、国学养生系列、中医思想文化系列。主编《易学大辞典》《中医哲学基础》《中医文化学》等。曾获 1993 年霍英东教育基金会青年教师奖及多项省部级科学技术奖、多项畅销书奖、2017 年度"最受欢迎的十大中医药好书"、2019 年"十大国学好书"及"十大优秀融合教材"等奖项，2012 年获国际易学伯崑奖，2020 年获汤用彤国学奖。

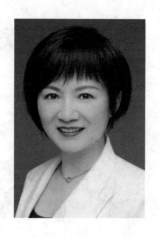

李艳 简介

李艳，次女，皖南医学院弋矶山医院中医科主任医师、教授、中医科主任、博士研究生导师。首届国医大师李济仁学术经验继承人，国家级非物质文化遗产"中医诊法（张一帖内科疗法）"第十五代传承人，第六批全国老中医药专家学术经验继承工作指导老师，国家中医药管理局重点学科"中医痹病学"学科带头人，国家中医药管理局"国医大师李济仁工作室"主任，安徽省名中医。从事中医临床工作40年，继承新安医学诊治经验并多有创新，擅治痹病、痿病、胃病、肾病、肿瘤、冠心病和妇科疑难病症等，提出风湿病"寒热三期疗法"，明显提高了治疗有效率。

主编著作28部、《中医学》本科教材1部。主研国家自然科学基金重点项目和面上项目，主持厅级、院级项目3项。发表论文50余篇，SCI收录8篇。作为第一完成人获安徽省科技进步奖二等奖，入选《中华中医药杂志》百篇高影响学术论文。2016年参加第一届全国文明家庭表彰大会，受到习近平总书记的亲切接见。2017年参加中央电视台春节联欢晚会，获"安徽省巾帼建功标兵""安徽省三八红旗手""安徽好人"等荣誉称号。

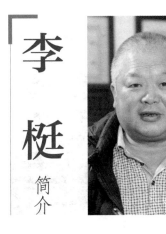

李梴
简介

李梴，三子，毕业于安徽中医学院。国家级非物质文化遗产"中医诊法（张一帖内科疗法）"第十五代衣钵传人，"世传张一帖诊所"所长，新安国医博物馆的建造者。通过理论学习和随父母临床实践，掌握了张一帖内科疗法的学术思想和临床诊疗技术，擅长胃肠疾病、风湿病、肝肾疾病等的中医治疗，医术高超，闻名省内外。

在定潭创办"世传张一帖诊所"，深受周边广大民众的欢迎。诊所创办以来，每年为当地及周边城市的 2 000 余群众诊病，临床疗效显著，特别是在祖传"张一帖"末药的加工研制方面有所创新，使"张一帖"的祖传秘方更好地服务于广大百姓，也使"张一帖"这一独特的疗法得到了很好的传承。中央电视台及《健康时报》《中国中医药报》《黄山日报》等多次报道李梴医术高超、治病救人的光荣事迹。《中国中医药报》评价李梴："在现代社会于乡间诠释着'医在民间'的价值理念，值得敬仰。"2015年被确定为国家级非物质文化遗产"（张一帖内科疗法）"代表性传承人。2019年获"徽州百工"称号。

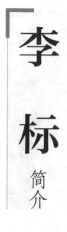

李 标
简介

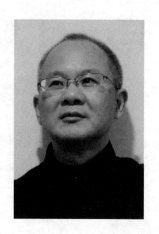

李标，四子，中国科学院物理学半导体专业博士，德国慕尼黑工业大学洪堡学者，香港科技大学访问学者，美国麻省理工学院与法朗霍夫合办的可持续能源中心主任工程师，美国公司项目主管、首席工程师及高级科学家。主要从事微纳米系统、红外及光纤技术的研究。

在中国科学院求学任职期间，承担国家级、省部级课题6项，获中科院自然科学奖二等奖、三等奖各一次，在国际学术会议上做口头报告数次，在国际性刊物发表论文60余篇。1996年被聘为国际杂志的审稿人，1997年任《红外与毫米波学报》编委，并担任《易学大辞典》副主编。在国外工作期间，获洪堡研究奖、美国陆军研究中心研究奖、夫朗霍夫特殊研究发展奖、波士顿大学技术发展奖等。其成果被收入《微纳米系统手册》、美国约翰·霍普金斯大学授课讲义，美国《光子光谱》杂志专题报道，被加利福尼亚大学伯克利分校、斯坦福大学、凯斯西储大学等研究团队多次引用，并得到前美国国防部次长等人的高度评价。

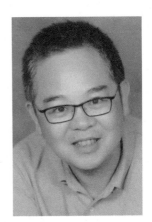

李梢 简介

李梢，五子，清华大学长聘教授、博士研究生导师，创建清华大学第一个校级中医药交叉研究所并任所长。国家杰出青年科学基金获得者、国家"万人计划"科技创新领军人才、科技部中青年科技创新领军人才、世界中医药学会联合会网络药理学专业委员会会长。为中医药网络药理学的开拓者，提出"网络靶标"理论与方法，领衔制定首个网络药理学国际标准，为解读中医药科学内涵提供了新途径；以胃癌"治未病"为范例，揭示了胃炎癌转化中西医生物网络，发现了显著前移胃癌早诊时间和大幅提高早诊率的极早期细胞、精准干预中药，支撑高发区胃癌防治。

发表论文约 200 篇，被评为"千名医学家"（F1000）杰出论文、Nature China 研究亮点，拥有专利 30 余项，成果入选 2014 年世界中医药十大新闻、2019 年度中国生物信息学十大应用、中华中医药学会十大学术热点，被评为 2020 全球前 2% 顶尖科学家、中国高被引学者、中国全面小康十大杰出贡献人物；获中医药国际贡献奖一等奖、李时珍医药创新奖、国家科学技术进步二等奖、国家级教学成果二等奖等奖励。

新安醫學第一家

題贈濟仁
舜華醫師

癸巳年秋
顏正華

首届国医大师颜正华先生题赠"张一帖"家族："新安医学第一家"

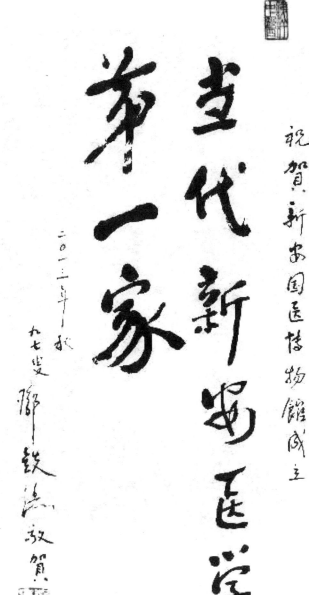

当代新安医学第一家

祝贺新安国医博物馆成立

二〇一三年秋

九七叟邓铁涛敬贺

首届国医大师邓铁涛先生题赠"张一帖"家族："当代新安医学第一家"

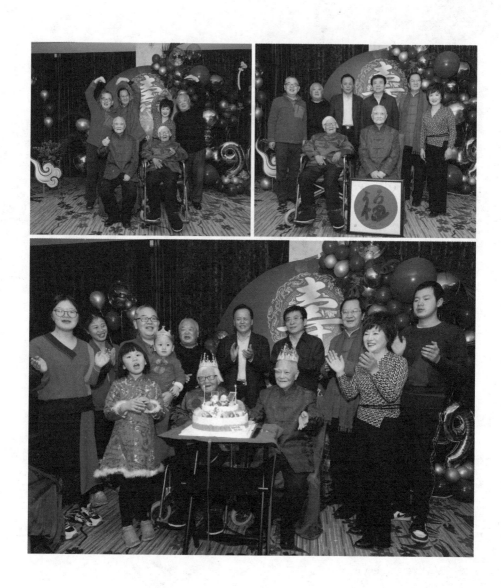

首届国医大师李济仁 90 周岁寿辰庆典

　　2021 年 1 月 6 日，国医大师李济仁 90 周岁寿辰庆典在北京举办。李济仁及夫人张舜华出席庆典。李济仁的五个子女——张其成、李艳、李梃、李标、李梢，以及孙辈、重孙辈一起，通过线上和线下方式参加庆典，四世同堂，其乐融融。李济仁弟子、中国科学院院士仝小林到场为李济仁庆生，国家中医药管理局局长于文明送来"福"字祝贺。

李济仁家族的"第一"和"唯一"

李济仁家庭与"张一帖"家族

- ◆ 唯一参展中宣部"砥砺奋进的五年"大型成就展的全国文明家庭
- ◆ 唯一荣获"全国文明家庭"并亮相中央电视台春节联欢晚会的国医大师家庭
- ◆ 唯一被中央电视台"焦点访谈"栏目全集报道的国医家庭
- ◆ 唯一被中纪委"中国传统中的家规"专题报道的国医家族
- ◆ 第一个被收录于国家级非物质文化遗产代表性项目名录的新安医学家族

— 李济仁 —

- ◆ 唯一培养出院士和国家杰出青年的国医大师
- ◆ 第一位获"全国道德模范提名奖"的国医大师
- ◆ 第一位获中央电视台"最美医生"称号的国医大师
- ◆ 第一位游历全球七大洲的国医大师
- ◆ 第一位将珍藏书画文物捐赠予七家博物馆的国医大师

— 张舜华 —

- ◆ 第一个被收录于国家级非物质文化遗产代表性项目名录的新安医学传承人
- ◆ 第一个被编入《中国百年百名中医临床家丛书》的新安医学女医家
- ◆ 第一个被评为全国道德模范的新安医家

李济仁、张舜华夫妇 ——

- 唯一同为国家级非物质文化遗产代表性项目代表性传承人的国医夫妇
- 唯一同被编入《百年中医传承录》的国医夫妇
- 唯一同为全国道德模范的国医夫妇

张其成 ——

- 第一个获汤用彤国学奖的"国学五经"导师
- 第一个享受国务院政府特殊津贴的国学养生开拓者
- 第一个任全国政协委员的中医文化学科带头人

李艳 ——

- 第一个西医医院的国家中医药管理局重点学科"中医痹病学"学科带头人

李梃 ——

- 第一个建造新安国医博物馆的非物质文化遗产传承人

李标 ——

- 第一个研发出新型微纳米加工技术的洪堡学者

李梢 ——

- 第一个中医药学研究新技术和新方法领域的国家杰出青年
- 第一个从事中医药研究的清华大学长聘教授
- 第一个中医药网络药理学的开拓者

安徽省文学艺术界联合会
吴雪题赠书法对联

国医大师、国家非遗、国家杰青、全国文明家庭、全国家规典范、全国最美医生、全国政协委员，一门为国称国士

名家传承、名校博士、名院教授、领军新安医学、领军中医药学、领军传统国学、领军前沿科学，四代声名当名流

目录

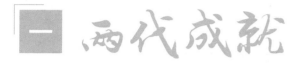
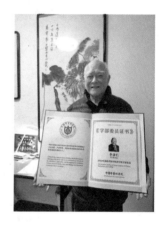

三 国医楷模

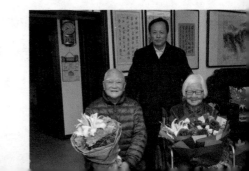

四 十大验方

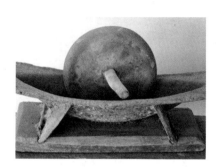

五 十大医案

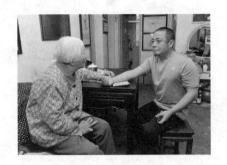

六 养生之道

七 大事年表

两代成就

一

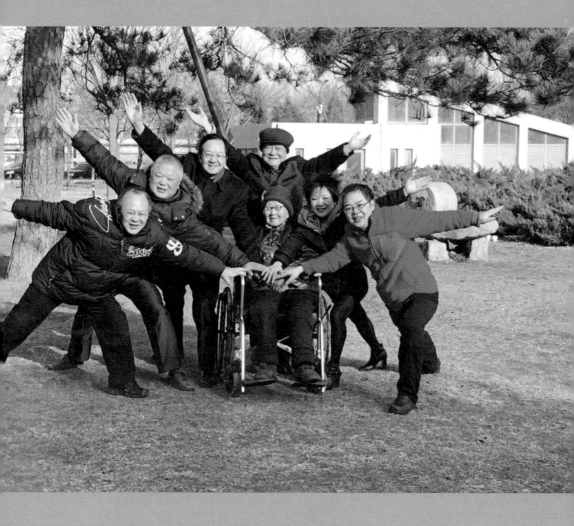

李济仁个人成就

一、新安医学临床创新者

"张一帖内科疗法"是新安医学的代表之一，已经被收录于国家级非物质文化遗产代表性项目名录。作为新安医学第一个入选的国家级非物质文化遗产代表性项目代表性传承人，李济仁溯本清源，根据张一帖内科疗法"调寒热、和气血"的学术思想，针对痹病提出了寒热辨治、气血并举、从络辨治的治法纲要；根据新安医学"固本培元"思想，提出了重视脾胃、培补肾本的治法纲要。

李济仁结合自己多年的临床经验及新安医学特色，创立了疗效确切的系列方药与治法，处方熔经方、时方、新安医方于一炉，精心化裁。代表方药与治法有治疗痹病的"清痹通络饮（清络饮）"、治疗冠心病（胸痹）的"归芎参芪麦味方"、治疗乳糜尿的"苦参消浊汤"系列方、治疗慢性肾炎蛋白尿的"固本益肾汤"、治疗胃病的"和、降、温、清、养、消"六法等。

进入 21 世纪以来，李济仁连续举办了四届国医大师李济仁学术经验研讨会，累计参会者超过 1 500 人，为传承创新新安医学做出了自己的贡献。

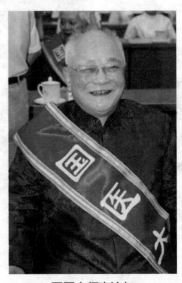

国医大师李济仁

二、新安医学研究开拓者

李济仁是新安医学研究的倡导者和先行者之一，是中华人民共和国成立以来新安医学传承和创新发展的关键性代表人物。他身体力行于新安医著的校注整理，潜心提炼新安医学诊治之特色规律，成功还原了尘封于历史的 668 位新安医家、400 余部新安医籍，厘清和阐明了新安医学对急、危、难、重病症的诊疗经验和规律，其主持的"新安医家治疗急危难重病症经验的研究""新安名医考证研究"等多项课题，获安徽省自然科学奖、省科技进步奖等科研奖励 6 项，多部著作获优秀科技图书奖等。先后与弟子全小林、胡剑北等开创了中医地理学、中医时间学、中医体质学等新的学术体系，设计并完成了五体痹证、五脏痿证、五脏水证、医疗气象学、养生调神学说等研究专题。

三、中医痹病学科带头人

李济仁是首届全国中医痹病专业委员会委员，与路志正、焦树德、朱良春、陈之才并称为中国中医风湿病学"五老"。作为国家中医药管理局重点学科"中医痹病学"学科带头人，李济仁首次提出了痹病的寒热辨治理论，创立了"痹痿统一论"新说，治法注重"培补肾本"，强调辨治痹痿同病，建立益肾填精、健脾和胃、养血舒筋的系列治则治法。独著和主编《痹证通论》《痿病通论》等学术专著，发表多篇相关学术论文。主持参与的研究项目"国医大师李济仁治痹思想的传承与创新"荣获

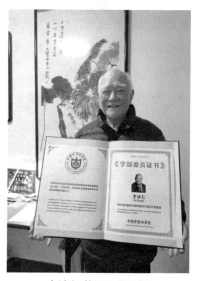

李济仁获评 2020 年
中国中医科学院首批学部委员

2018 年安徽省科学技术二等奖。

李济仁创立了针对热痹的清痹通络饮（清络饮）、针对寒痹的温络饮。其中，清络饮被纳入 2017 版中华中医药学会《类风湿关节炎病证结合诊疗指南》，清络饮的现代研究成果亦被收录于国际药理学权威刊物 *Trends in Pharmacological Sciences* 的综述文章中。李济仁在痹病诊疗中倡导内治与外治相辅，当前多对痹病外治法有忽视的倾向，而李济仁认为在内治的同时辅以适当外治，对疾病的缓解、痊愈将大有裨益，并自创了止痛擦剂、解痛布、熏洗方等系列外治疗法。其关于痹病的用药经验被收录于《中国中医专家临床用药经验和特色》。

四、《黄帝内经》研究奠基人之一

李济仁是我国《黄帝内经》学科奠基人之一，首批《内经》专业硕士研究生指导老师，其学术思想主要来源于这部被中医界奉为圭臬的经典之作。李老溯其源流，会通百家，结合中西，将《内经》理论与新安医学思想融会贯通，创新说、立新法。比如根据《内经》"治痿独取阳明""足受血而能步"的经典论述，强调痹痿异病同治，倡立"痹痿统一论"；针对痹痿顽证，提出益肾填精、健脾和胃、养血舒筋等一系列治则治法；根据《内经》问诊与切诊，总结出心肾疾病神门之脉明显，糖尿病跌阳脉明显；临证时还经常运用遍身诊脉法结合寸口脉诊区别痹痿，首次提出从脉论痿，通过辨脉可观察感知何邪致病及邪之深浅、病之转归预后，以识别痹痿，并通过脉位对比以辨治痹痿。

李济仁上承《黄帝内经》，结合临床，溯源追流，总结、发展了一套因时诊断、因时用药与辨治的有效方法。如根据疾病发作周期因时诊断、结合四季发病特点因季用药、根据月经周期变化及月相变化调治月经病等。针对复杂病情，李济仁临证数方并用，运用多种剂型，或汤、或散、或膏、或丸等，灵活选用；强调择时服药，因人体脏腑气血阴阳之生理活动与病理变化无时不处于动态之中，故服用方药亦应结合人体之动态和药物作用之特点，选择最适宜时间，以充分发挥其功效，亦有临床实验证实，择时服用中药能拮抗部分西药副反应。李济仁对《内经》病证的研究成果被载入《当代中国科技名人成就大典》。

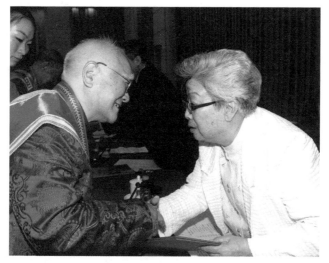

时任国务院副总理吴仪在首届国医大师表彰大会上为李济仁颁发证书

张舜华个人成就

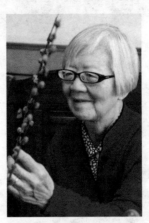

国家级非物质文化遗产"中医诊法（张一帖内科疗法）"
第十四代传承人张舜华

一、传承"张一帖"，成就文明家庭

张舜华有"孝女香"之称。由于诚孝，加之聪颖灵悟，勤奋刻苦，1950年，其父张根桂破除"传男不传女"的家规，悉授家学。张舜华因此成为明嘉靖以来、流传四百余年的新安著名世医"张一帖"的第十四代传承人。张舜华不仅继承了"张一帖"辨证准、用药猛、剂大力专的特点，也形成了自己独特的临床诊疗方法，可谓青出于蓝而胜于蓝。

1957年农历十二月初三，曾问学于"张一帖"第十三代传承人张根桂，并得其激赏，已成为徽歙医界青年俊彦的李济仁，与传承家学、医技精良、兰心蕙质的青年张舜华缔结姻缘。婚后不久，他们又各自奔赴相隔数百里的工作岗位，直到1980年方得在芜湖团聚。

初期，张舜华独自在歙县定潭的老家，既要黎明即起，出诊以救治病患，又需操持家计，顾护年迈的母亲，抚育待哺的幼子，养育年幼的妹妹。每每忙碌至深夜，还要在煤油灯下一边缝补，一边研读古代医籍，撰述临证及研读医案之体会。间或还要跋山涉水，为病家采集各种草药。当家业初成，偏又罹时局动荡。彼时家中接连被抄，新置的家当，乃至祖传"张一帖"的一些珍贵器物、医籍心得等，散失殆尽。老母徒自落泪，幼者稚气未除，举家居无所、食无粮，书尽焚毁，物尽盗亡。张舜华独力苦苦支撑，给省城亦在劫中的李济仁捎去的，却都是平安的讯息。

医学的事业、家庭的重担和5个子女轮流伏在忙于出诊、采药、持家的张舜华的背脊上。张舜华便是以这样一种"背负"的姿势，一步一步走过坎坷，走到了皱纹初起、鬓染霜雪、架着一副厚厚眼镜却依然朴素勤俭的中年，用心血和汗水重新诠释了"相夫教子"的内涵。在李济仁、张舜华的艰苦创业下，这个家如同一棵日渐茁壮、茂盛的翠柏，经历的磨难都留在遒劲的枝干与欲滴的青翠中了。

张舜华精心培养"张一帖内科疗法"第十五代传承人，在继承与发扬"张一帖"、新安医学乃至中医药学上取得了突出的成绩。长子张其成，现为北京中医药大学教授、博士研究生导师，是著名国学专家、中医文化学家、文人书法家，曾任中华中医药学会中医药文化分会主任委员，中国自然辩证法研究会易学与科学专业委员会理事长。次女李艳，现为皖南医学院弋矶山医院中医科主任、国家中医药管理局重点学科"中医痹病学"学科带头人、博士研究生导师。三子李梃，毕业于安徽中医学院，在徽州"世传张一帖诊所"延继行医生涯，造福乡里。四子李标，为中国科学院物理学博士、德国慕尼黑工业大学洪堡学者，现在美国工作，在生物医药与材料科学研究等方面取得了突出成绩。幼子李梢，现为清华大学长聘教授、博士研究生导师，清华大学北京市中医药交叉研究所所长，为中医药网络药理学的开拓者。

1953年，张舜华在定潭开业行医。研读祖传及历代医籍的同时，注重民间单方、验方的采集与创制。1958年，为响应国家建设的号召，张舜华将祖传秘方之一无偿献出，以造福民众，并参加了安徽省医药卫生成果展览。

1963 年，歙县卫生会议表彰张舜华背子出诊、深夜出诊的先进事迹。1973年，由于医术精湛，张舜华赢得了皖、浙、赣群众的普遍敬仰，省、市、县均有请调意向，然因当地民众再三挽留而婉拒，仍留在定潭卫生院工作，坚持跋山涉水，在周围各县、地出诊。被誉为"女张一帖"。

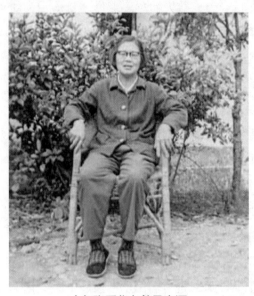

中年张舜华在歙县定潭

1990 年，张舜华传记收入《安徽高级专家人名词典》第一分册。1991 年，张舜华被载入《中国中医人名辞典》，她的业绩载入《中国当代医学专家集萃》。1996 年，张舜华传记及业绩载入《中国人物年鉴1996》。2000 年，关于"张一帖"的介绍：*Research on orgin and development of "Zhang Yi Tie" a celebrated physican of Xin'an*，被美国 Medline、英国 Wellcome Trust Archive 等国际权威数据库收录。2004 年，张舜华被编入《中国百年百名中医临床家丛书》。2011 年，《国务院关于公布第三批国家级非物质文化遗产名录的通知》（国发〔2011〕14 号）发布，"张一帖内科疗法"列入"中医诊法"名录中，这是新安医学第一个入选的国家级非物质文化遗产项目，也是此次安徽省唯一入选的传统医药国家级非物质文化遗产项目。2012 年，《文化部关于公布第四批国家级非物质文化遗产项目代表性传承人的通知》发布，公布了第四批国家级非物质文化遗产项目代表性传承人名单，其中传统医药代表性传承人共 21 人，张舜华被确定为中医诊法（张一帖内科疗法）代表性传承人。张舜华家庭作为第一届全国文明家庭的代表，在 2017年中央电视台春节联欢晚会上亮相。

二、传承新安医学，悬壶济世

出生于新安医学世家的张舜华，自幼即在家学熏陶下，以医道为念愿。幼承庭训，有志于医道。自小深研《伤寒论》《黄帝内经》《难经》等医籍，出诊不辞劳苦，采药不虑险远，疗疾不计富贫。深得新安医学之真传，其精湛的医术也在皖、浙、赣数省地的病家中赢得了无数赞誉。以辨证准确

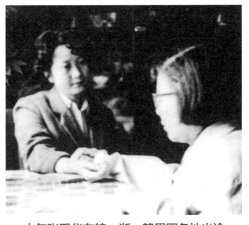

中年张舜华在皖、浙、赣周围各地出诊

为基础和前提，用药猛、择药专、剂量重，取重剂以刈病根。

对于急性伤寒、妇科疾病、消化系统疾病等，张舜华的诊疗有独到之处，结合新安医学特色，创制了一系列临床久经验证的有效方药。对胃肠疾病，倡导"和""降""温""清""养""消"六法；治疗痹证，要求寒热辨治、气血并举、从络辨治；面对肝肾疾病，治疗重视培补肾本。治疗湿温伤寒证，注重健脾宣渗；治疗虚寒证，喜用大剂附子以壮阳，后则调治气血津液，标本兼顾，以求根治。医治外感病、急症往往1剂奏效；治疗急症提倡针药并施，针灸以应其急，汤药以治其本。

张舜华同时擅长医治肝病、胃病、风湿病、妇科病等疑难病症，擅用金石药、虫类药，并常辅以新鲜草药，收效显著。改进了"十八罗汉"祖传末药秘方，对外感病、肠胃病的医治独具神功。张舜华精益求精，在长期临证基础上创制了治疗痛经血瘀证的"艾红汤"、适用于春温（流行性感冒、流行性脑脊髓膜炎）等症见高热不退之"玉女解毒汤"、用于治疗伤寒外感病的"加减羌活冲和汤"等具有显著临床疗效的方剂。并依据《素问》"脏气法时"的思想，针对不同时间机体脏腑、气血功能状态的不同而摸索制订了一套择时服药的规则，使疗效益彰。

三、著书立说，弘扬新安医学

张舜华作为新安医学的代表人物之一，与丈夫李济仁一起成功还原了尘封历史的668位新安医家、400余部新安医籍，厘清和阐明了新安医学对急、危、难、重病症的诊疗经验和规律，参与撰写、出版了《名老中医肿瘤验案辑按》《新安名医考》等著作，主持校注的《医津一筏》《素问灵枢类纂约注》由安徽科学技术出版社出版后，获得第九届华东六省一市优秀科技图书一等奖，并获得安徽省高校科技进步二等奖、安徽省自然科学三等奖3项省级科技成果奖。

在临证之余，张舜华还单独撰写了《益阴清肝，治愈青盲》《风湿病的辨证治疗与专方治疗》等十余篇学术论文，发表于《中医杂志》等国家级刊物，并在全国"第四届痹病学术讨论会"等会议上宣读，颇受医界好评。她创立疗效显著的系列方药与治法，处方熔经方、时方、新安医方于一炉，精心化裁。与李济仁合作创制了代表方药，如治疗痹病的"清痹通络饮（清络饮）"、治疗冠心病（胸痹）的"归芎参芪麦味方"、治疗乳糜尿的"苦参消浊汤"系列方、治疗黄疸的"灵茵退黄方"等。

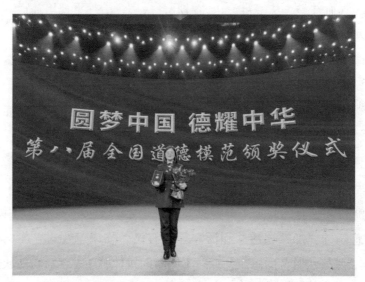

张涵雨代表张舜华出席第八届全国道德模范颁奖典礼

张其成个人成就

一、创立"一源三流，两支五经"的国学思想体系，被称为"易统各家的国学思想家"

（一）国学思想体系

首次提出"易道主干，三教合易"学说，首次提出中华文化的结构是"一源三流，两支五经"。《易经》是中华文化的源头，大易之道是中华民族的精神主干，儒家、道家和中国化佛家是从"易道"分化出来的三条支流，国医和国艺是中华文化在当代社会的两个支撑点和两个最主要的载体，《易经》《论语》《道德经》《六祖坛经》《黄帝内经》是最能代表中华文化的五部经典。

首次提出中华传统文化的核心思想是"刚柔中和"。其中"刚柔"表示中华民族有两大精神，即《周易》乾卦"自强不息"的阳刚精神和坤卦"厚德载物"的阴柔精神。儒、释、道三家都讲"中和"：儒家讲中庸仁和，道家讲中气柔和，佛家讲中观圆和。

首次用一张易道太极图来说明国学的核心思想。其中，儒家崇尚阳刚，是白鱼；道家崇尚阴柔，是黑鱼；佛家讲究"空性"，在最外面一圈；医家讲调和，在中间 S 曲线。儒、释、道三家及医家又都在两只鱼眼上，表示儒、释、道三家"你中有我、我中有你"，圆融和谐，共同构成了中华传统文化"刚柔中和"的基本精神。

首次构建"易魂佛心，儒风道骨，医艺并用，五经归元"的国学思想体系。提出"易贯儒道禅，道统天地人"，倡导从大易之道铸造中华民族的精神支柱，构建中国人的精神家园，以内求实修打通生命觉悟之路。

（二）代表性著作

主编我国第一部《易学大辞典》（1992年）、第一部《易经应用大百科》（1994年）、第一套《易学文化丛书》（1999年），独著《易道主干》《易图探秘》《象数易学》《易经感悟》《周易人生智慧》《易学与中医》《周易与管理》等。《易学文化丛书》获国际易学联合会学术著作最高奖"伯崑奖"，其中《易学与中医》获中华中医药学会学术著作奖。

独著《全解国学经典系列丛书》（2005—2021年），包括《张其成全解周易》《张其成全解道德经》《张其成全解论语》《张其成全解六祖坛经》《张其成全解黄帝内经》等，先后入选中国教育网络电视台国学台"十大国学好书榜"。

（三）社会贡献

当选为中国人民政治协商会议第十二届、第十三届全国委员会委员，提交"逐步实现全民免费医疗""以中医文化助推中华优秀传统文化复兴""建立中华优秀传统文化终身教育体系""大力推进中华优秀传统文化'八德'教育""推进中医药文化进课本进校园"等提案。

2011年发起成立"张其成国学基金"，2019年获批成立"北京张其成中医发展基金会"。开办青少年国学公益夏令营、国学传承公益工程，资助《光明日报》开办"国学博士论坛"。在高校设立奖助学金，资助优秀师生传承中华优秀传统文化，至今已捐助930余万元。

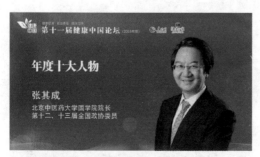

张其成获"健康中国年度十大人物"

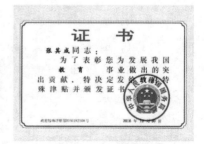

张其成被批准为享受
国务院政府特殊津贴专家

先后担任教育部高校哲学类专业教学指导委员会委员，国际易学联合会常务副会长，中华炎黄文化研究会副会长，全国老子道学文化研究会副会长，国际儒学联合会理事，中国自然辩证法研究会易学与科学专业委员会理事长，中国哲学史学会中医哲学专业委员会会长等。享受国务院政府特殊津贴。

先后荣获江苏省高校优秀青年骨干教师，1993 年霍英东教育基金会第 4 届高等院校青年教师奖，全国中医药文化建设工作先进个人，农工党中央反映社情民意信息工作先进个人，农工党北京市优秀党员，首都统战系统服务奥运先进个人等。

二、创立"国学五经"教育体系，被称为"知行并进的国学教育家"

（一）国学经典教育体系

首次提出国学经典教育的五大代表性经典：中华第一经典《易经》，儒家第一经典《论语》，道家第一经典《道德经》，中国化佛家第一经典《六祖坛经》，医家第一经典《黄帝内经》，开出中国人必读的最低书单。是目前唯一系统讲授"国学五经"的国学导师。"国学五经体系"已经获得国家版权局知识产权保护。

首次提出"内求外化，知行并进"的教学模式，通过经典解读、实证实修、圣地游学、名师访学，让受教者与古圣先贤对话，增强文化自信，确立人生信仰，达到健康、快乐、智慧的人生境界。

首次提出"国学管理"和"国学养生"的概念，创立"修心开智管理模式""五行识人用人系统""三宝五心养生法"。创编"易道养生功"五步功法。

（二）高校国学教育

从事教育工作 45 年，先后在南京中医药大学、北京中医药大学担任讲师、副教授、教授（二级教授），兼任北京大学、清华大学、中国人民大学等十余所高校有关院系中心客座教授。

创办全国高等中医药院校第一家国学院——北京中医药大学国学院，担任首任院长；创办第一个高校"中医药文化研究院""易学与儒释道医学研究所"，担任首任院长、所长。

培养博士研究生、硕士研究生、博士后92名，包括多名外籍研究生。

在美国芝加哥大学、新加坡国立大学、韩国庆熙大学及中国台湾大学、香港中文大学等开设国学讲座。

（三）社会国学教育

第一个面向社会举办《易经》研习班（1988年，南京）。第一个创办国学书院招收弟子，并独立讲授"国学五经"（2004年，北京），是中成书院的创院院长。

第一个发起设立国学基金，面向青少年开办国学公益夏令营，面向社会开办国学传承公益工程。推动普及国学教育，开展国学公益讲座、线上直播。

张其成被聘为"人民政协讲坛"特聘教授

在全国政协干部培训班讲授国学，是"人民政协讲坛"首批特聘教授。在各级党政部门学习班、著名高校开办的企业家培训班，以及多家大型企业讲授国学经典文化。是最受欢迎的国学讲师之一。

（四）全媒体国学传播

创办第一个个人国学网站（2004年）：张其成中医发展基金会网（www.zhangqicheng.com）。创作视频、音频节目，在微博、微信等平台传播国学，是微博"十大影响力国学大V"。

在中央电视台、凤凰卫视、安徽卫视、河南卫视、深圳卫视等讲授国学经典和中医养生。

在喜马拉雅FM讲授国学经典课程，是喜马拉雅FM最高人气主播之一。目前，张其成讲《易经》播放量已超过3 000万，长期居人文类、国学类播放量第一名；张其成讲《黄帝内经》播放量已超过 1 200 万。

三、创建"中医文化学"和"中医哲学"学科，被称为"开拓领航的中医文化学家"

（一）学科创建

首次提出"中医药是中华文化伟大复兴的先行者"，担任国家社会科学基金重大项目"以中医药文化助推中华优秀传统文化复兴研究"首席专家。创建北京中医药大学"中医文化学"学科，先后被列入北京市重点学科中医人文学科、国家中医药管理局中医文化学重点学科、教育部首个自主设置的中医文化学博士点、"双一流建设"高原学科，担任学科带头人。创建全国中医院校第一家中医药文化研究院，并担任首任院长。

先后担任北京市哲学社会科学规划办公室重点基地"北京中医药文化研究基地"首席专家，北京世界园艺博览会本草印象馆和百草园首席专家，北京市中医管理局中医药文化资源调查专题项目首席专家，国家中医药管理局中医药文化建设与科学普及专家委员会委员，国家中医药管理局"治未病"工作专家咨询组成员，国家中医药管理局中医药改革发展专家咨询委员会委员。

先后当选为中华中医药学会中医药文化分会主任委员，中国哲学史学会中医哲学专业委员会会长，国际易学联合会易学与养生专业委员会创会会长，世界中医药学会联合会中医药文化专业委员会创会会长，世界中医药学会联合会中医药博物馆工作委员会创会会长，北京国际医药促进会会长等。

主持召开多次国际性、全国性学术研讨会，与美国芝加哥大学、北京大学、清华大学等国内外机构开展中医药文化养生交流合作，研究成果在国际权威期刊发表。

（二）科研项目

先后主持省部级以上项目 21 项，包括国家社会科学基金重大项目"以中医药文化助推中华优秀传统文化复兴研究"、国家社会科学基金重点项目"基于先秦两汉涉医简帛的早期医家身体观研究"、教育部人文社会科学研究规划基金一般项目"清末民国医易汇通学派文献整理与研究"、北京市社会科学基金重点项目"北京太医院医事制度研究"、北京市社会科学基金一般项目"北京中医药文化旅游资源的历史挖掘与利用研究"等。

致力于中华易医思想及道医、儒医、佛医研究，创建"北京中医药大学易学与儒释道医学研究所"，是当代易医学派代表人物。

（三）代表性著作

主编新世纪全国高等中医药院校规划教材《医古文》、全国高等中医药院校规划教材《中医哲学基础》、卫生部"十一五"规划教材《中国传统文化概论》、国家卫生和计划生育委员会"十三五"规划教材《中医文化学》、国家汉办孔子学院教材《中医文化读本》。其中，《中医哲学基础》被评为北京市高等教育精品教材，《中医文化学》获人民卫生出版社年度好书奖和十大优秀融合教材奖。

撰著出版《中医思想文化丛书》，包括《中医生命哲学》《中医象数思维》《中医文化精神》《中医五行新探》《中医阴阳新论》《近代医易学派》《〈道藏〉医方研究》《太医院医事春秋》《丹波父子医籍训诂》《大医国风——张其成访谈录》等。其中，《中医生命哲学》被评为"最受欢迎的中医药十大好书"，并获中华中医药学会学术著作奖。

撰著出版《国学养生丛书》，包括《〈黄帝内经〉养生大道》《〈易经〉养生大道》《道家养生大道》《佛家养生大道》《儒家养生大道》等。

撰著出版《修心养生》《金丹养生的秘密》《张其成精气神养生法》等养生专著。

与美国著名人类学家 Judith Farquhar 合著的 *Ten Thousand Things:Nurturing Life in Contemporary Beijing* 获美国东亚人类学协会优秀图书奖。

在《哲学研究》《新华文摘》《人民论坛》《中国哲学史》《周易研究》《中医杂志》《中华中医药杂志》及《人民日报》《光明日报》等发表学术论文100 余篇。

李艳个人成就

一、国家中医药管理局重点学科"中医痹病学"学科带头人

2011 年，李艳带领皖南医学院弋矶山医院中医科申报国家中医药管理局重点学科"中医痹病学"获批，成为该医院唯一的国家级重点学科。

在痹病的治疗上，经过多年的临床实践，李艳独创"寒热三期疗法"，明显提高了治疗有效率。"寒热三期疗法"为痹病的发病机制、进展规律研究和防治提供了新的思路和靶点；系统挖掘、提炼痹病用药规律，总结出代表性方剂"益肾清络活血方"和"清络饮"。2016 年 8 月，清络饮的有关内容被编写入中医学本科教材和中华中医药学会风湿病诊疗指南。2019 年，清络饮获批皖南医学院弋矶山医院院内制剂。

依托国家中医药管理局"十二五"中医药重点学科"中医痹病学"建设单位，李艳团队分别进行了中医痹病、痿病、国医大师李济仁治痹学术思想与临床经验研究；与清华大学建立长期持久而富有凝聚力、团队力量的科研合作关系，通过建立电子数据库、纸质病历库、实验样本库，开展网络药理、舌象寒热和舌苔菌群的相关研究。目前已整理收集国医大师相关处方 30 000 余张，典型舌苔 5 000 余例，围绕学科代表性验方益肾清络活血方和清络饮，分别开展了网络药理学、代谢组学、分子生物学等研究，先后获批国家自然科学基金研究项目 1 项，国家自然科学基金青年科学基金项目 1 项，省高校教学研究重点项目 1 项，厅级、院级项目 3 项。先后获省级科技进步奖 3 项，市级科学技术二等奖 1 项、教学成果奖 1 项，2018 年主持的"国医大师李济仁治痹思想的传承与创新"项

目荣获安徽省科学技术二等奖 1 项。获批国家发明专利 2 项，美国发明专利 1 项。

出版临床经验著作 20 余部，主编全国高等医学院校本科规划教材《中医学》（西医专业），发表相关学术论文 40 余篇，其中 SCI 收录 6 篇。编著的《李济仁痹证研究传承集》和《李济仁医论医验选集》分别在 2016 年和 2018 年获中华中医药学会学术著作奖三等奖；2020 年 5 月，独作的论文《国医大师李济仁治疗慢性肾炎蛋白尿经验》入选第一届《中华中医药杂志》百篇高影响学术论文。

二、第六批全国老中医药专家学术经验继承工作指导老师

2000 年，李艳被遴选为硕士学位授予点 "中医基础理论" 专业硕士研究生导师，现任皖南医学院中西医结合基础专业硕士点负责人，培养硕士研究生 27 名。首批安徽省名中医学术经验继承工作指导老师，培养省名中医学术继承人 3 名。任第六批全国老中医药专家学术经验继承工作指导老师后，培养继承人 2 名。2018 年，被遴选为广州中医药大学兼职博士研究生导师。

坚持传承中医药特色，培养学生中医思维和中医临床能力；与清华大学建立科研合作关系，安排学生定期前往清华大学学习，培养学生的创新思维和科研能力；定期与北京中医药大学国学院举办学术交流，培养学生严谨的科研思路和作风。

近 3 年来，应邀到香港浸会大学、澳门大学及美国、澳大利亚、新西兰等开展国医大师李济仁治疗痹病与痿病学术经验讲座，进一步扩大了国医大师学术思想和中医药文化在世界范围内的影响力。

近 5 年，主持举办 4 届 "国医大师李济仁治疗痹证研修班暨李济仁学术思想研讨会"，每届参会者逾 300 人。2018 年 11 月 30 日，在黄山市举办的首届新安医学传承发展国际论坛暨国医大师李济仁第四届学术经验研

讨会，参会者 400 余名，得到了来自意大利、日本及国内著名学者的一致好评。

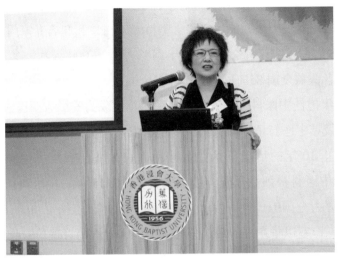

李艳在香港浸会大学做报告

任安徽省中医药学会风湿病专业委员会副主任委员，世界中医药学会联合会风湿病专业委员会第一届理事会理事，中华中医药学会中医药文化分会常务委员，中华中医药学会风湿病分会委员，安徽省中医肿瘤专科联盟副理事长，芜湖市中医药学会副理事长，首届安徽省中医药学会学术委员会委员等。由于在临床科研和教学方面取得突出成绩，荣获安徽省"巾帼建功标兵"荣誉称号、"安徽省三八红旗手"荣誉称号。

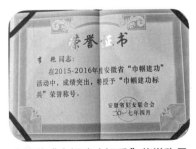

李艳获"巾帼建功标兵"荣誉称号

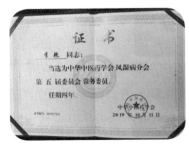

李艳当选中华中医药学会风湿病分会常务委员

三、全国综合性医院示范中医科、首届国医大师李济仁工作室主任

李艳在三级甲等西医医院的中医科坚持临床工作 40 余年，探索出一条在西医医院发展中医的成功之路。坚持专家门诊和知名专家门诊 20 年，刻苦钻研技术，临床疗效显著，年门诊量逾 8 000 人次，复诊率超过 90%，患者覆盖全国 85% 以上省份和多个国家。

2012 年担任中医科主任后，将中医科建设成为安徽省西医医院中发展最迅速和最具中医特色、最紧跟国内中医发展趋势的中医科室。并在中医科病房停止 10 年的情况下，克服种种困难，坚持恢复了中医科病房。2015 年，中医科被评为医院年度优秀科室。2018 年，中医科以全省第一的成绩被评为全国综合性医院示范中医科；同年，李艳带领的首届国医大师李济仁工作室以华东地区最高分通过了国家中医药管理局验收。

李艳在临床工作中以传承和创新新安医学、张一帖内科疗法、国医大师李济仁学术经验为特色，以"调寒热，和气血"为根本，重视寒热征象、寒热用药、调和气血对于疾病的诊治，推崇内治与外治相结合，强调"治未病"和"扶正祛邪"在临床中的应用。擅治痹病（风湿病）、痿病、胃病、肾病、肿瘤、冠心病和妇科疾病等，特别在肿瘤的治疗上，辨证使用"扶正固本"法，明显提高了肿瘤患者的生活质量和生存期。

四、新安医学"张一帖内科疗法"传承人

新安医学是诞生于新安（徽州）这片神奇土地上的地域性医学流派。宋代歙县张扩、张挥、张彦仁、张杲为新安第一代名医家族，张杲《医说》为新安医学第一部著作。自宋至清，新安医家有 900 多名、医著有 800 多部，其数量名列全国各地区中医流派之前茅，成就卓著。不仅有 50 多位御医，而且有多位做出开创性贡献的名医，其中汪机、吴谦分别名列明、清四大名医；有 3 部新安著作列入"全国十大医学全书"，有 3 部医案列

入明清十八家医案。新安医学既善于坚守、家族传承，又勇于创新、学派纷呈，堪称祖国医学之"敦煌"。经过开拓创新，精益求精，"张一帖内科疗法"成为我国首个收录于国家级非物质文化遗产代表性项目名录的新安医学流派。李艳是"张一帖内科疗法"第十五代传承人。

李艳师从首届国医大师李济仁，为李济仁先生的嫡系传人。深化李济仁先生"源于新安、立足国学、重视临床、走向科学"几个层面，坚持传承与发扬家传医术和祖国医学，致力于新安医学文献研究、张一帖内科疗法临床经验研究和肿瘤等疑难病证的研究。

李艳主编的《李济仁痹证研究传承集》荣获中华中医药学会学术著作奖三等奖（2018年）；参编的《新安名医考》获首届全国中医医史文献图书及医学工具书优秀奖，《新安医籍丛刊》获第九届华东六省一市优秀科技图书一等奖（1990年）。李艳参与的科研项目"新安医家治疗急危难重病症经验的研究"获得安徽省科学技术进步三等奖（2000年），"新安医家治疗急危难重病症经验的研究"获得安徽省科学技术进步三等奖（2002年）。李艳主持申报的项目"新安医学代表人物国医大师李济仁的中医学术思想传承与临床应用研究"荣获安徽省中医药科学技术奖三等奖（2017年），主持的"国医大师李济仁治痹思想的传承与创新"项目荣获安徽省科学技术二等奖（2018年）。2020年，李艳参加中华中医药学会感染病分会学术年会，并做"国医大师李济仁抗疫经验"报告。

李梃个人成就

　　李梃，毕业于安徽中医学院，张一帖内科疗法第十五代衣钵传人，歙县定潭"世传张一帖诊所"所长，新安国医博物馆馆长，从事医学临床近40年。17岁便扎根定潭，通过理论学习和随父母临床实践，掌握了"张一帖内科疗法"的学术思想和临床诊疗技术，擅长胃肠疾病、风湿病、肝肾疾病等疑难病的中医治疗，医术高超，临床疗效显著，深受当地及周边广大民众的欢迎，闻名省内外。特别是在祖传"张一帖"末药的加工研制方面有所创新，使"张一帖"的祖传秘方更好地服务于广大百姓，也使"张一帖"这一独特的疗法得到了很好的传承。2019年获"徽州百工"称号。

一、建造新安国医博物馆和"张一帖"新安国医博物馆

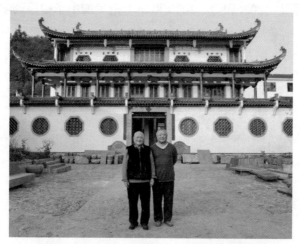

非物质文化遗产"中医诊法（张一帖内科疗法）"
传承人李梃与父亲李济仁在新安国医博物馆

2007 年，李梃以家族自筹方式在黄山市歙县深渡镇定潭村筹建"新安国医博物馆"。该馆占地面积 4 500m²，建筑面积 1 800m²，展馆面积 1 000m²（展厅面积 800m²），设有博物馆、养生馆、学术研讨场所、珍贵文物储藏室和修复室等。主要展示新安医学源远流长的历史，历代新安名医、国医的历史地位和巨大贡献，以及现代徽州人对传承和弘扬新安医学的光辉业绩。馆藏文物包括古代医著，尤其是新安名医相关著作、医案、字画、遗存实物，以及"张一帖"家族出版的医学著作、祖传医药文物、学术成果、受赠字画等。馆藏文物千余件，无论规模还是馆藏医学珍品的价值，在黄山市均首屈一指，备受海内外游客青睐，一些易学学者、养生爱好者及各地的患者慕名而来。同时，新安国医博物馆是研究新安医学很好的平台，对传承和弘扬新安医学起到十分积极的作用。新安国医博物馆建成至今开展了多次学术活动，荣获安徽老字号、黄山市非物质文化遗产传习基地、黄山特色人才亮剑行动、入选"皖浙一号线"景点，被评为歙县首批干部政德教育示范基地，纳入"不忘初心，牢记使命"党教路线。

二、建造新安医学研究中心

2019 年，李梃投资兴建新安医学研究中心。该中心位于黄山徽艺小镇非遗创意园内，是集参观、养生、传承、诊疗、研学等功能为一体的综合性场所，并计划建立新安医学学术交流中心，提供一个建设完备的新安医学公共服务平台，为新安医学的发展创新提供服务。

三、媒体报道

2013 年 9 月，《健康时报》报道李梃"擅用猛药起沉疴"。

2014 年，中央电视台中文国际频道"远方的家·江河万里行"栏目第 268 集《新安江畔古韵长》播出了在歙县定潭对李梃的采访。

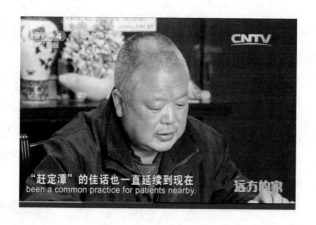

2014 年，李梃接受中央电视台中文国际频道"远方的家·江河万里行"栏目《新安江畔古韵长》采访。

《江淮文史》2015 年第 5 期报道：新安世医"张一帖"传承不衰。

2016 年 4 月，中国中医药网报道：新安国医博物馆："张一帖"悬壶济世美名扬。

2016 年 6 月，李梃参与中央电视台"焦点访谈"栏目《传道授业》节目录制。

2016 年 8 月，歙县人民政府网报道了新安国医博物馆，题为"'张一帖'新安国医博物馆"。

2017 年 1 月，李梃参与录制安徽卫视 2016 年度"心动安徽·最美人物"颁奖典礼。

2017 年 2 月，李梃参与录制"中国传统中的家规"之八十一——《安徽歙县"张一帖"：大医精诚传家有道》。

2017 年，李梃同张其成、李艳、李梢一起参与中央电视台春节特别节目"我有传家宝"录制，讲述李济仁家庭被评为全国文明家庭的秘密。

2017 年 5 月，李梃参与录制黄山台"家园"栏目：大医精诚"张一帖"。

2019 年 2 月，李梃参与录制中央电视台"中华医药"国医名家的年夜饭。

2019 年 11 月，《黄山日报》对新安国医博物馆进行了专题报道，题为

"新安国医博物馆：让新安医学'看得见摸得着'"；同月，李梃参加第四届中国非物质文化遗产传统技艺大展，展出"张一帖"产品和医技，深得大众好评。

2020 年 6 月，黄山新闻综合频道播出《健康故事》——中医中药黄山行，由李梃讲述新安医学"张一帖"的传承与发展。

2020 年 7 月，《中国中医药报》以"当代新安医学第一家——走进新安国医博物馆"为题，报道了歙县新安国医博物馆。同月，张一帖内科疗法作为国家级非物质文化遗产医学代表之一，入选国家艺术基金传播交流推广资助项目"皖南地区代表性古村落历史文化的数字化仿真实现"。

2020 年 11 月，时代记忆报道了"李梃：为使命坚守的国医传人"。《黄山日报》专题：开放的非遗绵延的文脉，以新安国医博物馆作为典型之一进行介绍。同月，李梃作为国家级非物质文化遗产"中医诊法（张一帖内科疗法）"代表性传承人参加 2020 中国首届非物质文化遗产论坛。

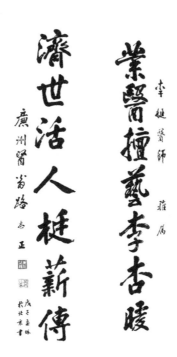

国医大师路志正为李梃题词

李标个人成就

李标，中国科学院物理学半导体专业博士，德国慕尼黑工业大学洪堡学者，香港科技大学访问学者。主要从事微纳米系统、红外及光纤技术的研究。曾获美国陆军研究中心研究奖、夫朗霍夫特殊研究发展奖、波士顿大学技术发展奖、洪堡研究奖等奖项。担任 11 种国际杂志审稿人。部分成果被收入《微纳米系统手册》及美国约翰·霍普金斯大学授课讲义，美国《光子光谱》杂志还发专文进行了报道。

李标的主要成果有以下几个方面：

一、微纳米系统

微纳米系统是刚兴起的一门新型交叉学科，其应用范围包括生物医药、手机通信等。诺贝尔奖获得者理查德·费曼（Richard Feynman）于1959 年发表他的著名演讲《底部有足够的空间》，设想了机械或电磁系统超小型化的可能性。钱学森院士指出："纳米左右和纳米以下的结构将是下一阶段科技发展的热点，会是一次技术革命，从而将是 21 世纪的又一次产业革命。"李标研发了一系列新加工技术、新系统原型，其成果被知名机构、团队多次引用，如约翰·霍普金斯大学首席专业研究员夏普教授、加州大学伯克利分校工程系和伯克利传感器与执行器中心主任电气系主任罗杰豪教授、斯坦福大学的肯尼教授和马克教授、加州大学欧文分校的马窦教授、凯斯西储大学的佐曼教授等。这些出版物中不仅大量引用而且详细讨论了李标的工作，表明了其对该领域的影响。

1. 研发用于光纤通信的纳米平台　李标获得美国陆军研究实验室的资助，研发了一种准静态的纳米平台，用于光纤通信。激光器、放大器、连接器、滤波器、接收器、开关和其他光纤组件和模块的制造商非常关注跨组件或组件与光纤连接处发生的信号损耗量。据估计，组件成本的 30%～50% 来自对准和包装。由于用于单模光纤的光纤芯的尺寸非常小（8～9μm），因此需要能够产生纳米级位移的精度非常高的系统，以减少整个光学结构的损耗。李标展示了一种低成本、准无源的光学基板，该基板可满足数十纳米的严格对准公差，并在第 18 届 IEEE 国际微机电系统会议（MEMS 2005）的年会上介绍这一前沿研究。

2. 研发用于单细胞筛选的生物芯片　李标获得弗劳恩霍夫创新基金的资助，研发一种基于微纳米系统的生物芯片，用于单细胞的分选。其目标是开发低成本、高度可靠且可广泛使用的技术，以增强对癌细胞中 DNA 含量和蛋白质表达的分析。

3. 研发三维激光微加工技术　李标在弗劳恩霍夫制造创新中心研发了一种创新性的制造方法，用于快速处理三维微纳米结构。这些三维结构对于增强微系统功能来说，比传统的二维微结构具有更大的重要性。这篇发表在应用物理学领域最佳期刊《应用物理快报》上的作品，被《光子光谱》杂志发表专文介绍，认为这项技术既代表了杰出的科学成就，也代表了非凡的生产力水平，是一项重大的技术成果。

4. 研发纳米摩尔技术　李标在纽约奥尔巴尼纳米技术公司研发了一种创新的摩尔技术，利用纳米加工和成像方法监测微系统中的应力。这种技术是微系统计量学的突破口。约翰·霍普金斯大学首席专业研究员夏普将李标的这一成果与约翰·霍普金斯大学贝尔教授的成果做了比较。他于 2003 年发表在实验力学学会的评论文章中说："李标用聚焦离子束的方法，在 10μm 的悬臂梁上刻写了 140nm 间距的摩尔网格。1958 年，贝尔教授在抛光铝试样上制备了 830nm 的光栅线（仅比李标的粗 6 倍）。这两者都是创新的想法。"

5. 研究锗在微纳米系统的应用　李标在香港科技大学研究了将材料锗用于微纳米系统，从而降低加工温度，并与集成电路结合而不破坏其性能。这项工作在第 12 届国际微系统会议（MEMS 99）上作为口头报告被接受。凯斯西储大学佐曼教授的《微纳米系统的材料手册》专门引用了这一成果。

二、红外技术

红外技术在工业、科学、军事、商业和医学领域都有广泛应用。使用近红外照明的夜视设备可在黑暗环境下观察人或动物；红外天文学使用配备传感器的望远镜穿透诸如分子云之类的尘土飞扬的区域，探测诸如行星之类的物体，并从宇宙早期观察高度红移的物体；红外热成像摄像机用于检测绝缘系统中的热量损失，观察皮肤中血液的变化，并可检测电气设备的过热情况。李标在室温红外成像方面取得了一系列成果，获得前美国国防部副部长弗雷泽博士等人的高度评价。

1. **研发高灵敏度的室温红外成像阵列**　李标获得美国陆军研究实验室资助，研发一种基于微纳米系统的微悬臂结构，可提供 10～20 倍的探测灵敏度，并具有更低的噪声。这一研究为非制冷红外成像带来了新的解决方案，并提出了非常有希望的进展。这项技术获得美国发明专利（60/524,074）。

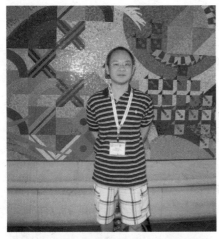

洪堡学者李标在夏威夷国际会议做报告

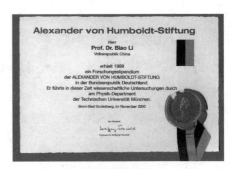

洪堡学者证书

2. **研制室温红外成像芯片** 李标在美国瑞德希富德公司担任首席工程师期间，开发了创新的像素设计，成功解决了芯片研发中的关键问题，使室温红外相机实现了人体的热成像。温度分辨率约为 0.08℃，能够在完全黑暗的环境中看到人的精细细节。

3. **研究红外材料的老化机制** 李标作为洪堡学者，在欧洲最大的航空航天公司和慕尼黑工业大学从事红外铁电薄膜的研究，开发了一种解决红外胶片故障问题的新技术。其原创成果多次在《应用物理快报》发表，并多次在国际会议上做报告。

三、可持续能源

可持续能源的概念与绿色能源和清洁能源的概念相似，指能源转型以可持续的方式满足世界对电力、供热、制冷和运输的需求，这被广泛认为是 21 世纪人类面临的最大挑战之一。太阳能的年潜力比世界总能源消耗高出几倍，因此，国际能源署在 2011 年表示：开发负担得起的，取之不尽、用之不竭的清洁太阳能技术将带来巨大的长期利益。它将通过依靠本土的，取之不尽、用之不竭且大多独立于进口的资源来提高各国的能源安全性。李标在美国弗劳恩霍夫可持续能源系统中心任首席工程师期间，主持多项研发课题，为光伏制造商及供应链产业开发新技术、新产品、新工艺，并分析解决新产品的性能及可靠性问题。并为美国电力研究协会发行的白皮书《光伏系统可靠性的挑战与机遇》撰写了硅组件、薄膜组件及聚光组件的失效机制、应激因子及测试方法方面的综述。

1. **研发研究硅组件焊接质量的无损检测方法** 李标获得弗劳恩霍夫创新基金的资助，研发一种可以有效预测组件焊接问题的技术，从而大大减少组件回收及维修的成本。

2. **研发表征组件性能的扫描电荧光技术** 李标研发了一种图像处理技术，以研究组件中每个电池片的电学性能，该技术特别适用于分析判断组件失效的根源所在。这一结果在《光伏技术的进展：研究与应用》杂志发表。

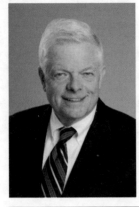

Dr. Li's work ... is extremely innovative and can have a large impact in both military and medical applications.

His proposal will be one of the largest awards we intent on making this year.

李博士的工作极具创新性，对国防和医学应用有极大影响。

他的研究计划将是我们今年资助的最重要项目之一

Boston University
Photonics Center
Donald C. Fraser, Sc.D.
Director

8 Saint Mary's Street
Boston, Massachusetts 02215-2421

Tel: 617-353-8908
Fax: 617-353-7271
E-mail: fraser@bu.edu
http://bu.edu/PHOTONICS

United States Department of Justice
Immigration and Naturalization Service
Eastern Service Center
75 Lower Walden Street
St. Albans, VT 05479-0001

April 7, 2003

To whom it may concern:

This letter is in support of Dr. Biao Li's application for an O-1 visa for the United States. As a former Principal Deputy Undersecretary for Defense in the George H. W. Bush administration, former Chief Operating Officer of the Charles Stark Draper Laboratory, and Director of the Photonics Center at Boston University, I have worked with many outstanding scientists over the years. I can categorically say that Dr. Li falls within this group. Not only is his work in the area of microsystems fabrication of high caliber, but it is of national importance as well.

Dr. Li's work on an uncooled micro-bolometer (infrared detector) is extremely innovative and can have a large impact in both military and medical applications. He has recently submitted a proposal to our Center's collaborative R&D program with the Army Research Laboratory (ARL) Sensors and Electronic Devices Directorate (SEDD). This collaborative program was established to develop technologies of relevance to the Army mission while furthering the development of the Photonics Center, its infrastructure, and the execution of its mission to identify, develop, and commercialize new photonics technologies. Not only do we intend to fund his proposal, but it will be one of the largest awards we intend on making this year.

Infrared detectors have extensive medical, industrial, military, and commercial applications in the United States. Dr. Li has extensive experience in Infrared Technologies and MEMs (MicroElectroMechanical Systems). Dr. Li obtained his Ph.D. degree from the National Laboratory for Infrared Physics in China in 1995, where he fabricated and characterized photonic-type cryogenic infrared detectors. From 1998 to 1999, he was a Visiting Scholar in the Hong Kong University of Sciences and Technology, where he worked on the design and fabrication of micro-thermal sensors and micro-microphones. From 1999 to 2000, he was an Alexander von Humboldt Research Fellow at DaimlerChrysler AG (EADS) and the Technical University in Munich, Germany, where he worked on the manufacturing of acoustic sensors and characterization of pyroelectric-type uncooled infrared sensors. From 2001 to 2002, he was a Research Associate with Albany NanoTech, in Albany, N.Y. where he worked on the fabrication of resistive-type uncooled infrared microbolometers. Currently, Dr. Li is a Project Engineer at Fraunhofer USA Center for Manufacturing Innovation. This organization bridges the gap between academic research and industrial needs by scaling up emerging research into usable technologies for industry. There, he has proposed a disruptive technology for the fabrication of robust, MEMs based microbolometer arrays whose performance is comparable with the best cryogenically cooled infrared detectors.

As I mentioned above, I currently serve as Director of the Photonics Center at Boston University. The Photonics Center's mission is to commercialize technologies and create companies which exploit the technology of light. Prior to joining Boston University, I served in the original Bush administration as the Principal Deputy Under Secretary of Defense for Acquisition. Appointed by President Bush in this Senate-confirmed position I was the number two acquisition official for the entire Department of Defense and was responsible for managing the acquisition process. I was responsible for an annual budget of approximately $100 billion, involving more than 12 million procurement actions annually, several hundred thousand people, and six Defense agencies. Prior to my government service I spent almost 30 years at the Draper Laboratory in positions of increasing responsibility, culminating in my role as Executive Vice President and Chief Operating Officer. The Laboratory designed and developed the nation's most advanced guidance and control systems including the Trident and MX guidance systems, and the Apollo guidance, navigation, and control system. Early in my career at the Laboratory I led the Apollo control system design team. I also served for many years on the faculty of MIT.

As you can see, I have been involved in the development of cutting edge technologies throughout my career. Without a doubt, Dr. Biao Li is an outstanding scholar. His expertise in Microsystems and Infrared technologies could have significant relevance to biological/chemical weapon defense as well. I urge you to favorably consider Dr. Li's visa application.

Sincerely,

Donald Fraser

DF/dmp

前美国国防部副部长的推荐信

李梢个人成就

李梢，北京中医药大学中医学博士，现为清华大学长聘教授、博士研究生导师，清华大学北京市中医药交叉研究所所长，国家杰出青年科学基金获得者，国家"万人计划"科技创新领军人才，世界中医药学会联合会网络药理学专业委员会会长，国家级非物质文化遗产"中医诊法（张一帖内科疗法）"第十五代传承人。为中医药网络药理学的开拓者，在网络药理学、中医药人工智能与肿瘤防治等方面取得系列成果。主持国家自然科学基金重点、重大研究计划等项目10余项，在 *Cell* 子刊等刊物发表论文200余篇，被引用6 000余次，多篇论文被评为"千名医学家"（F1000）杰出论文、Nature China 研究亮点，入选2020全球前2%顶尖科学家、中国高被引学者。拥有30余项国内外专利，并成功实现重大临床应用和产业转化，领衔制定网络药理学第一个国际标准。成果入选2019年度中国生物信息学十大应用、中华中医药学会十大学术热点、2014年世界中医药十大新闻。获中华中医药学会李时珍医药创新奖、国家科学技术进步二等奖、国家级教学成果奖二等奖、中医药国际贡献奖（科技进步奖）一等奖，入选2020年度中国全面小康十大杰出贡献人物。

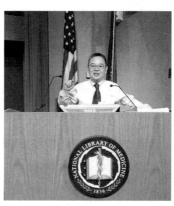

清华大学长聘教授李梢在美国
国立卫生研究院（NIH）演讲

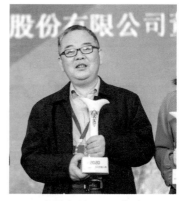

李梢入选2020年度
中国全面小康十大杰出贡献人物

李梢从事中医药网络药理学研究 20 余年，是生物信息学与中医药交叉学科研究的先行者、"中医药学研究新技术和新方法"领域首位国家杰出青年科学基金获得者，致力于从生物分子相互作用的"网络"角度切入研究中医药"整体"机制这一关键难题，开辟了中医药网络药理学的新方向，并针对中医药基础和临床重大问题开展系统、深入的创新性研究。代表成果如下：

一、首次提出"网络靶标"理论，创建中医药网络药理学方法

中医药整体诊疗对于治疗复杂性疾病具有一定优势。然而，长期以来缺乏阐释中医药"整体性"生物学基础的科学方法，使中医药生物机制成为"黑箱"，严重阻碍了中医药整体特色的传承与创新发展。李梢开辟了网络药理学新方向，为打开中医药生物机制的"黑箱"提供了原创方法。

1. 首次提出"网络靶标"理论，开辟中医药网络药理学新方向 李梢于 1999 年率先提出中医药与生物分子网络相关的科学假说，比英国学者 Hopkins 提出的下一代药物研究模式"网络药理学"早 8 年。进而提出反映中医药整体机制的"网络靶标、系统调节"理论，以生物分子网络这一整体性的视角为切入点，实现中医药整体作用的定量描述，从网络与系统角度创新了中医药研究模式。

2. 建立预测致病基因、药物靶标的国际最高精度算法 依据网络靶标理论，率先揭示"表型网络 - 生物分子网络 - 药物网络"全局关联的模块化规律，并依据该规律创建致病基因预测、药物靶标预测的希尔密码算法，致病基因预测富集度比当时最好的方法提高 2.5 倍，药物靶标预测富集度比当时最好的方法提高 6 倍，且首次实现中医证候相关表型、中药相关靶标的全基因组预测。已预测出 5 080 种疾病的基因谱、417 种中医表型的基因谱、10 万余种中药成分靶标谱、630 种中药靶标谱，从计算上创建了中西医表型 - 基因 / 靶标 - 药物的全面定位系统，打开了中医药生物机制的"黑箱"。

3. 从分子 - 细胞 - 表型多层次网络角度阐释中医寒热证的科学基础

利用网络药理学方法，揭示"证"这一中医传承千年的核心诊疗概念的生物学基础。以中医经典的寒证、热证为切入点，首次构建中医寒证、热证的生物分子网络，发现以能量代谢 - 免疫调节网络失衡为特点的中医寒热证的生物学基础：寒证以能量代谢降低、免疫功能减弱为主，热证以炎症反应加剧、脂质过氧化为主，从而验证了网络靶标理论，建立了基于生物分子网络的中医精准辨证新途径。进而，以寒热证生物网络为基础，首次构建消化道炎癌转化分子 - 细胞 - 表型多尺度数学模型，对寒热证相关的代谢免疫失衡进行量化，实现炎癌转化的长程模拟、风险评估，与临床长期炎癌转化的发病率基本一致，从而系统揭示寒热证与炎癌转化等疾病的内在关联，为中西医学在生物网络上的实质整合提供了示范性方法。

李梢被国内外专家评价为中医药网络药理学的"开拓者"和"先驱"；其方法学成果被 Barabasi 院士、Hood 院士等在 *Nature Reviews Genetics*、*Cell* 等杂志上评价为网络药理学代表方法、迈向"系统医学"的标志方法；"寒热证"研究成果被国医大师周仲瑛评价为 50 年来中医"证"研究的代表范例，入选国家自然科学基金中医药重大研究计划的优秀代表成果，还被《华尔街日报》长篇报道和头条推荐，入选"2014 年度世界中医药十大新闻"。

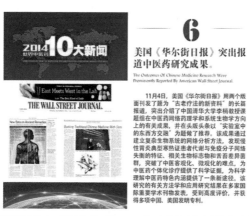

李梢课题组研究成果入选"2014 年度世界中医药十大新闻"

二、研制基于生物网络的胃癌"早筛-早诊-早治"防治系统，取得重大应用

胃癌是我国高发的恶性肿瘤之一，胃癌的发生与胃炎恶性转化密切相关，胃炎癌转化的"癌变点"不清是胃癌防控亟待解决的核心难题。李梢从多层次生物网络出发，解决了胃炎癌转化"癌变点"的中西医特征、分子标志物和干预药物难题，创建胃健康"智能预警-极早诊断-精准防治"系统，创新胃癌"早筛-早诊-早治"模式，并取得重大应用。

1. **针对胃癌"早筛"难题，发现胃炎癌转化寒热失衡高风险亚型**　研制第一套中医四诊信息智能采集手机应用程序，实现胃炎到胃癌患者的中西医信息智能采集与分析。该系统覆盖福州长乐等胃癌高发区，采集 12 万人次的胃病中医四诊信息，建立最大的胃病中医四诊智能数据平台，分析发现寒热失衡加剧，将会促进胃炎癌转化，进而首次开展典型病例的单细胞组、舌苔宏基因组等检测，发现以"胃火、脂代谢增高""胃寒、免疫功能下降"等为特点的胃炎癌转化寒热失衡高风险亚型，构建表型-细胞-菌群-分子多层次网络，发现简明弯曲菌等有助于无创监测胃炎癌转化的舌苔菌群标志物，从中医角度为胃癌早筛提供了全新途径。

2. **针对胃癌"早诊"难题，首次发现胃癌极早期细胞**　从胃炎癌转化寒热失衡高风险亚型典型患者中，建立胃组织单细胞图谱，揭示寒热失衡的重要物质基础，突破胃癌早诊瓶颈，利用细胞网络的关联，突破性发现标志胃炎癌转化"癌变点"的胃癌极早期细胞。经全国 37 家医院 1 200 例临床验证，发现的胃癌极早期细胞标志物能精准确定胃癌发生的起始时间，可将胃癌早诊时间提前 10 个月，为显著前移胃癌早诊时间提供全新标志物。

3. **针对胃癌"早治"难题，实现胃癌极早期精准防治**　利用网络药理学计算预测，从 10 余万个化合物中发现精准靶向胃癌极早期细胞、显著抑制炎癌转化的药食同源中药成分荷叶碱，并揭示以胃炎癌转化网络为靶标的中药成分防治胃癌前病变作用的机制，实现胃癌极早期、胃癌前病变

的精准用药，推动摩罗丹等中药品种纳入多部临床指南或共识。

上述研究成果已应用于福州胃癌高发区 10 余万人，推广应用于全国近 50 家医院。"胃癌极早期细胞"这一重大发现入选 2019 年度中国生物信息学十大应用、2019 单细胞测序领域最受关注科研进展。成果被评为"国家慢性病综合防控示范区"创新亮点。

三、揭示中药方剂的网络调节机制，显著推动中药方剂创新发展

利用网络药理学关键技术，突破中药方剂复杂体系解析困难、整体作用机制不清的瓶颈问题，揭示中药方剂的网络调节机制，有力促进中药方剂现代化。解析中药经典方剂的网络调节机制，促使"古方新用"；揭示中药"扶正"等传统功效的生物学基础，绘制出扶正中药成分调节肿瘤和免疫相关生物网络的分子图谱，解析六味地黄方通过调节代谢和免疫网络，发挥异病同治功效的机理；通过揭示中药成分间的协同作用，阐释"清湿热"传统功效的网络调节机理，发现首个既独立降糖、又调节代谢性炎症的经典名方——葛根芩连汤，得到多中心随机对照临床验证，入选《中国 2 型糖尿病防治指南》《国际中医药糖尿病诊疗指南》。

1. **发掘名医验方规律，促进中药品种升级和新药研发** 解析国医大师李济仁 871 首抗风湿临床处方的配伍规律，发掘出第一个靶向类风湿关节炎湿热证方剂"清络饮"，并阐释其网络调节机制，入选中华中医药学会临床指南（ECAM 2013、Front Pharmcol 2018）。发现丹参素、冰片合成的丹参素冰片酯具有调控血管新生的新作用，为该药开发为抗心脑缺血 1 类化学新药奠定基础。发现桂枝茯苓胶囊治疗原发性痛经的客观疗效指标，印证该品种 FDA Ⅱ期临床结果，被选为Ⅲ期临床核心指标。专利技术转化应用于 10 余个中药品种，实施许可费超过 1 500 万元，创造经济效益 40 亿元。

2. **面向新型冠状病毒肺炎、胰腺癌等重大疾病的中西医精准诊疗** 网络药理学关键技术在中西医药研究中具有较好的拓展性。已用于新型冠状

病毒肺炎临床方剂的科学阐释，并筛出病毒载量下降 10 000 倍的 11 种中药成分，其中 9 种未见报道，推动了新冠病毒消化道传播等科学发现和中西药物的科学研究，应用本成果的有关论文在 *JAMA*、*Science* 得到进一步引用；关键技术还成功用于构建胰腺癌恶性转化的分子网络，发现中国人群中第一个经多中心验证的胰腺癌预后和精准化疗标志物组合，得到北京协和医院等三个中心 606 例临床验证，能显著区分预后风险并指导精准化疗，同时发现靶向胰腺癌高风险亚型的芍药内酯苷等中药成分（获发明专利）。

上述成果被张伯礼院士领衔的专家组鉴定为"中医药原始创新的标志性成果，处于国际领先水平"，获 2019 年中华中医药学会李时珍医药创新奖。

李梢治学严谨，求实创新，是网络药理学的开拓者和带头人之一，领衔建立网络药理学领域第一个国际标准，算法获网络药理学领域第一个国际专利；主编网络药理学领域第一本专著和教材。成果被 609 项证候研究、728 项方剂研究、28 种传统和民族医学研究广泛引用，获 2008 年北京市教育教学成果一等奖、2009 年国家级教学成果奖二等奖（第 2 完成人）。应邀在美国美国国立卫生研究院（NIH）/ 美国国家癌症研究所（NCI）等国际机构和重要国际会议做报告 40 余次；入选国家"万人计划"科技创新领军人才、科技部中青年科技创新领军人才；获国家科学技术进步奖二等奖、教育部新世纪优秀人才、茅以升北京青年科技奖等奖励。

世医家族

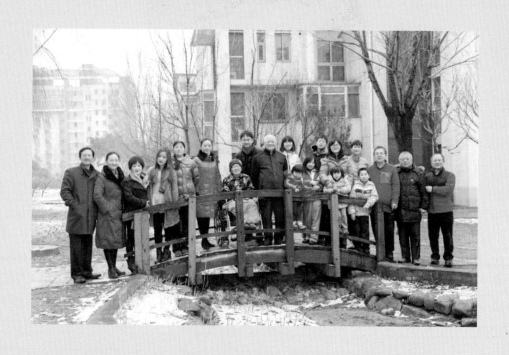

国医李济仁：
传道授业，悬壶济世

中央电视台《焦点访谈》2016 年 6 月 11 日

悬壶济世可以说是古老的中医文化的一种传承、一种传统。中医博大精深，为促进和保障中国人民乃至世界人民的健康发挥了巨大作用。那么，中医发展到今天是怎么传承的？又是怎么发展的？

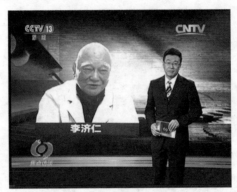

中央电视台报道国医大师李济仁

李济仁是 2009 年首批 30 位国医大师之一，也是有 400 多年传承历史的国家级非物质文化遗产"中医诊法（张一帖内科疗法）"的传承人。李济仁原名李元善，1931 年出生于安徽歙县。在李济仁青少年时期，长兄不幸夭折，自己又身患疟疾，加之目睹家乡父老在战乱中深受疾病之苦，读了几年私塾的他萌生了学习医术、济世救人的想法。学医后的李济仁拜在新安名医张根桂门下，张根桂这一脉最早可以追溯到明嘉靖年间的张守仁，他对内科疑难重症的治疗很有办法，往往一帖见效，始称"张一帖"。历经明、清、民国，至今已有 400 多年的传承历史。后来李济仁娶了张根桂的女儿张舜华为妻，做了上门女婿，就此成为"张一帖"第十四代传承人。用了60多年的时间，才从一位乡野郎中成长为一代国医大师。

李艳是李济仁的次女，跟在父亲身边学医，是李济仁医术的主要传承人之一。虽然已经出师多年，可每逢父亲出诊，李艳仍习惯性地陪在身边。每位患者，李艳都要先看一次，然后李济仁再看一次。

虽说是父女，可李艳在医院还是喜欢与父亲师徒相称。在旧社会，她是不能学医的。根据祖训，"张一帖"传男不传女，传内不传外，李艳能得到学习医术的机会，源于李济仁这一代做出的改变。

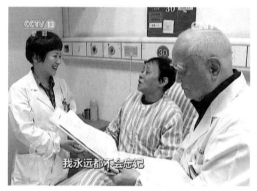

陪同父亲查房的李艳

与祖训的保守传承不同，李济仁一生都在想着如何发展中医事业。早在中华人民共和国成立初期，他就和妻子张舜华把祖传的"张一帖"秘方捐给了国家。除了贡献秘方，李济仁还广收门徒，只要诚心学习中医，老人都会倾囊相授。

如今的李艳尽得李济仁医术真传，是皖南医学院弋矶山医院中医科主任，也是国家中医药管理局重点学科"中医痹病学"带头人。能取得今天的成绩，父亲李济仁的影响无疑是巨大的。

李济仁还有四个儿子。长子张其成、四子李标和五子李梢都是博士研究生导师，有的在传播国学，有的在进行科学研究，从事的职业都与中医有关。每个子女的就业走向背后都有李济仁的影子。

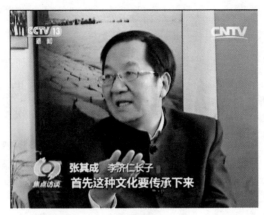

张其成

传承李济仁临床医术的除了次女李艳，还有三子李梃。和李艳在城里三甲医院做医生不同，李梃被李济仁安排在歙县定潭老家，当一名乡村医生。

20世纪80年代，李济仁获得了举家落户芜湖的机会，可"张一帖"在歙县传承了几百年，李济仁不想在老家断了传承，他把当时刚满17岁的三子李梃留在了定潭。

虽然心里十分不情愿，但李梃没有违抗父母之命，安心留在了定潭老家，潜心研究医术。草药自己上山采，药丸自己做，时不时还打电话向父亲请教医术上的问题，很快就适应了乡村医生的生活。

如今，李梃是歙县附近最有名的中医之一。十里八乡的村民，都愿意找他看病。一个原因是李梃医术高，另一原因就是诊费低。不仅诊费低，药品价格也低，而这一切都是父亲李济仁的要求。

李梃对父母强行把他留在农村传承"张一帖"的怨念早已释怀了。在他看来，"张一帖"能以古老的方式在他身上传承下来，是一件很有成就感的事。一方面是保留传承，另一方面还要创新发展。对李济仁来说，能让中医得到更多人的认可是他最大的心愿。

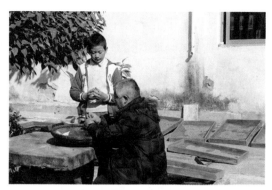

正在制药的李梃与幼子

李梢是李济仁最小的儿子，北京中医药大学博士研究生毕业以后，在李济仁的引导下，李梢并没有当一名中医，而是去了清华大学自动化系的生物信息研究所。

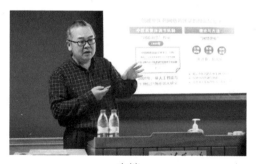

李梢

一个传统中医去搞计算机自动化运算，如此巨大的跨界，困难可想而知。最初几年的科研可以说毫无头绪，接连碰壁。而父亲李济仁的支持与鼓励，无疑给了他巨大的信心和动力。

为了支持李梢在科学路上走得更远，李济仁把自己常用的800多个有效处方汇集成册，分门别类，供李梢参考。而李梢从这800多个处方中找出了核心用药成分，再通过网络化计算，经过实验找出对病菌有效的成分，终于从中医理论中的寒热方向找到了突破点。

　　李梢先是证明了中医寒证和热证的存在，又找到了寒热菌群的区别，再通过中药成分区分治疗，这种研究的有关方法学和应用研究结果被李梢整理出来后，在多家国际重要学术刊物发表，并获得了中国和美国发明专利。2014 年 11 月 4 日，美国《华尔街日报》用两个版面刊发了以"实验室中的东西方交融（*East Meets West in the Lab*）"为题的长篇报道，突出介绍了李梢课题组在中医药网络药理学和系统生物学方向上的有关成果。当天的报纸一出，李梢就打电话告诉李济仁，那一刻他最想让父亲分享他的喜悦。

　　对于李济仁来说，无论是专于临床的李艳和李梴，还是开展科研的李梢和李标，以及传播中医国学的张其成，家里每个孩子都继承自己的衣钵，都在各自领域取得了优秀的成绩。也许对于这个家庭来说，传承不仅局限于技术与品德，更是骨子里的一种坚韧与执着。

　　源于新安，立足国学，重视临床，走向科学。从中可以看出，李济仁在发展中医药这件事上，展现的是开放、共享的理念，目的就是把中医药发扬光大，医治更多人的病痛，传承的正是悬壶济世、医者仁心。

　　中医药学是中国古代科学的瑰宝，而要把祖先留给我们的宝贵财富继承好、发展好、运用好，更好地造福人类，还需要更多有坚守和担当的中医贤达。

安徽歙县"张一帖":
大医精诚，传家有道

中央纪委监察部网 2017 年 2 月 7 日

安徽歙县定潭"张一帖"家族被公认为历史悠久的世医家族。张家世代为医，医技精湛、医德高尚，治疗急性热病、内科疑难杂症有奇效，往往一帖（一剂）药而起沉疴，故被称为"张一帖"。

"张一帖"之名始于明嘉靖年间。"张一帖"一世祖张守仁（1550—1598），字立仁，以其医德医术博得众人认可。自张守仁始，"张一帖"历明、清、民国至今，已有 460 余年的历史。2010 年，"张一帖内科疗法"被收录于国家级非物质文化遗产代表性项目名录。

新安国医博物馆坐落于安徽省黄山市歙县深渡镇定潭村，由"张一帖"第十四代传承人李济仁、张舜华夫妇投资建设，始建于 2007 年，现已基本完工并对外开放。该馆占地面积 4 500m²，建筑面积 1 800m²，展馆面积 1 000m²。

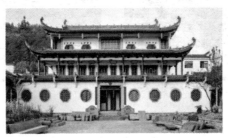

新安国医博物馆

博物馆呈徽派建筑风格，在功能布局上，主要分博物馆展厅、走廊医药用具展厅、宗祠、中药园、修复室、鉴赏室、公共服务区等。主要展示新安医学源远流长的历史，历代新安名医、国医的历史地位和重要贡献，以及现代徽州人对传承和弘扬新安医学的业绩。

从"张一帖"一世祖张守仁起，张氏后人代代为医，传承至今已有460余年的历史。为了提醒后世子孙，张守仁定下了"孝悌忠信、礼义廉耻、自强精进、厚德中和"的16字家训，并要求后世子孙铭记于心、遵行不悖。后来，张氏子孙又在16字家训的基础上衍生制定了12条家规：孝敬父母，祭拜祖先（孝）；友爱兄弟，和睦姐妹（悌）；忠于职守，报国效民（忠）；以信立身，以诚待人（信）；知书守礼，温和谦让（礼）；乐善好义，济困扶危（义）；勤俭节约，廉洁朴素（廉）；知耻为勇，行己有耻（耻）；自尊自爱，自律自为（自）；坚毅刚强，变易求新（强）；宽厚包容，稳重慈悯（厚）；五德为本，仁和精诚（德）。

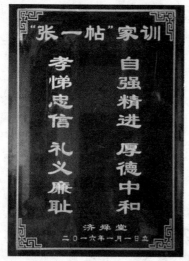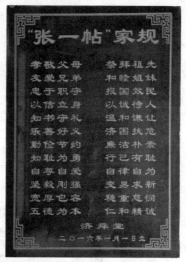

"张一帖"家训

医者仁心可以广济天下，"张一帖"家训所承载的"精""诚""仁""孝""和"等以儒家文化为主导的人文精神，是中华民族优秀文化与价值观的体现。正是在张氏家风家训的传承引导下，"张一帖"的历代传承人都医德高尚、妙手仁心，赢得了广泛的赞誉，传为杏林佳话。

安徽歙县，古称新安，是古徽州府治所在地，至今已有2 200多年的历史。这里是古徽州政治、经济、文化中心，是徽文化的主要发祥地。这里是徽墨、歙砚的主要产地，还是明清两代辉煌近400年的徽商故里。

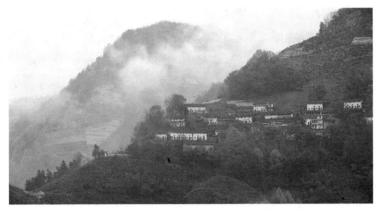

歙县

在源远流长、博大精深的徽文化中，新安医学是其中的一朵奇葩，而歙县定潭"张一帖"又是新安医学中影响最大的世医家族之一。

"传家有道惟存厚，处世无奇但率真。"从明嘉靖年间"张一帖"起，张氏后人代代为医，传承至今已有460多年的历史。不仅以其"悬壶济世"的高超医术享誉海内外，更以"孝悌忠信、礼义廉耻、自强精进、厚德中和"的张氏家训家风，树起了一块"大医精诚"的丰碑。

"前世不修，生在徽州。十三四岁，往外一丢。"歙县地处皖南山区，北倚黄山，东接杭州，境内风光旖旎，河溪纵横。唐代诗人李白赞曰："人行明镜中，鸟度屏风里。"在漫长的农耕社会中，素有"七山一水一分田，一分道路和庄园"之称的歙县，因受土地制约，生活在这里的人们不得不早早地外出谋生，这就是民谣中所说的"十三四岁，往外一丢"。也正是这一"丢"，丢出了徽州人艰苦奋斗、开拓进取的创业精神，"丢"出了徽商数百年的功业，闯下了"无徽不成镇"的传奇。徽州人的这种闯劲，也孕育出济世天下的新安医学。

在皖南，至今还流传着"赶定潭"的说法，因为远近闻名的新安世医家族"张一帖"就出自这里。

安徽省黄山市歙县档案馆馆长潘进辉说："我是土生土长的歙县人，在我们歙县有两句老话，一句是'劳累伤寒赶定潭'，另一句是'死命咯，要去赶定潭咯'。为什么劳累伤寒要去赶定潭呢？因为定潭有个'张一帖'，'张一帖'有一种'末药'，末药对劳累伤寒有特殊的疗效，往往一帖药就能把病治好。另外，'张一帖'对一些急病、重病、难病有特殊的疗效，也往往一帖药就能把病治好，久而久之，他的声誉就不胫而走，周边各地逐渐形成了'赶定潭'的说法。有时候患者甚至半夜提着灯笼、打着火把到定潭去看'张一帖'。"

"张一帖"的创始人张守仁，歙县定潭人，明嘉靖年间以医术鸣世。张守仁是新安名医北宋张扩、南宋张杲的后裔，他精研《灵枢》《素问》与张仲景之著述，勤于实践，历经30余年反复揣摩、临床验证，终于研制出一种粉状药剂——"末药"。张氏用以临诊，辨证精、用药灵，疑难杂症往往一帖（剂）而愈，被百姓亲切地称为"张一帖"。

"张一帖"世代相承，声名日著，至今已传承15代，历460余年。之所以几百年传承不衰，除了精湛的医术外，更主要的是怀有一颗医者的仁心。

"张一帖"第十四代传承人、国医大师李济仁："贫苦的人来看病，不计诊费。有的，我们还送药给他们。"

"张一帖"第十五代传承人、北京中医药大学教授张其成："我们家前面有一条河，一般的患者、急诊患者都在半夜里来叫门，隔着河就在对面喊，张一帖、张一帖……这个时候，我们家就会派一条船，划到对岸接患者来家里看病。"

为了提醒后世子孙，张守仁定下了"孝悌忠信、礼义廉耻、自强精进、厚德中和"的16字家训，并要求后世子孙永远不得忘记。

"张一帖"第十四代传承人、国医大师李济仁："以前有'八德'，哪'八德'呢？就是'孝悌忠信，礼义廉耻'。后来，结合我们自家情况，又添了两句——自强精进，厚德中和。这两句实际上跟'八德'是紧密联系的。我们为人处世都是根据这个家训来做的。"

"张一帖"第十五代传承人、北京中医药大学教授张其成："家训可以说是我们治家的一个总的纲领，而家规就是一些具体的规定。比如说'孝'，就是要'孝敬父母，祭拜祖先'。"

"术著岐黄三世业，心涵雨露万家春。"这副对联出自学者吴承仕之手，写的就是定潭"张一帖"的第十三代传承人张根桂。

吴承仕（1884—1939）是歙县昌溪乡沧山源村人，近现代经学家、古文字学家、教育家。吴承仕曾患痼疾，经张根桂医治而愈，感激之余为张根桂奋笔写下了这副对联。

张根桂当年声名远播，在张家老宅定潭，至今还流传着"定潭向有车头寺，半夜叫门一帖传"的说法，形象地描述了当年患者络绎不绝前来求医问药的景象。

"张一帖"传到第十四代李济仁、张舜华夫妇后，他们谨遵家训，进一步用自己的行动诠释了"悬壶济世、大医精诚"的内涵。

早在1958年，李济仁、张舜华夫妇就响应国家号召，将"张一帖"祖传秘方无偿献给国家。2009年，他们又与中国徽州文化博物馆签署协议，无偿捐建了医艺馆。2010年7月13日，"张一帖内科疗法"被收录于国家级非物质文化遗产代表性项目名录。

20世纪70年代末，李济仁、张舜华因工作调动举家迁往芜湖，为了让"张一帖"在老家后继有人，把年仅17岁的三子李梴留在了家乡，成了"张一帖"在定潭的守护者，延续着当地"赶定潭"的传说。

张一帖"第十四代传承人、国医大师李济仁："我当时跟老伴商量，我们这个'根'毕竟还在新安。如果我们全家迁过来，那这个'根'不就没有了吗？'张一帖'要发扬光大，走向全国走向全世界，但是这个'根'不能没有了。"

"张一帖"第十五代传承人李梴："把我一个人留在定潭传承'张一帖'，当时我心里不太平衡，我认为父母有点偏心，城乡差别毕竟很大，我每次去芜湖探亲，都不想回来。但是经过后来这么多年的磨练，我也认为'张一帖'这个品牌确实在家乡不能丢，父母亲的用心良苦我才逐步体会到。"

从不能理解到扎根定潭，转眼间李梃已经在老家坚守了40多年。

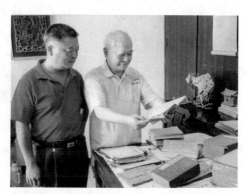

李梃和李济仁

40多年里，他牢记先祖的家风家训和父母的嘱托，深知一个百年老字号的传承，不仅要有高超的医术，更需有普济天下的胸襟。他医技精湛、声名远播，前来求诊者遍布全国各地。老人和经济困难的患者前来求医，李梃仍然不收诊费，他用自己的行动践行着张氏的家规家训。

"张一帖"第十五代传承人李梃："通过父母亲的言传身教，从医37年来，对于我们张氏家族的家规家训，我从来不敢忘记。"

李济仁、张舜华夫妇共育有四子一女，都传承了"张一帖"家学。长子张其成、四子李标、五子李梢如今都是博士研究生导师，家训、家规，几个儿女都从小牢记于心。

"张一帖"第十五代传承人、皖南医学院弋矶山医院主任医师李艳："'张一帖'的医德医风对我的影响可以说是潜移默化的，已经深入到我的骨子里面去了。"

"张一帖"第十五代传承人、清华大学教授李梢："我现在主要用大数据和生物信息等一些新的方法来研究中医药、发展中医药。我希望通过我的努力，通过我的奋斗来践行我们的家训，'自强精进'，使得我们的祖传医术和中医药能够更好地走向世界、走向未来。"

长子张其成现任北京中医药大学国学院院长、教授、博士研究生导师，中国人民政治协商会议第十二届、第十三届全国委员会委员。谈及先祖的家训、家规及父母的言传身教，张其成有着不少感悟。

"张一帖"第十五代传承人、北京中医药大学教授张其成："关于家训，父母亲都是言传身教。比如说，春节的时候，父母亲经常带我们去祭祖，然后到村里面或者乡里面的祠堂去看那些对联。我父亲就读给我们听，比如'孝悌传家根本，诗书济世文章''第一等好事只是读书，几百载人家无非积善'等。此外我们祠堂里都有砖雕、石雕或者木雕，我父亲就给我们讲上面的故事。"

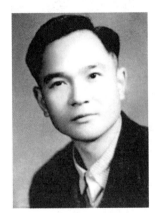

中年李济仁

悬壶60余载，孜孜不倦地传播中医国粹的精华，李济仁一家"兄弟三博导、两代七教授"在当地传为佳话，生动演绎了一个国医世家的家风渊源和文化根系。

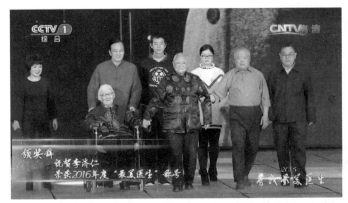

2017年3月16日，国家卫生和计划生育委员会与中央电视台共同举办的"2016寻找最美医生"大型公益活动颁奖典礼上，李济仁一家上台领奖

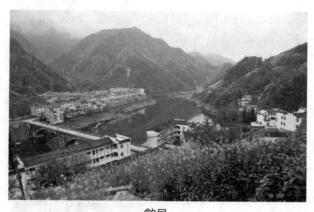

歙县

北京大学历史学系教授赵冬梅："我们看'张一帖'的家风，'孝悌忠信、礼义廉耻'，这其实是儒家文化当中老生常谈的东西，看上去好像没什么特别的，但是'张一帖'这个中医世家能够坚持400多年，很难得。一个家族开始的时候往往比较能够做到遵守家训、传承家风，但是当一个家族已经积累了名誉、财富、地位之后，仍然能够一代一代地这样做下去，把它从一个人两个人的美德变成一代又一代的风气，而且影响到周围，这就非常难能可贵了。"

自2007年起，李梃在家乡定潭开始筹资兴建新安国医博物馆。目前该馆已初步建成，馆中收藏了张氏一脉460多年来的医学心得和家训家规，向世人展示着新安世医"张一帖"的灿烂历史，展示着新安医学文化的博大精深。

"孝悌忠信、礼义廉耻、自强精进、厚德中和"，传世400多年的张氏家训家风，穿越时空，历久弥新。不为良相，便为良医。传家有道惟存厚，大医精诚济世长。"张一帖"这一传承了460多年的老字号，在岁月的流逝中依然保持着旺盛的生命力，闪烁着时代的光芒。

安徽歙县"张一帖"家规摘编

孝敬父母，祭拜祖先；友爱兄弟，和睦姐妹。

【解读】

张氏家族遵照古训，恪守祖规，以"孝悌"作为家族立家之本，上以孝父母，下以友兄弟，内以律己身，外以助四邻。正因为张家秉承"孝悌"之旨，父母慈爱、子女孝顺、兄弟姐妹和睦相处，才能将精湛的医术世代相传，悬壶济世而造福百姓，使张家成为远近闻名的中医世家。

 忠 信

忠于职守，报国效民；以信立身，以诚待人。

【解读】

古谚云："忠厚传家久，诗书继世长。"忠于祖国、厚以报人是张氏子弟立身的前提；诚以待人、遵守信用是张氏子弟立身的原则。张氏家族自明代以来，世代行医，始终以救济苍生、服务患者为己任，对待患者全心全意、诚信负责，成为医界楷模。

礼 义

知书守礼，温和谦让；乐善好义，济困扶危。

【解读】

作为医学世家、书香门第，张氏家族一直以"知礼好义"作为家族的行为准则，体现了张氏家族对子孙有知识、通事理的要求和期望。面对患者，温和谦让，让患者心安，是张家处方用药的第一步，体现了高尚的医德风范。同时，张氏家族在行医济世的过程中秉承"乐善好义，济困扶危"的理念，常常施医赠药，救患者于危难之中，从不多收一分一毫，始终以"义"为行医之道，普济一方百姓。

廉耻

勤俭节约，廉洁朴素；知耻为勇，行己有耻。

【解读】

张氏家族始终坚持"勤俭节约，廉洁朴素"的持家立家原则，反对奢靡，崇尚节俭，艰苦朴素，以"廉"为荣，以"廉"要求子孙后代，这也是张氏家族一直以来兴旺不衰的内在因素。同时，无论在面对荣誉还是困境时，张家始终坚持"知耻为勇，行己有耻"的信念，不妄自菲薄亦不自鸣得意，戒骄戒躁，努力奋进。

自强

自尊自爱，自律自为；坚毅刚强，变易求新。

【解读】

"天行健，君子以自强不息。"张氏家族认为无论是生活还是做事，都要做到自强不息。在为人上自尊自爱，只有自己尊重自己、爱护自己，才能得到他人的尊重和爱护。在处事上自律自为，只有严格自我约束、遵纪守法，才能走得更远、变得更强。在性格上坚毅刚强，面对困境坚持不懈，不轻言放弃。在创新上变易求新，不囿于现有成果，积极创造，立志革新。"天下之至变者，病也；天下之至精者，医也。"将"自尊自爱，自律自为；坚毅刚强，变易求新"的自强精神融入血液当中，促使张氏家族历代奋斗向前，不断取得硕果。

厚德

宽厚包容，稳重慈悯；五德为本，仁和精诚。

【解读】

"地势坤，君子以厚德载物。"张氏家族要求子孙要怀着一颗赤诚之心，待人宽厚包容，稳重慈悯。医乃仁术，仁者爱人，张家坚持以仁爱之心守护每一个上门求医的生命，认为生命至上，要尊重生命、敬畏生命、爱护生命。张氏家族以"仁、义、礼、智、信"五德为传家之本，强调仁和精诚的行医精神，做到仁者爱人、调和致中、精研医道、诚笃端方。

┃专家观点┃

赵冬梅：薪火传承的工匠精神

2016 年 12 月 12 日，第一届全国文明家庭表彰大会在京举行。安徽省歙县的"张一帖"——国医大师李济仁、张舜华家庭作为全国文明家庭代表参加了这次大会。"张一帖"家族"孝悌忠信、礼义廉耻、自强精进、厚德中和"的家训家风，传承了 460 余年，穿越时空、历久弥新。

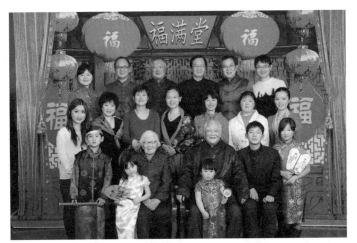

2017 年 9 月 25 日，"砥砺奋进的五年"大型成就展中李济仁家庭作为
"第一届全国文明家庭"唯一代表展出的照片

"张一帖"家风源于"孝悌忠信"的徽文化

安徽歙县古称新安，是古徽州府治所在地，至今已有2 200多年的历史。歙县是古徽州政治、经济、文化中心，是徽文化的主要发祥地，也是明清两代辉煌近400年的徽商故里。在源远流长、博大精深的徽文化中，新安医学是其中的一朵奇葩，而歙县深渡镇定潭村的"张一帖"又是新安医学中影响最大的世医家族之一。

"张一帖"的创始人张守仁勤于实践，历经30余年反复揣摩、临床验证，研制出一种粉状药剂——"末药"，此药对劳累伤寒有特殊的疗效，往往一帖药就能把病治好。久而久之，"张一帖"的声誉不胫而走，来自全国各地的患者经常半夜提着灯笼、打着火把到定潭去看"张一帖"。

从明嘉靖年间起，"张一帖"世代相承，声名日著，至今已传承15代，历460余年。之所以能传承几百年且兴盛不衰，除了"悬壶济世"的高超医术外，其"孝悌忠信、礼义廉耻、自强精进、厚德中和"的家训家风发挥了重要作用。

16字家训中，"孝悌忠信、礼义廉耻"是徽文化的核心，也是中华传统文化的核心。中华传统文化是责任文化，讲究德治礼序，孝悌忠信、礼义廉耻是中华文明的DNA。可以说，风景如画的徽州山水、孝悌忠信的徽州文化，孕育了"张一帖"的家训家风。反过来，"张一帖"的家训家风也丰富了徽州文化的内涵。

"张一帖"家风贵在"坚守"

正是16字家训的传承，历代"张一帖"传承人都强调医者仁心、以德辅医，赢得了广泛的赞誉，拔萃于医林，传为杏林佳话。

早在1958年，李济仁、张舜华夫妇就响应国家号召，将"张一帖"祖传秘方无偿献给国家。2009年，他们又与中国徽州文化博物馆签署协议，无偿捐建了医艺馆。直到今天，定潭"张一帖"还常年在路边免费供应"药茶"，为老年患者或家庭困难的患者免费看病，这都是几百年传承下来的老规矩。

20世纪70年代末，李济仁、张舜华夫妇因工作调动举家迁往芜湖。

他们觉得"张一帖"在老家定潭的根不能丢，于是把当时年仅17的三子李梃留在了家乡，成了"张一帖"在定潭的守护者，延续着当地"赶定潭"的传说，这一守就是40多年。

"张一帖"的16字家训，是中国传统文化中非常经典的东西，大家都耳熟能详，难得的是张氏子孙460多年能够坚守下来。尤其是穿越几百年的时空，当这个世医家族已经积累了信誉、财富、名誉后，还能一代代地传承下来，这就是这个家族了不起的地方。

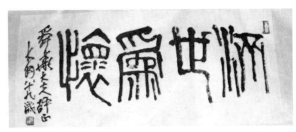

书画大家陈大羽为张舜华题词"济世为怀"

"张一帖"家训凸显的是一种"工匠精神"

张氏家训里的"自强精进"，凸显的是一种可贵的"工匠精神"。历代"张一帖"传承人都注重创新发展传统中医学。"张一帖"第十三代传承人张根桂根据季节的不同对"末药"的配方进行了调整，使药效更加显著。第十四代传承人李济仁、张舜华夫妇在继承"张一帖"精湛医术的同时，结合西医的研究成果，创造了不少效方验方。2010年，"张一帖内科疗法"被收录于国家级非物质文化遗产代表性项目名录。

"中医不能封闭着传承，有创新才有发展，发展好才能发扬光大。"李济仁一直鼓励子女用创新的思维来传承中医。李济仁、张舜华夫妇共育有四子一女，都传承了"张一帖"家学。长子张其成、四子李标、五子李梢都是博士研究生导师。

其实不仅是医学，各行各业都需要这种"工匠精神"，不管做哪一行，都努力做到最好，一个医生是这样，一个老师也是这样，一个工人是这样，一个农民也是这样。如果每一个人都能把自己分内的事情做到最好，做到精进，我们的社会就会更加美好。

悬壶 60 余载，孜孜不倦地传播中医国粹的精华与智慧，李济仁一家"兄弟三博导、两代七教授"在当地传为佳话，生动演绎了一个国医世家的家风渊源和文化根系。正如习近平总书记在会见第一届全国文明家庭代表时的讲话中所说，中华民族传统家庭美德，铭记在中国人的心灵中，融入中国人的血脉中，是支撑中华民族生生不息、薪火相传的重要精神力量，是家庭文明建设的宝贵精神财富。

大医隐于林
——李济仁

新华社《新华纵横》2009 年 8 月 3 日

他年过八旬，荣膺"国医大师"称号；他师出名门，深得新安世医"张一帖"真传。少无适俗韵，性本爱丘山，本期《新华纵横》将带你走近来自黄山的国医大师李济仁。

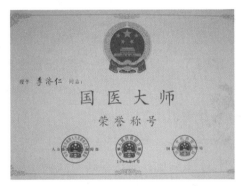

李济仁获得"国医大师"称号

记者： 6 月 19 日的北京名医云集。30 位从事中医临床工作的顶级专家获得了"国医大师"的荣誉称号，他们中，最年长的 93 岁，最年轻的也有 74 岁。这是中华人民共和国成立以来首次由政府部门在全国范围内评选出的国家级中医大师。

【同期】 卫生部副部长张茅：让我们对 30 位老中药专家表示热烈的祝贺和致以崇高的敬意。

【解说】 画面中这位鹤发童颜的老人名叫李济仁，今年 80 岁，来自安徽黄山。笑容可掬、慈眉善目的他在老家歙县被人称为"活菩萨"。

【同期】李济仁长子张其成：可爱，他是一个非常可爱的老头子。

（画外音，李济仁看病画面）

他的面相像一个菩萨，他的心肠更像一个菩萨，他看别人都是好人，没有什么恩怨是非。

记者：还在给人看病，在家看吗？

李济仁：在家看，我在医院每周出半天专家门诊，除了门诊以外，到我家里看的也有。

【解说】李济仁原名李元善，1931 年冬出生于安徽黄山。白墙黑瓦、荷红柳绿的水墨之乡不仅诞生了赫赫有名的程朱理学、戴震朴学，还孕育了独树一帜的中医流派——新安医学。"天下名医出新安"的美誉由此而生。青少年时期，李济仁看到战乱中的百姓深受病患之苦，便立志要重振医道、救人济世。后来，他拜入新安世医"张一帖"第十三代传承人张根桂的门下研习中医，并更名为"济仁"，取仁术济世的意思。

【同期】李济仁长子张其成：我父亲当时一直在安徽学医，小有名气，后来他听说我外公的大名，就来拜我外公为师，跟随我外公学习，后来我外公就看中他了，把他招为上门女婿。

【解说】如今，"张冠李戴"的故事在黄山歙县早已被传为美谈。

【同期】李济仁长子张其成：我母亲还有我父亲就这样成为第十四代传承人，但条件就是生了儿子要姓张，所以作为长子，我就姓张。我给自己刻了一份闲章，叫张冠李戴，张家的帽子戴到李家头上来了。

【解说】张氏一脉传说是北宋名医张扩的后代，擅长治疗伤寒。明嘉靖年间，当时的传承人张守仁对内科疑难重症、杂病的治疗很有办法，用药猛、择药专、剂量重，用他独创的末药药方，往往一帖见效，始称"张一帖"，历经明、清、民国至今，已有 450 多年的历史。

接过重任的李济仁在承继"张一帖"心法的同时，结合西医的研究成果，为中医内、妇科病创制了多个效方验方。而对于疑难病证，他主张辨证与辨病相结合，提出了多种新疗法。

【同期】李济仁：我们"张一帖"有一句话讲"辨证要准，用药要狠，剂量要大”，辨证必须精准。

【**解说**】行医 60 载，李济仁成功救治过无数疑难杂症患者。很多人在试遍各种治疗方案之后，带着最后的希望慕名而来，这其中，有深受失眠困扰的黄梅剧名角，有因风湿病痛得夜不能寐的政府干部，有胃癌晚期的外国友人，还有更多备受疾病困扰的普通人。

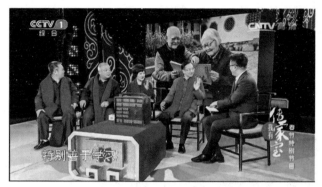

中央电视台“我有传家宝”节目录制现场

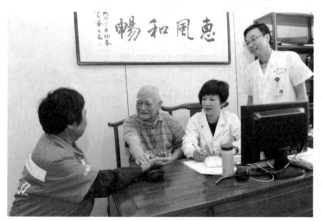

国医大师李济仁在革命老区旌德县为环卫工人义诊

【**同期**】村民张本立：他一看，药到病除啊，妙手回春。

【**同期**】患者张忠英：李老师的医术自然不用多说！我的风湿病好多人以为治不好的，原来我也不打算治的，后来听说中医能治好，我就抱着试试看的态度来的，没想到吃了1个月左右的药，症状基本上都缓解了。

【解说】 在歙县定潭老家，有很多关于李济仁高超医术的传说，比如他的末药药方是一位仙人所赠，而装药的药柜在新安江发大水时都不会被淹没等等。

【同期】 村民张建艺：传说的故事很多，比如老百姓以为他们家有个仙人拐，好像一搞就好了，实际上不是的，完全是因为医术精湛。

【解说】 少小成名并非一日之功。李济仁从侍诊的小学徒做起，在师父的严厉管教下，对《本草备要》《黄帝内经》等医学著作倒背如流，采药、抄方、研磨、熬汤等各个环节无不烂熟于心。

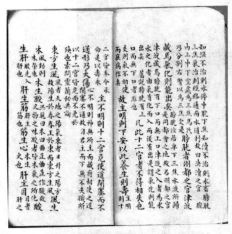

李济仁《黄帝内经》手抄稿

【同期】 李济仁：我对书本都是读一遍又一遍，读一遍思考一下，思考一下再读一遍，在这个基础上，逐渐地理论水平就提高了。

【解说】 医乃仁术，无德不立。"张一帖"家族强调精进医术，更要求传人谨记对患者的仁德之心。20世纪80年代开始，随着李济仁的名气越来越大，全国慕名来求医的人络绎不绝，考虑到很多外地患者负担不起路费，以及复诊困难，李济仁决定在闲余时间开始一种新的诊疗方式——函诊。

李济仁： 全部都是免费的。

记者： 一个患者，你要帮他解决问题，大概要写几封信?

李济仁： 起码要几封信，有的要两三封信，有的要十几封信。

【同期】 李济仁长子张其成：全国各地的患者给他写信，告诉他症状，然后他就给人回信，他回过好几千封信。

【同期】 李济仁：最大的乐趣就是看病，看病是我最大的乐趣。

【解说】李济仁告诉我们，"张一帖"家族薪火相传几百年，其核心在于"传承"二字。而传承中医和中医文化也是他一直以来身体力行的准则，50多年来，李济仁不仅培养了数百名中医骨干，一家五个子女也全部从事与中医临床、研究相关的职业。

【解说】如今，象征着450年"张一帖"衣钵的祖传末药药罐也交到了第十五代传承人，李济仁次子李梃的手中。

【同期】李济仁次子李梃：现在药罐由我保管，具体加工末药的工作由我来做。

【解说】现在，秉承家训的李梃不仅在家乡挑起了"张一帖"的匾牌行医，还靠自己的力量，在村里开始修建新安国医博物馆，恢复原来的家族祠堂。几年来，他坚持每天带着孩子们外出采药，他说，要像当年父亲培养自己那样，将祖传的医学一代一代传承下去。

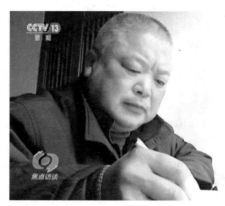

李梃

记者：岁月如梭，"张一帖"已经走过了450余年的历史。望着鹤发童颜的国医李济仁，看着在"世传张一帖诊所"中忙碌的李梃，听着李家小孩稚嫩却认真地背诵草药歌诀，我们仿佛看到了国医家族历久弥新、生生不息的传承。

感谢收看本期的《新华纵横》，再见。

（记者：王艳、周相吉、应坚，编辑：王艳）

李济仁：
新安医学研究奠基人

中国中医药报 2009 年 8 月 5 日

自古名医出江南。安徽省唯一的国医大师不是来自省城，不是来自中医医院，而是来自偏处一隅的皖南医学院弋矶山医院中医科。

李济仁，人如其名，注重立德，以仁心仁术济人济世，他主张立功，倡立"痹痿统一论"等系列学说，在医教研岗位上引领学术发展方向，成为新安医学研究奠基人。他讲究立言，带领家庭乃至一个博士团队，著书立说，传承发展新安医学。

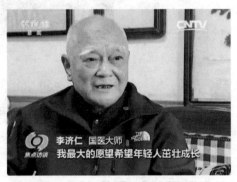

李济仁接受中央电视台《焦点访谈》栏目采访

志存高远，仁心济世：从乡医到全国名医

著名黄梅戏演员严凤英患顽固性失眠 1 年有余，三诊后，严凤英一切正常，从此再也不用安眠药了。

1931 年的寒冬，地处徽州歙县桥亭山凤逸村的贫苦篾匠李荣珠喜得贵子，取名李元善。几十年后，李元善从乡村医生一步步成为新安医学传人，成为全国老中医药专家学术经验继承工作指导老师和国医大师。

7岁时，李元善开始学四书五经。他天资聪颖，乐于思索，奠定了坚实的国学基础。1943年，他遵从"天下之至变者，病也；天下之至精者，医也"的古训，跟随当地名医汪润身学医，3年苦读出师后，他想找名望更高的人拜师学艺，百尺竿头更进一步。

"定潭向有车头寺，半夜叫门一帖传。"山村的夜里，一片漆黑，乡亲们提着灯笼去定潭求张根桂看病的情景，给幼小的李元善留下了深刻印象。张根桂是新安世医"张一帖"第十三代传人。李元善心中萌生念头，"不当医生则罢，当就当这样的名医。"于是，他毛遂自荐拜张根桂为师，并改名李济仁，意为"仁心济世"，以表明自己的志向和决心。

从1949年起，李济仁在歙县小川开业行医。他两度被选派到安徽中医进修学校（安徽中医学院前身）师资班学习，还参与安徽中医学院和附院的筹建工作，并担任内经教研组组长、大基础教研室主任等职。随后在歙县人民医院、安徽中医学院、安徽医科大学附属医院、皖南医学院等单位工作。

多年来，李济仁敏而好学，精勤不倦，在掌握复杂而深厚中医学知识的同时，也积累了大量的临床经验，对一些疑难杂症屡起沉疴。

早在1965年，著名黄梅戏演员严凤英患顽固性失眠1年有余，屡服进口高效安眠药无效。李济仁回忆，当时严凤英眼眶四周青黑凹陷，头昏烦躁，腰膝酸软。李济仁分析，失眠时久，诸治不应，应当从肝论治，以滋肝阴为主，辅以安神。于是，他开出了镇肝益肾、阴阳并调的方子。服7剂后，患者能睡4小时。李济仁按照时间医学，嘱咐患者在午后及晚睡前各服一次，以便药效更好发挥。三诊后，患者一切正常，从此再也不用安眠药了。

1981年的夏季，53岁的黄某手术后高热达41℃，致使头痛、神志不清。医生采用冰敷及抗生素退热，均无效。午夜时分，院长派人请李济仁会诊。李济仁认为患者因暑热交蒸致高热不退，开出解表祛暑、芳香化湿的方药，如香薷饮、加减白虎汤等。服下不久，患者便退烧了。

由于医名远播，疗效显著，来自全国各地及马来西亚、新加坡、欧美等多个国家和地区的慕名求诊者纷至沓来。李济仁也先后获得首批全国老中医药专家学术经验继承工作指导老师、首批享受国务院政府特殊津贴专家等一系列荣誉。

杏林伉俪，风雨同行：从徒弟、女婿到"张一帖"传人

夫妻共同继承"张一帖"家传，先后调入皖南医学院工作，同被遴选为"中国百年百名中医临床家"。几十年来，二人在中医理论与临床的研究上取得了累累硕果。

定潭的"张一帖"源远流长，至今有450余年的历史，传15代，被誉为"新安医学第一家"。"张一帖"远祖可上溯到北宋名医张扩，张扩之后人张杲就是我国现存最早的医学史著作《医说》的作者。张氏还著有《医流论》《伤寒彻要》《秘方奥旨》等书，影响深远。

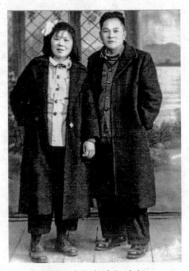

青年时代李济仁夫妇

时光荏苒，世医传给了明代嘉靖年间的张守仁。由于他医术高超，常一剂而愈，始称"张一帖"。他以仁慈为本，对待患者不论贫贱均能悉心治之。特别是冬春流行病高发季节，将药物熬制后放置在茶水中，日夜无偿供应，村民和过路人因此受益。

旧社会，家传技术多传子不传女。张根桂对祖传"末药"加以完善，创春夏秋冬四季不同的加减法，进一步提高了疗效，其以"稳、准、狠"为特点，辨证准、用药精、剂量重，往往一二剂即起疴回春。国学大师吴承仕先生因患痼疾遍访京师名医皆不效，回家乡歙县以后，经张根桂医治而愈，感佩之余，特奉赠一联"术著岐黄三世业，心涵雨露万家春"。然而，张根桂唯一的儿子夭折，次女张舜华便立志学医。她勤学苦练，亲自上山采药，配药尝药，以至诚至孝感动了父亲，多年后悉得家传，成了远

近闻名的"女张一帖"。

作为徒弟,李济仁朝吟夜诵,勤于实践,与小师妹张舜华一起跟师抄方、巡诊,同采药、制药。张根桂看在眼里,喜在心中。李济仁聪慧过人,老实能干,处理疑难杂症很有一套,令老师刮目相看,尤为欣赏。不久便把女儿许配给他,同时把家学也传与他,与张舜华同为"张一帖"的第十四代传人。大概还有这样的君子协定,即未来李济仁的第一个儿子要随母姓张。

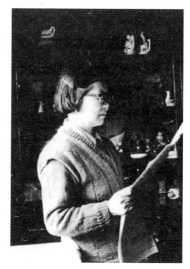

中年张舜华

中华人民共和国成立后,李济仁夫妇二人先后调入皖南医学院工作,夫妻二人不仅在医术上继承"张一帖",还继续着"张一帖"舍医送药的传统。几十年来,他们无论多么繁忙,每年都会定期返回家乡为乡亲们赠医施药。从 20 世纪 80 年代以来,李济仁夫妇还为国内外 1 万余人次的患者提供了"无偿函诊服务"。

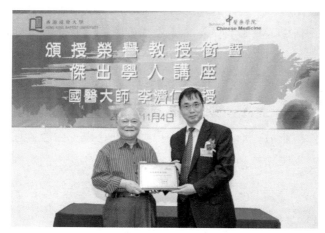

香港浸会大学中医药学院院长吕爱平为李济仁先生授予荣誉教授衔

独创新解，学文并茂：从传统医学到现代科学研究

他注重融会新安医学学术思想及《内经》理论与诊治方法，从临床实践中加以体悟，建新说、立新法、研新方；提出"痹痿统一论"，制定辨治顽痹四法，创立"归芍参芪麦味方"。

"北协和，南弋矶"是过去人们对全国西医院的最好评价。李济仁所在的皖南医学院弋矶山医院，1888 年由美国基督教会创办，迄今已有 120 多年。吴绍青、沈克非、陈翠贞等名医先后任职。在这样一所有名气的西医院搞中医，压力之大可想而知。

"西医出书，中医也出书，西医搞科研，中医一样搞科研。"李济仁凭借不服输的性格，孜孜以求、奋力拼搏，建新说、立新法、研新方。在皖南医学院和弋矶山医院"四大支柱"和"四大名师"中，李济仁名列其中。

李济仁业医 60 余年，在医治外感病、急症等方面，承继"张一帖"心法，以辨证准确为基础和前提，用药猛、择药专、剂量重，往往 1 剂奏效；辨治杂病，则合参新安汪机"培元派"提出的调补气血、固本培元思想，重视培补肾本，辨证灵活机变。如对于进行性肌营养不良症等，李济仁系统提出以补肾法为主，健脾和胃、养血舒筋的方法，治愈数例。

李济仁根据新安医家诊治痹病、痿证的基本特色与规律，临床上既强调鉴别，又强调辨治痹痿同病，提出"痹痿统一论"，制定辨治顽痹四法，即顽痹从虚、从瘀、从痰辨治，痹痿同病则重调肝肾，兼以健脾和胃、养血舒筋。

15 岁王某，四肢痿弱无力，走路如鸭行，经常跌倒。经大医院诊断为"进行性肌营养不良症"，长期服用激素、维生素等无效。患者父母慕名来求治。李济仁检查后，诊断为肝肾两虚型痿证，以《内经》理论与诊治方法融会新安医学学术思想，确立了补肾益肝、舒筋活络的治则。服用一段时间中药后，患者四肢感觉有力。李济仁根据病情连续调方数次，又嘱咐其坚持锻炼，不久，患者病情大有好转，臂力增，腿力强，近如常人。

对于疑难病证，李济仁主张辨证与辨病相结合，熔经方、时方、验方

于一炉。治疗胃病倡导"和、降、温、清、养、消"六法等，并创立了治疗冠心病的"归芎参芪麦味方"、治疗痹病的"清络通痹饮"、治疗慢性肾炎蛋白尿的"固本益肾汤"、治疗乳糜尿的"苦参消浊汤"等效方验方。

李济仁身体力行于新安医著的校注整理工作中，潜心提炼新安医学诊治之特色规律，带领学生成功还原了尘封于历史的 668 位新安医家、400余部新安医籍，并厘清和阐明了新安医学对急、危、难、重病症的诊疗经验和规律，成为研究新安医学的奠基人。

他独著、主编《济仁医录》《痹证通论》《大医精要——新安医学研究》等学术著作 14 部，发表论文 112 篇，中国工程院院士董建华教授评价其"独创新解，学术并茂，发前人之奥妙，作医津之宝筏"。

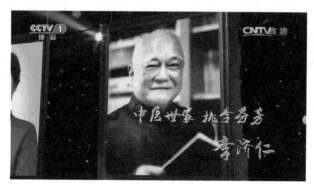

中央电视台 2016 年度中国"最美医生"：李济仁

不囿家规，培养后学：从名医世家到博士团队

老两口与 5 个子女构成名医世家家族链；突破家传囿规，培养指导了一批研究生作为"张一帖"世医传承人，其中研究生 22 名，高级学徒 2名，形成一个博士团队。

家族链传承方式是新安医学的显著特征，"张一帖"世医就是其中的典型代表。其第十四代传人李济仁家里，老两口与 5 个子女构成名医世家的家族链；两人突破家传囿规，培养指导了一批研究生，形成一个博士团队。

长子张其成是北京中医药大学教授，博士研究生导师，著名国学专家，传统文化的传播者；二女李艳，现为皖南医学院副教授、硕士研究生导师，弋矶山医院中医科副主任；三子李梃大学毕业后在当地经营诊所，继续"张一帖"家传，以实际行动诠释着"医在民间"的价值理念；四子李标是中国科学院博士，德国洪堡学者，目前在美国工作，担任主任工程师，侧重于生物材料学研究，开展生物医药和中医药学探索研究；幼子李梢是北京中医药大学中医内科学博士，师从王永炎院士和李衍达院士，现为清华大学副教授、博士研究生导师，他以中医"证"为突破口，开辟"中医药生物信息学""系统生物学与中医药现代化"研究方向，受到学界极大关注。"兄弟三博导，两代七教授"，"张一帖"不再是一枝单传，而是满堂芳菲。

张其成回忆，小时候，父亲常常告诫他们，"发愤读书终有益，飘摇游戏总无功"，并鼓励和支持孩子自由探索未知。父亲曾在中医院、综合医院及中医学院和医学院工作，眼界开阔，胸襟豁达，对中医与西医相互补充、共同发展有独特见解，还鼓励儿子用现代方式来传承和研究中医，希望在传统与现代之间找到平衡和突破口。这些对孩子以后的志向兴趣影响很大。5 位子女分别从文化、临床、科研的角度，传承光大祖国医学，并从定潭小镇走向全国乃至世界。

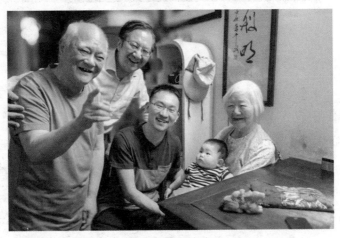

四世同堂乐陶陶

弟子全小林，现为中国中医科学院广安门医院副院长、博士研究生导师，是糖尿病专家；弟子孙世发，现为南京中医药大学研究员、博士研究生导师，是方剂学专家；弟子胡剑北，现为皖南医学院科研处长，硕士研究生导师，专攻"中医形体医理学"；弟子朱长刚，现为中国人民解放军总医院博士后，对中医"治未病"理论有独到见解。

以和处世，快乐人生：从"三高"患者到健康老人

不惑之年血脂高，天命之年血压高，耳顺之年血糖高，益寿延年有高招——手舞足蹈令五脏安和，珍藏字画享其中趣味，亲近自然览山川胜迹。

年近八旬的李济仁鹤发童颜，笑容可掬，待人亲和。看他神采奕奕、思维敏捷，很难把这位健康老人和"三高"联系起来。然而，李济仁却笑称："不惑之年血脂高，天命之年血压高，耳顺之年血糖高，益寿延年有高招。"

手舞足蹈令五脏安和是第一招。长期以来，李济仁为保持健康的体魄、旺盛的精力，自己揣摩总结出一套运动五脏养生保健法，即"养心、调肝、理肺、健脾、补肾"。此外，他认为，还要注意六腑养生。平时多吃一些粗纤维食物以刺激肠蠕动，养成定时排便的习惯。只有五脏六腑功能正常，机体才能处于"阴平阳秘"的健康状态。

珍藏字画享个中趣味是第二招。李济仁喜爱收藏字画，乐此不疲。在他家中的墙壁上，悬挂着各种名人字画，各具特色。其中启功先生的书法非常抢眼，"神存于心手之间"是对李济仁人品和业医的形象描述。繁忙工作之余，李济仁端一杯清茶，小憩于红木椅上，一一欣赏细品。他说："收藏字画是一种高雅的文化活动，既能增长文化知识和品味，又能怡情养性，延年益寿。"

亲近自然览山川名胜是第三招。李济仁就是位精研岐黄笔耕不辍，而又亲近自然、酷爱旅游的智者。他不但踏遍家乡的青山绿水，足迹遍布大江南北、长城内外，还远赴东南亚和欧美澳非等国旅游。著名书法家葛介屏先生特作对联相赠，"登五岳名山足迹园林继宏祖，精岐黄鉴古手披图

籍踵青莲"。

在李济仁居住的医苑小区，林木荫翳，绿荫如盖。在这样优美的环境里，李济仁晨起听鸟鸣，江畔听涛声，"江声画韵伴医书"，实为一大乐事。

"天时不如地利，地利不如人和。"其实，李济仁的最大养生秘诀是"和"，处世平和，待人随和，为人谦和。

"未敢抱经国治世之宏愿，但常怀拯疾济赢之仁心。"闻知自己荣获全国首届国医大师称号时，李济仁感恩之情溢于言表：稽首党恩施甘露，深心仇兆沐霞阳；愿将仁术化"一帖"，普济苍生永安康。如今80高龄的李济仁以矫健的步伐，在承续新安医学千年血脉的同时，也谱写自己的灿烂人生。

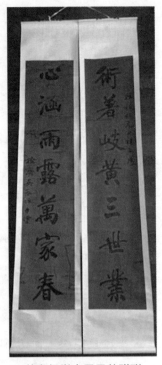

著名经学家吴承仕赠联

著名书画家亚明题词

（周颖／文）

千古不绝血脉情

——李济仁·"张一帖"家族

中国中医药报 2009 年 2 月 2 日

说起中医，人们普遍对这种祖传的家族医学怀有一种特殊的敬意和期盼，曾有"医不三代，不服其药"的说法。但现在，这样的家学恐怕很难寻到了。安徽"张一帖"作为新安医学历史最悠久、当代影响力最大的家族之一，传承至今已 450 年之久、15 代之续。记者在拜访其传承人李济仁先生的路上，一直在想，既然是宗传，"张一帖"现在的传人怎么姓李呢？

世传张一帖：心涵雨露万家春

得"张一帖"之名的是明嘉靖年间张守仁先生。据传张守仁为宋代名医张扩后裔，张扩后人张杲所著《医说》是我国现存最早的医史传记著作。

据史料介绍，守仁公曾有机缘得到一位扮为乞丐的"异人"亲授医技秘方。他在家学基础上，精研《内经》与仲景之作，结合"异人"所授之术，历 30 余年，研制一种粉状"末药"，由 18 味药组成，号"十八罗汉"。因对诸多疑难重症、杂病往往一帖即愈，效如桴鼓，加上常夏施药茶、冬施姜汤，四方民众誉之为"张一帖"。

清末，"张一帖"第十三代传人张根桂对祖传"末药"加以完善，创春夏秋冬四季加减法，进一步提高了疗效。按照家规，医道传男不传女，但张根桂膝下独子突遭变故夭折。根桂公的次女张舜华从小立志医术，开始时只能偷偷观摩，用心记忆，并亲自上山采药，配药尝药，终以其至诚、至勤、至孝感动了父亲，遂悉得家传，很快成了远近闻名的"女大夫"。同时，张根桂的徒弟李济仁因屡起大症重候，颇得根桂公嘉赏。后李济仁、张舜华二人结为伉俪，共同成为第十四代传承人。新婚大礼上，二人也承诺，按照家规，第一个儿子随母姓张。

中华人民共和国成立后，夫妇二人先后调入安徽中医学院、皖南医学院工作，曾被遴选为首批全国老中医药专家学术经验继承工作指导老师和中国百年百名中医临床家。

杏林佳侣：承枢转合　家术韶光依然灿烂

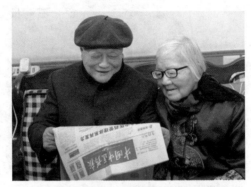

李济仁张舜华夫妇

"张一帖内科"确有独到之处，与传统的江南学派用药轻灵不同，它剂大力专，辨证准而用药猛，其风格像武功中的一招制胜，并且注重择时服药。

"张一帖内科"另一个特点是注重脾胃。李济仁告诉记者，对于患者，首先要调理脾胃，脾胃开了再进药，效果就更神速，这也是"张一帖"能迅速起效的重要原因。

"张一帖内科"还善用金石药、虫类药，常辅以新安地道药材，制药方法有很多独特之处，这与现代机械化大规模制药生产很不一样。

夫妇二人将这些宝贵的经验全力继承，李济仁认为，"有些验方听起来的确不可思议，但常年使用、效果确实的验方，还是值得采纳的。"但尤为可贵的是，二人没有仅凭祖上传下来的几张验方坐吃家底，维持生计，而是积极深造，反复钻研中医经典，并在秉承家学理念的同时，针对现代疾病予以改进。故李济仁用药特点是融新安验方与经方、时方于一炉，摸索创立了疗效确切的系列经验方，对痹病、痿病、肿瘤、肾病、脾胃病等的治疗均有独到之处。其重视择时服药，均来自于实践，不是机械地靠天干地支来配属决定。

不仅是医术上的继承，夫妻二人还传承着"张一帖"舍医送药的传统。"张一帖"祖上每逢冬春流行病高发的季节，都会在村口置一巨型大缸，将预防的药物熬制后，日夜免费发放。至今皖南民间尚流传着"定潭向有车头寺，半夜敲门一帖传"，就是形容当时病患自四方云集于定潭张门的景象。几十年来，李济仁夫妇无论多么繁忙，每年都会定期返回家乡一段时间，很多乡亲也都在等着他们的赠医施药。

现在近 80 高龄的李济仁，每年冬夏仍回家乡义诊，"多少年了，都习惯了"。

作为新安医学研究领域的奠基人之一，李济仁潜心提炼新安医家诊治特色，首次将历代新安名医及其著述进行考证疏理，并捐出传本极少的新安医著《神灸经纶》，交由出版社出版。经多年努力，他带着学生们成功"还原"已尘封于历史的 668 位新安医家、400 余部新安医籍，并厘清其针对急、危、难、重病证的富有特色的诊疗经验。

芳菲满堂：千古不绝血脉情

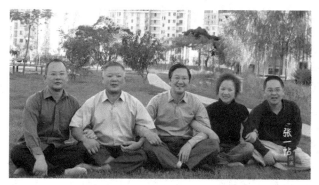

李济仁、张舜华的五个子女

李济仁向记者表示，作为炎黄子孙，家族观念仍是很重的，他希望"张一帖"按照家族链的方式代代相传。在五个子女中，长子张其成幼时跟道士接触较多，对传统文化的兴趣胜过临床。老二是女儿。于是综合考虑，三子比较适合当接班人。他为此专门召集子女召开家庭会议，决定让三子李梃留在家乡，并要求他按照祖上的那种传承方式原汁原味地传承。三子李梃经过思想斗争，谢绝了上海、杭州等大城市的邀请，放弃了很多发展机会，一心一意留在了歙县定潭，过着质朴的乡医生活：草药是自己上山采的，药丸是自己做的，要不了几个钱，三五钱即可，患者没有钱拿点蔬菜给也行，不给钱也行。

20世纪50年代末，国家倡导积极献方献宝，"张一帖"家族首当其冲，李济仁夫妇确实也献方了，但是没有献出剂量、制法和四时加减的药物，因为只有成为正式的传人后才能明告，这是祖训，不能破了规矩。

当然，注重传统的李济仁也是非常有心胸的："新安医学需要更多的人来传承。"在现代教育高度发达的今天，家族制教育已不是主流，"张一帖"再也不是家族的专利，但文化传承却是永恒的，一定要让它发扬光大，让更多的人享有这种民族遗产的权利。

他还不囿家族师门，对五个孩子均不再保密，并鼓励最小的两个儿子用现代的方式来传承和研究中医，希望在传统与现代之间找到平衡和突破口。李济仁还公布了自己的六张验方，并培养了一批优秀的学生。

如今，这对医林佳侣相顾已白发，但欣慰的是五个子女个个成才：长子张其成现为北京中医药大学教授，主要从事中医文化与易学的研究，已是颇有影响的国学专家；次女李艳，现为皖南医学院弋矶山医院中医科副主任、学术带头人；三子李梃承继祖业，为"世传张一帖诊所"所长；四子李标博士现在美国从事生物医药与材料科学工作；五子李梢为清华大学生物信息学研究部副主任，"中医药系统生物信息学"学术带头人。子女们分别从文化、临床、科研的角度对祖国医学加以传承和发扬。"张一帖"也不再是一枝单传，而是满堂芳菲，遍地花开。

正如幼子李梢所言，徽州文化最重要的理念就是传承。身上流淌着这样家族的血液，就自有一种责任感，家族十几代传承中，也有这样那样的困难和变化，但不管社会怎样变化、历史怎样发展，都一定要让家学延绵不断，千古流传。

采访手记

就在记者停笔之际，欣闻"张一帖内科"已成功申报安徽省非物质文化遗产。在祝贺之余，也有很多启示：

◆ 家传总给人很高明的感觉，古代将医术作为生存和立世的手艺，总要有一两个高招才能站住脚，尤其是历代前辈的心得代代填充，应是经得起实践考验的。

好的东西才会传下来，这种看家的手艺再怎么不告诉外人，总要留给自己的传人。同时，在竞争之中，为了保持权威性，加之中医专利不好操作和不易保密的特性，这种家学是不会轻易公开的，直至今日也是如此，这更增加了家传的神秘色彩。李济仁难能可贵，将验方公之于众，足见其襟胸。

◆ 家族传承可能是最大限度保持传统医学原貌的方式，为此李梃放弃机会，在现代社会于乡间诠释着"医在民间"的价值理念，值得敬仰。同样可贵的是，张家没有固守一方，只停留在相对原始层面上的传承，而是从文化、现代临床、现代科研等各种角度传承扩大，使"张一帖内科"没有在现代文明的冲击中日渐萎缩，而是从定潭小镇走向全国，乃至世界。

◆ 家承师传与院校教育确有很大不同，院校教育是一种开放的学习方式，获得的知识是多方面的，比较适合现代社会。家承师传的方式是小规模的，现在已不多见，师徒之间也是互相选择的，也靠缘分，且感情很深。但不管是什么样的出身、什么样的学习方式，最关键的还在于用心不用心。这是李济仁先生对中医后学的忠告。

（常宇 / 文）

从名医世家到博士团队
——记一个渊源于宋朝的新安名医世家及其传人

中国中医药报 2007 年 3 月 3 日

中国古代教育制度形式主要是家传和师徒关系，几千年来，不同时代、不同地域，可以称得上文化世家的有许许多多，文化的传承与发展，人才的培养与成长，往往离不开家庭、家族的影响。所以说，家庭、家族作为文化载体的意义，是历史的客观存在。他们人非一人，代非一代，彼此相互影响，涉及范围广，时间跨度长。从世家入手探讨传承文化，尤其是对那些对文化发展做出过重要贡献或在家学传承上有典型表现的家族进行考察，有助于了解其所处时代的学术风气和文化时尚及变迁发展。始于宋，盛于明清，影响了上千年之久的新安医学，正是得益于家族传承而绵延不绝的。

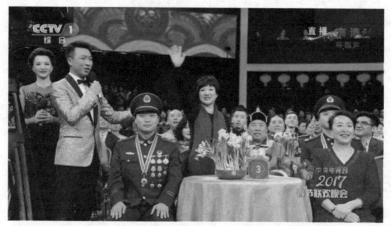

李艳作为家族代表出席 2017 年中央电视台春节联欢晚会节目现场

然而，家族传承毕竟是中国古代社会的主要教育形式，在多元教育形式高度发达的今天，家族制教育已不是主流形式，但是文化传承却是永恒的。本文要介绍的是一个源远流长的家族世医，但现今其传承形式早已超越了家族圃规，形成了兼收时代信息知识、寻求继承与创新的中医学术界的一支庞大的中坚团体力量。

远承宋朝张世医，定潭一帖代代传

新安张姓是唐末宋初时迁入徽州的大姓之一。迁徽的张族，最先大多集中于州府、县城及周边村镇，以后子孙向四方辐射。据载，歙县张姓人公认汉留侯张良为远代始祖，其迁歙始祖张彻是唐高宗宰相张文瓘的九世孙，张彻之曾祖张正则曾担任歙县县令。唐禧宗时，张彻与父亲张保望避黄巢起义之乱，迁徙至歙县篁墩，三年后改迁至婺源星源甲道定居。到其五世玄孙"延"字辈时竟有76兄弟，开始分迁内外郡邑。传至歙县的是甲道幕山派延嘏公的后裔，彻公的十世孙张汝舟，因始迁满田（今属森村乡），故称"满田张"，再由满田迁往歙县各地繁衍，村庄至今达50余个。

所以说，宋以后歙县张姓皆为"满田张"。"满田张"在北宋嘉祐、崇宁年间就出了一个名医张扩（1056—1104），字子充，号承务。据史料载，因受族中名医的影响，张扩少时即留意医术，曾从湖北名医庞安时学习，当时从学者有60余人，庞独喜张扩。后听说蜀人王朴精脉，又赴川地从王学得真传，回乡行医名气日盛，医技高超，名噪江浙及京城洛阳，尤以疗治伤寒见长。另据《徽州府志》等载：张扩"明太素，出范忠宣之门"，曾师事于范忠宣，范忠宣（纯仁）为北宋著名政治家范仲淹（989—1052）之子，"不为良相，即为良医"的名言即出自范氏。深厚的学术渊源和文化底蕴，为张扩形成良好的医德医风及高超的医技打下了基础。当时张扩因治好了户部郎中黄漠父子二人的疾病，黄甚佩服，曾作诗赞扩，诗句中有颂扬张扩治学精神的，"夜半常谈内外经，飘风骤雨迅雷霆"；有赞叹其精湛医技的，"放指测人无遁形，三尸九虫潜震惊"；有述其医名影响的，"当时将相乃公卿，邀至在门倒屣迎"等，反映了张扩在当时的影响。张扩之弟张挥（字子发）从其习医，张挥又传其子张彦仁，张彦仁传子张杲

（字季明，1155—1225），形成了目前已知的最早的新安家族链世医。张杲所著《医说》是现存最早的新安医著，也是我国现存最早的医史传记著作，更是第一部流传至朝鲜、日本的新安医学著作。除《医说》外，张杲尚著有《秘方奥旨》一书，专门搜集古代禁方秘方，内容十分丰富，不仅对张氏家族世医的发展，更在新安医学史上乃至在整个中医学术史上都产生了深远的影响。

伴随着良好的家风，"满田张"子孙繁衍于歙县各地，历代也出过一些名医，如明代迁往浙江兰溪的张柏，明末迁往杭州的张遂辰，清代迁歙县绍村的张思教、张子襄、张节等，而影响最大者当数离歙县县城不远的定潭村"张一帖"世医。据《歙县定潭村史》介绍，定潭村是"满田张"后裔。元末第五十世祖张巨宝，生有四子，长子常德，居歙县定潭，为定潭张姓始祖；次子宗德，居歙县绍村；三子敬德，顺新安江而下居浙江绍兴；四子玄德，顺新安江而下居浙江遂安。有文献可考知"张一帖"之名起于明代嘉靖年间始，历明、清、民国至今，计450余年。至今定潭仍有"世传张一帖诊所"普济世人。而周边民间至今广为流传的"赶定潭"一语，形容病患自四方云集定潭张门的景象，道出了450余年来新安名医"张一帖"昌盛不衰之景况。

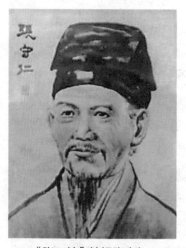

"张一帖"始祖张守仁

得"张一帖"之名的始祖是明代张守仁（1550—1598），字立仁。为人淳厚，善济贫寒，明嘉靖年间以医术鸣世。张氏之父亦以医为业，然名不甚广。立仁幼时随父习医，后由其父遣与各地名医游学，其间《黄帝内经》《伤寒论》《金匮要略》等10余部医籍不离左右，得暇即沉浸其中，医术日有进境。

据史料介绍，立仁曾有机缘得到一位扮为乞丐的异人亲授医技秘方（今歙县定潭世传张一帖诊所依然保留着据传为异人所赠的"末药龛"和"仙人拐"），由此医技大进，竟可以"神奇目之"。守仁以异人所授之术为本，穷究医理，博采良方，精勤不倦，历30余年之证验，终研究出一粉状药剂——"末药"，此药由18味组成，号"十八罗汉"，有疏风散寒、理气和营、健胃宽中、渗湿利水之神效，尤适于医治劳力伤寒、肠胃疾病等。并因守仁公对诸多内科疑难重症、杂病亦效如桴鼓，治验良多，故其时广受嘉惠的四方民众始誉之为"张一帖"，意为疑难病症，得张氏验方一帖（一剂）即瘳，"张一帖"由此而名震四方。

张家自此代代专攻医道，医技心法口授心师，祖传"末药"及其他效验良方也随之代代相传。据其家谱及相关史料介绍，定潭村张姓排辈是：士、良、国、立、以、元、光、大、世、文、承、启、志、昌、安、祥、吉、兆、帮、荣、永、忠、绍、孝、友、万、年、芳。"张一帖"自张守仁（字立仁）起是"立"字辈的，从明代至清末，依次家传十多代名医，他们是：张凤诏（以挥）、张赓虞（元良）、张康荣（光复）、张灵汉（大继）、张锡（世苕）、张进德（文著）、张魁寿（承怀）、张觉之（启铨）、张秋林（志谓）、张春太（昌佩）、张景余（安全）、张根桂（祥森）。这些名医另有文介绍，这里不再赘述。著名经学家吴承仕先生之痼疾经张根桂治愈后，对"张一帖"之高超医技、卓然德术感念殊殷，曾书联相赠："术著岐黄三世业，心涵雨露万家春"。

张家世医著有《药典》《张氏医综》等书，以及诸多临床验案、心得体会等资料，然囿于家规，有些未得刊行，后在特殊时期众书稿有所损毁。

孝女感父承家传，济仁桃李满天下

张舜华（1935—），主任医师，根桂公之次女。舜华少时笃志行医济世，然张氏医术皆为传子不传女。根桂公因膝下唯一的子嗣夭折，常叹无后，郁郁寡欢。舜华不馁，终以其一贯之至诚、至孝、精

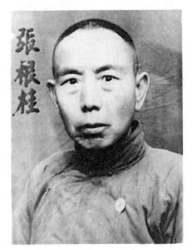

"张一帖"第十三代传承人张根桂

勤、聪慧感动乃父，当地民众以"孝女香"形容舜华之感人精神。多年后遂悉得家传精髓。其间舜华黎明即起，出诊遍及山川；日落而归，病客四方来迎。历50余载，自学精研《内经》《伤寒》《金匮》《本草》等经典医籍，实践与理论互作阐发，渐能不为家学所拘，医技弥精。她在家学的基础上，主张针药并施，针灸应其急，药物治其本。对湿温伤寒证注重健脾宣渗，以冀脾健湿运，邪势得解；对虚寒证每以大剂桂附以壮阳，继则调治气血津液。对癫狂、脾胃病、妇科病等的医治亦独树一帜。1958年，她曾将祖传秘方之一无偿献出，以期造福更多民众，此举受到安徽省卫生厅、《安徽日报》等政府、新闻部门的高度重视与表彰。20世纪80年代初，张舜华调至皖南医学院弋矶山医院工作，当时数省、县之民众自发相送，依依惜别，殷殷盼归。张舜华先生由于医技高超，多受嘉奖。

李济仁（1931—2021），教授、主任医师，原名李元善，歙县小川桥亭山人。少时业儒，后从"天下之至变者，病也；天下之至精者，医也"之古训，立志于以医道济人济世。1943—1948年，他从儒入医，师从新安名医汪润身、张根桂等，并临证随诊，为当地医界之青年翘楚，屡起大症重候，颇得根桂公嘉赏。后与根桂公之女舜华结为伉俪，共同继承"张一帖"家传。根桂公初予教引，渐而切磋，再而结翁婿之谊。在继承家传的同时，对于《内经》这部集医学、哲学、天文、地理、数学、气象、社会学之大成的巨著，济仁先生浸淫其中数十载，已谙熟于胸。同时，以《内经》为宗，溯其源流，淹贯百家，理论与临证互作阐发，从而在中医理论与临床的研究上取得了累累硕果。如确立了中医医学地理学、中医时间医学、中医体质学、医疗气象学等新的学术体系，对养生学、五体痹病、五脏痿病等也有专题研究。先生主持的科研项目

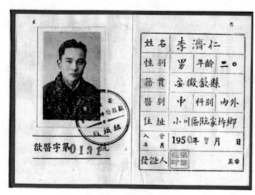

青年李济仁医师证

"新安医家治疗急危难重病症经验的研究"获 2000 年安徽省高校科技进步二等奖、安徽省科学技术三等奖；"新安名医考证研究"获 1994 年安徽省高校科技进步二等奖、1997 年安徽省自然科学三等奖；"中医时间医学系统理论与应用研究"获 1994 年安徽省科学技术进步三等奖；"名老中医治疗肿瘤经验和理论研究"获 1997 年安徽省科技成果奖。

先生对于中医药学术、临床及科学研究，孜孜以求，经年不辍。所谓立德、立功、立言，凡有所悟、所想、所得，先生均述诸笔端。50 余年来聚沙成塔，为祖国的医学事业奉上了 12 部各有创获的学术专著，并在《中医杂志》及其英文版、日本《汉方临床》等学术刊物发表论文百余篇。20 世纪 50 年代末，李济仁教授参与安徽中医学院的筹建工作，20 世纪 70 年代初调入皖南医学院工作，1978 年晋升为副教授，并开始招收硕士研究生；1985 年晋升为教授、主任医师。为首批具有硕士学位授予权的硕士研究生导师、首批"全国 500 名老中医"、中国中医风湿病学"五老"之一、安徽省中医药学会副理事长、安徽省新安医学会名誉会长等。1991 年享受国务院政府特殊津贴。从乡村医生到全国知名中医专家、教授，济仁先生的成长历程，是伴随着中医药事业的春天同行的。

李济仁夫妇的一生都献给了中医事业，并同被遴选为"中国百年百名中医临床家"，可谓现代杏林佳话。他们现已退休，育有四子一女，皆传承"张一帖"之家学，尤其是四子中有三位博士，已成为美谈。更值得一提的是，作为高等院校的教授和主任医师，为了中医药事业的明天，济仁夫妇以宽广的胸怀，高瞻远瞩的视野，突破家传围规，同时培养指导了大批的研究生，弟子多达 30 余人，桃李满天下。可喜的是，其后人及弟子们在济仁夫妇言传身教的影响下，个个不断进取，

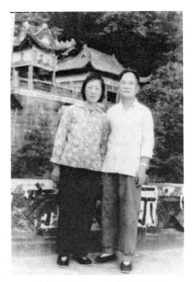

中年李济仁、张舜华夫妇

活跃在各自的工作岗位上，并形成了以张其成、李标、李梢、仝小林、孙世发等为核心的一个充满活力的博士群体，让"张一帖"世医后继有人，让中医药事业后继有人。同时，这个博士群体中的不少成员已成为博士研究生导师，又将代代传承下去，愈加繁盛。

博士团队显风流，继承创新在今朝

中医哲学与国学管理的开创者——张其成博士研究生导师

张其成，原名张其桄，李济仁夫妇长子。著名易学家，中医哲学家。1988年毕业于北京中医学院，获医学硕士学位，1997年毕业于北京大学，获哲学博士学位，1999年北京中医药大学内经博士后出站。现为北京中医药大学教授、博士研究生导师，北京易和书院院长，中国自然辩证法研究会易学与科学专业委员会理事长，国际易学联合会理事兼培训部主任。张其成是全国中医哲学学科创建人与学科带头人，是第一位中医哲学（中医文化学）专业博士研究生导师，主编第一部国家级规划教材《中医哲学基础》，出版《易学与中医》等多部专著，主编我国第一部《易学大辞典》和《易经应用大百科》，出版易学专著6部。发表了我国第一篇被SSCI收录的中医养生文化论文，在中医与国学的研究方面取得重要成果。张其成在国内首次提出了"国学管理"的概念，是周易心智管理模式的创建人。他通晓易理易术，以"易"融贯儒、释、道、医。他研发的"修心开智管理系统""知变应变决策系统""五行识人用人系统"合理简单，行之有效。

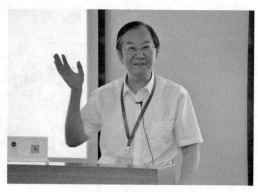

张其成

从物理学探索生物医药的旅美学者——李标博士

李标，李济仁夫妇三子，中国科学院博士，德国洪堡学者。1985年考入四川大学物理系，毕业后免试攻读中国科学院半导体所、四川大学的硕士生，1992年攻读中国科学院上海技术物理研究所红外物理国家重点实验室的博士学位，师从著名物理学家汤定元院士。28岁时破格晋升为副研究员。然后作为高级访问学者赴香港科技大学，从事微电子机械系统领域的研究。1999年在美国MEMS 99会议上做口头报告。同年被遴选为德国洪堡学者，赴德国慕尼黑工业大学及奔驰汽车公司工作，2000年受德国总统的接见。李标在中国科学院上海技术物理研究所工作期间，承担国家级、省部级课题6项，获中科院自然科学奖二等奖、三等奖各一次；在国际学术会议上做口头报告数次；在国际性刊物发表论文60余篇，据2000年统计，其SCI论文引用率在中国科学院系统列第六位。1996年被聘为 *Journal of Applied Physics*、*Applied Physics Letters* 杂志的审稿人，1997年任《红外与毫米波学报》的编委。2001年，李标赴美国纽约州立大学工作，现在美国法朗霍夫公司（Fraunhofer USA）任项目负责人，负责研究课题5项。曾获美国陆军研究中心研究奖、夫朗霍夫特殊研究发展奖、波士顿大学技术发展奖、洪堡研究奖、中国科学院自然科学奖等。目前从其研究领域与生物医药、中医药进行了创新的探索研究。

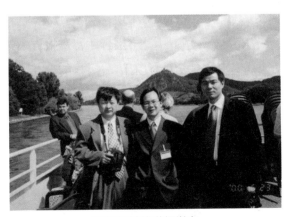

李标与其他洪堡学者

中医药生物信息学的开拓研究者——李梢博士

李梢，李济仁夫妇幼子。北京中医药大学中医学专业毕业后攻读父亲的硕士学位，随诊三载，承继家学；1998年攻读北京中医药大学中医内科学博士学位，师从王永炎院士。2001年9月，进入清华大学自动化系"控制科学与工程"博士后流动站，从事生物信息学与中医药现代化的交叉学科研究，合作导师为李衍达院士。李梢现为清华大学生物信息学研究所副教授，清华信息科学与技术国家实验室生物信息研究部副主任。兼任国家自然科学基金评议专家、国家高技术研究发展计划（863计划）专家库专家、教育部高校科学技术奖评审专家、北京中医药大学中医基础国家重点学科特聘专家等职。开辟的"中医药生物信息学，系统生物学与中医药现代化"研究方向受到学界关注。目前承担863计划项目、国家自然科学基金项目、教育部重点项目、高等学校全国优秀博士学位论文作者专项资金

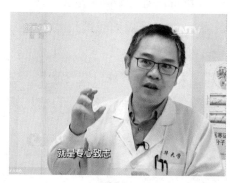

李梢

项目等。2004年任国际生物信息与中医药学术大会副主席，2005年参加国家中医药现代化科技发展战略研究。发表论文50余篇，其中SCI收录论文10余篇，出版医学专著3部。曾获国家科学技术进步二等奖及省部级科学技术奖4项；在香山科学会议等进行专题报告、特邀报告10余次。

国内知名糖尿病专家——仝小林院士

仝小林，李济仁教授的硕士研究生，后取得南京中医药大学内科博士学位，2019年当选中国科学院院士。现为中国中医科学院广安门医院中医内分泌副院长，北京中医药大学教授、博士研究生导师，北京大学医学部教授，中华中医药学会糖尿病分会主任委员、中华中医药学会博士学术研究分会主任委员。截至2019年11月，已培养硕士、博士、博士后达133人。多年来一直致力于胰岛素抵抗的中医药作用机制研究、代谢综合征的

中医临床研究、糖尿病微血管并发症的防治研究。主持的国家级科研有激素对大鼠糖耐量的影响机制及中药的干预作用（科技部课题）、水蛭对糖尿病大鼠微血管并发症的干预作用及机理研究（国家自然科学基金课题）、代谢综合征的临床研究（北京市科学技术委员会首发基金课题）、胰岛

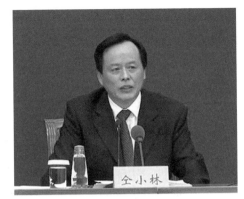

仝小林

素抵抗早期与血管内皮功能紊乱的关系以及中药的防治研究（国家中医药管理局课题）等。已发表论文 150 余篇，著作 7 部。

国内知名方剂学专家——孙世发博士研究生导师

孙世发，李济仁教授的硕士研究生。现为南京中医药大学研究员、博士研究生导师，江苏省有突出贡献中青年专家，国家中医药管理局重点学科方剂学学科带头人，新加坡中医学院客座教授。孙世发研究员长期从事中医理论研究和临床工作，特别在方剂理论和方剂文献信息应用方面取得了一定的成绩。在 20 世纪 80 年代中期提出了"同证异治"的重要学术观点，随后以此观点为核心，发表了诸如《"因人制宜"与体质学辨析》《因人制宜的组方遣药思路》《因人制宜学术思想探讨》等相关论文，系统阐述了自己对这一观点的认识；在认真考证的基础上，对《方剂学》教材中多处方剂来源及方名提出了新的认识；通过对古今方剂文献的广泛深入研究，归纳总结出 6 种方剂命名规律，并指出加强方剂规范命名的必要性；通过对《黄帝内经》有关制方思想的研究，提出其"君、臣、佐、使"论述并非制方原则，原书无 13 方，更

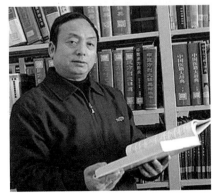

孙世发

无以君臣佐使配伍之典范。

主编《老年病方药精华》《世界传统医学方剂学》《名方配伍分析及应用》等方剂学专著，副主编《中医方剂大辞典》等，参编相关著作近20部。发表《〈内经〉方及君臣佐使别论》等学术论文约30篇。多年来，参加和主持多项重要课题，并取得了相应成果。作为主要人员参加了第一批重点中医古籍《诸病源候论校注》的整理研究、《中医方剂大辞典》的编撰，获国家中医药管理局中医药基础研究奖一等奖2项、国家科技部科技进步奖三等奖。最近主持完成的江苏省科技厅自然科学基金项目"中医方剂编码及文献数据库研究"通过了鉴定，其成果处于国内领先水平。目前主要从事"中药复方治疗精神障碍类难治病证的信息研究"各方剂文献信息检索系统的研究。

"中医形体医理学"体系构建者——胡剑北教授

胡剑北，李济仁教授的硕士研究生，后取得北京中医药大学论文博士学位。现为皖南医学院科研处处长，安徽省跨世纪学术和技术带头人、北京市科学技术带头人后备人选，享受国务院政府特殊津贴。曾主持与参加国家攀登计划、国家自然科学基金、省重点攻关科研项目12项。出版《中医时间医学》《中医时间治疗学应用全书》等专著12部，发表学术论文62篇。为我国较早开展中医时间医学研究的学者之一。多年来致力于中医理论的形体基础研究，突破性地提出了"中医形体医理学"理论体系，力求在保持中医基本特色的同时，立足科学，大胆创新，古今结合，并实践于临床，正受到中医界的极大关注。

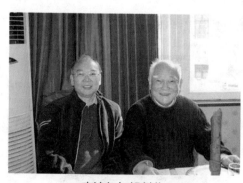

李济仁与胡剑北

民营中医药现代科研机构创办者——朱长刚博士

朱长刚，李济仁教授的硕士研究生，后取得南京中医药大学养生康复专业博士学位。长期从事中医基础理论的探讨研究与中医药产业化的创新实践，首创安徽省第一家民营中医药研究机构——安徽现代中医药研究所，办所方针为坚持中医药现代方向，致力临床科研创新突破。研究所创办了2所附属医院，现有职工100余人，其中高级职称18人，博士

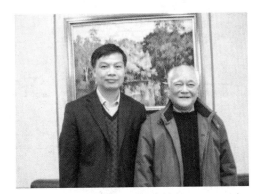

朱长刚和导师李济仁

研究生2人，开设病床80张，临床研究以中西医结合治疗肿瘤为突破口，探讨疑难病的中医药综合干预疗法，以研究所科研创新为主体，两所附属医院医疗实践为翅膀，一体两翼，探索性地走一条中医药科研与临床相结合的发展之路。已主编或参编专著4部，发表论文30余篇。

（牛淑平／文）

李济仁
——术著岐黄　济世仁术

新华网《人民的医生——我从医这 70 年》2019 年 12 月 19 日

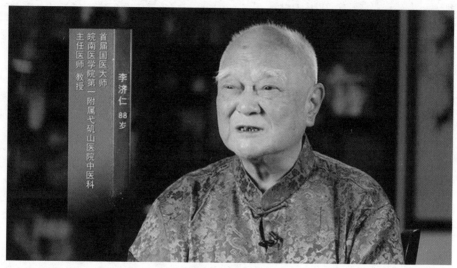

李济仁接受采访

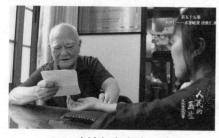

李济仁在出诊

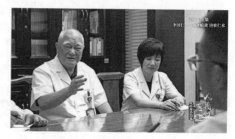

李济仁

【解说】今天李济仁的家中格外热闹，从外地回到家中看望老人的五儿子李梢，陪同两位老人一起为前来问诊的患者看病，只要有闲暇时间，李济仁的子女总是跟随在父母身边继续学习，老人望闻问切，儿女记录抄方。

李济仁："在我们安徽省来讲，家族链有的是祖传的，有的是跟师学习的，像我家到现在有十六代了。"

【解说】从医七十载拯疾济羸，李济仁以仁心仁术济人济世为铭，诠释大医精诚要义，厚德中和，言传身教，成就国医世家。深耕新安医学遗产，两代七教授兄弟三博导，演绎现代杏林人生。

【解说】1931年李济仁7岁时，开始学四书五经，因为天资聪颖，他顺利考上了中学。但没想到的是，才读了1年中学的李济仁却生了一场大病，彻底改变了他的一生。

李济仁："我上中学的时候打摆子，病了1个多月，1个多月以后我身体就非常差了，不能继续到学校里去学习。一方面是旧社会缺医少药，另一方面就是我自己生病打摆子痛苦得不得了，这使我深深地体会到必须要学医。"

【解说】社会的苦难，亲人的离世，深深刺痛了当时还是孩童的李济仁，大病初愈，他下定决心弃文从医。

李济仁："我一开始在歙县深渡汪润身那里学，作为一个中医医生，必须要将《汤头歌诀》《药性赋》《黄帝内经》《伤寒杂病论》《金匮要略》《温病条辨》《神农本草经》这些书都背得滚瓜烂熟，我就天天躲到庙里去背书，我认为必须精益求精，转益多师是汝师，我必须要一心一意地想拜入张根桂的门下，再去继续深造。"

【解说】张根桂是当地有名的"张一帖"世家传人。"张一帖"世医根基于歙县定潭，从明嘉靖年间"张一帖"得名算起，代代为医，传承至今已有450多年的历史。

李济仁："'张一帖'看急性病确实有他独到的地方，总的来说包括三个字——稳、准、狠，辨证要准，技术要精，用药必须要狠。急性热病不能慢吞吞的，那么用药的时机不能错过，时机错过了人的性命就危险了。"

【解说】心怀对"张一帖"医术的向往，李济仁毛遂自荐到张根桂门上拜师。

李济仁："我跑过去，一进去就看到气氛不一样，看病的人很多，到最后都很晚了，他看到我站在那里，问我来干什么，我说我想拜您为师，他听到这句话，走过来盘问我《伤寒杂病论》《黄帝内经》《本草纲目》背得怎么样，让我背一段试试看，只要他提到的，我都背得滚瓜烂熟。他当时感到很惊讶，说这个小孩子不错。"

【解说】李济仁凭借自己扎实的基本功，顺利通过了张根桂的考核，拜入张根桂的门下，并与张根桂的女儿张舜华结为连理。此后，李济仁夫妇一同在张根桂门下学习医术。

李济仁："师父把疑难杂症的病例拿出来让我们发表意见，最后他再肯定下来谁是对的、谁是不对的来指导我们。有时候他会让我们当面讨论，哪个不对他就进行严厉的批评，不对的为什么不对、对的为什么对，他都讲得头头是道，我们听到以后确实心悦诚服。"

【解说】李济仁在张根桂处跟师学医3年后，基本掌握了"张一帖"一脉的医术精髓，随即出师。遵从"天下之至变者，病也；天下之至精者，医也"的古训，立志济世救人。1949年起，李济仁在歙县小川开业行医，随着接诊患者数量的不断增多，李济仁意识到只有不断吸取新的知识，才能更好地为患者解除病痛。于是，1955年李济仁参加了安徽中医进修学校（安徽中医学院前身）师资班学习。

李济仁："学校的老师都是当时全省顶尖的，不仅理论水平很高，而且专业不同，有的对温病很有研究，有的对内经很有研究，有的对针灸很有研究。我系统地学习多方面的中医理论在理论上提高了一大步。"

【解说】李济仁在继承新安世医"张一帖"医术的同时，结合学校吸收的理论知识，成功救治了无数疑难杂症病患。

李济仁："高热患者昏迷了，叫我去会诊，我去一看，他的脉搏弦数洪大、舌苔厚腻、神志不清，非常危险。我辨证后根据'张一帖'的方子用了石膏知母汤，让他吃3付。患者吃了1付以后，第二天就逐渐退烧了，到了第三天就基本好了。"

【解说】以"张一帖"为代表的新安医学，是我国传统医学的重要组成部分，传承数百年间，积累了丰富的临床经验和学术观点。李济仁意识到新安医学的宝贵价值，此后多年，他带领学生还原了 668 位新安医家、400 余部新安医籍原貌，厘清和阐明了新安医学对急、危、难、重病症的诊疗经验和规律。

李济仁："我组织了几个学生到徽州府一个县一个县地跑，一个县一个县地搜查资料，因为研究医史是来不得半点虚假的，要实事求是，最后出了一本叫《新安名医考》的书。《新安名医考》出版以后还有一些轰动，大家一看新安医学确实了不起，所以后来大家就开始重视新安医学了。"

【解说】李济仁根据新安医家诊治痹病、痿病的基本特色与规律，临床上既强调鉴别又强调辨治痹痿同病，提出"痹痿统一论"，制定辨治顽痹四法，丰富了中医临床理论及治疗方法。

李济仁："历代的医家都提到'痿是痹也'，都提到痹痿统一的问题，我在这个方面把它归纳总结了一下，再加上个人的经验，所以'痹痿统一论'在临床上运用确实效果还不错。有个小孩五六岁，得了小儿内风关，烧总是退不下去，他就过来找到我。我根据'张一帖'的方法，除了治痹之外，还考虑辨证要准，因为他低烧始终退不下去，就加了凉血的药，这付药下去之后，他的体温就一天比一天好。后来他吃了几个月，最后全好了。"

【解说】家族链传承方式是新安医学的显著特征，李济仁一家五个子女，都是医学人才，与两位老人构成了名医世家家族链。

李济仁："李济仁家族得到'两代七教授，兄弟三博导'的美誉，一个方面受到我的影响，另一个方面是自觉自愿去学的，因为我是个中医，当然也希望五个孩子将来长大都成为医生，来继承我这个专业。"

李艳："我的父母亲都很开明，我立下学医的志向应该是从我懂事的时候开始的，六岁左右。"

李梢："我妈妈出诊的时候都要背着我们的，还经常带我们去外面摘草药认药。我父亲很会讲故事，会一边带我们摘药认药，一边给我们讲医学故事。"

【解说】我国传统中医自古以来多有"法不外传"的规矩，致使中医人才培养无法大规模展开，李济仁重视传统，但又不拘泥于规矩，李济仁夫妇突破"家族传承不外传"的围规，只要诚心学习中医，他们都会倾囊相授。在他看来，要想真正发展中医，一定不能拘泥于家族师门观念。

李济仁："我们为什么各方面都不保守？因为我要培养学生，就要把所有的技术全盘托出，我年纪这么大了，不能把技术带到棺材里面去，我们愿意传授给学生，传授给每一个人，这个力量就大了，这样做的目的就是更好地治病救人。"

【解说】正是秉持着"让更多人能学会治病、让更多的人治病"的目的，李济仁为培养后备呕心沥血，悉心带教，他的弟子遍布各地，"张一帖"不再是一枝单传，而是春满杏林。

【解说】李济仁不仅致力于传授医学知识，而且一直关注着中医的科研发展，不断鼓励、支持年轻医生对中医进行科研和创新。

李济仁："我认为要学好中医，就是那四句话：源于新安，立足国学，重视临床，走向科学。但是中医现在有个不足的地方，就是没有统一的科学的标准。比如我们几个老中医会诊，大家的意见都不是完全相同的，他有他的方法，我有我的方法，他的用药、我的用药都不相同，但是他讲他有理、我说我有理，究竟谁有理，这个必须要有一个科学的标准，必须要用科学来判断。"

李梢："我选择去做中医方面的科学研究父亲是很高兴的，因为他也想利用现代方法，给中医找出更多的科学依据，他甚至说，他愿意当我的第一个实验品，所以他把积累的方子、经验等都拿来给我，供我来做这个研究。"

【解说】2009 年，李济仁被授予首届"国医大师"称号，如今 88 岁的李济仁仍然活跃在临床治疗的第一线，更坚守在中医传承的第一线，用心血践行着对祖国中医事业的守护与传承。

李济仁："这是党和国家对我的认可、对我的鞭策，既然评上了国医大师，就要更加努力，要发挥余热，所以我现在坚持出门诊、查房。多做一点工作，在有生之年多看几个患者，来报答党和国家对我的关怀和培养。"

【**解说**】从乡村医生到国医大师，悬壶七十载，李济仁用心传播着国粹中医的精华与智慧，深耕新安医学，诠释大医精诚！

李济仁：
济人济世诠释大医要义

中国文明网 2017 年 8 月 8 日

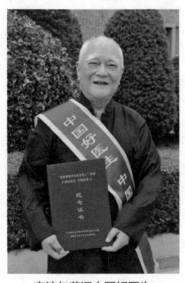

李济仁获评中国好医生

李济仁，中共党员，皖南医学院教授、弋矶山医院主任医师，我国首届"国医大师"。是具有 460 余年历史的国家级非物质文化遗产"张一帖内科疗法"第十四代传承人，是新安医学研究领域的奠基人之一。他的五个子女也在中医药不同领域各有建树，成为当代中医传承家族链的典范。他还培养指导了一批"张一帖"世医传人，其中研究生 22 名，高级学徒 2 名，形成一个博士团队。

医者，最容易让我们联想到的一个词语应该就是"仁心"。如何理解"医者仁心"呢？可能会见仁见智，不过，能够表现慈悲同情之心并积极践行拯救天下苍生都应该是"医者仁心"的根本。而我国首届国医大师、具有 460 余年历史的国家级非物质文化遗产"张一帖内科疗法"第十四代传承人李济仁先生，正是这样一位有着大爱情怀的仁心良医，他以自己的传承、奉献与创新，诠释着大医要义。

李济仁以精研医术、传承中医名帖诠释大医要义。时至今日，李济仁已年过八旬，然而，他依旧坚持每周抽取一天的时间到医院坐诊，因为他要尽力以自己所掌握的高超医术服务民众。他不仅自己精研医术成为一代名医，而且为了更好地传承，他打破"传男不传女，传内不传外"的祖训，将自己多年精心钻研并掌握的高超医术，对女儿倾囊相授。如今，女儿李艳尽得李济仁医术真传，成为国家中医药管理局重点学科"中医痹病学"学科带头人。

为了传承医术，李济仁打破较为狭隘的理念，为中华医术的薪火相传充分发挥自己的作用。为了创造性地传承医术，李济仁鼓励并帮助幼子将传统中医与计算机自动化运算相融合，使其最终在中医药网络药理学和系统生物学方向取得显著成果。

李济仁以无私奉献之心诠释大医要义。身为"张一帖"第十四代传承人，李济仁从来没有"教会徒弟，饿死师傅"的担忧，更没有为了确保自己"一招鲜，吃遍天"而死守"张一帖"的秘密，恰恰相反，为了让这一门高超的医术能够最大程度地发挥救济天下苍生的作用，他不仅向自己的女儿倾囊相授，不仅让自己的儿子留守定谭传承"张一帖"之术，更是早在中华人民共和国成立之初，就将这一独家秘方无私捐献给国家，甚至广收门徒，将自家医术尽数传授。

李济仁以仁心仁术、济人济世为铭，诠释大医精诚要义。在一生的坚守、奉献与担当中，他向世人展示了医术高超、医德高尚的国医大师的风范。

（方春成／文）

李济仁：
在继承中开放共享

中国文明网 2018 年 8 月 15 日

每周四清晨，一位慈眉善目、鹤发童颜的耄耋老者都会准时出现在皖南医学院弋矶山医院门诊部的 6 楼诊室。他就是 87 岁高龄的新安名医"张一帖"第十四代传承人、首届国医大师李济仁教授。

仁心济世，博彩众长发扬传统中医精髓

李济仁原名李元善，青年时期拜入新安世医"张一帖"第十三代传承人张根桂的门下研习中医，并更名为"济仁"，意为仁术济世。1949 年开始，李济仁在歙县开业行医，由于医术高明，名气逐渐传播开来。中华人民共和国成立后，李济仁、张舜华夫妇先后调入皖南医学院工作。

在继承新安世医"张一帖"心法的同时，李济仁结合西医的研究成果，为中医内、妇科病创制了多个效方验方。他与妻子张舜华在继承家学的基础上，共同研习《黄帝内经》，确立了中医地理学、中医时间医学、中医体质学、中医气象学等新的学术体系，对养生学、五体痹病、五脏痿病等也有专题研究。

李济仁成功救治过无数疑难杂症病患，由于疗效显著，医名远播，来自全国各地及马来西亚、新加坡、欧美等多个国家和地区的慕名求诊者纷至沓来。"患者大老远跑来，我总得给看看。"李老总是笑呵呵地说。著名黄梅戏表演艺术家严凤英曾患顽固性失眠 1 年有余，眼眶青黑、头昏烦躁、腰膝酸软，屡服进口高效安眠药无效，四处求医服药无效。李济仁分析，失眠时久，诸治不应，应当从肝论治，以滋肝阴为主，辅以安神，于是，他开出了镇肝益肾、阴阳并调的方子。服 7 剂后，严凤英能睡 4 个小时，李济仁按照时间医学，嘱咐她在午后及晚睡前各服一次，以便药效更

好发挥。三诊后,严凤英睡眠正常,从此再也不用安眠药了。

2015 年底,旅美教授吴女士带着一身严重的风湿病回国向李济仁求诊,当时她的关节变形严重,被折磨得痛苦不堪。李济仁当即安排其住院治疗,在李济仁精心诊治 40 天后,吴女士病情明显好转。"像这样的案例数不胜数,我父亲的医德医术是我毕生学习和追求的目标"。时至今日,每当李济仁坐诊,已身为皖南医学院弋矶山医院中医科主任、主任医师的李艳仍习惯站在父亲身边。

突破规囿,矢志不渝传承发展当代"张一帖"

与祖训"传男不传女"的保守传承不同,李济仁从没想着把医术"留"在自己手上,早在中华人民共和国成立初期,他就和妻子张舜华把祖传的"张一帖"秘方捐献给了国家。除了贡献秘方,不管子女还是学生,只要诚心学习中医,他都会倾囊相授。李济仁曾说:"发展中医,千万不能拘泥于家族师门观念!新安医学需要更多的人来传承。"

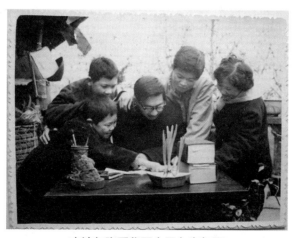

李济仁张舜华五个子女青年照

李济仁的 5 个子女在中医药不同领域各有建树,成为当代中医传承家族链的典范。长子张其成为北京大学哲学博士、我国第一位内经博士后,全国政协委员,现任北京中医药大学国学院院长、教授、博士研究生导师。女儿李艳是唯一留在李济仁身边继承衣钵的子女，现为皖南医学院弋矶山医院中医科主任、安徽省名中医、硕士研究生导师、国家中医药管理局重点学科"中医痹病学"及安徽省"十二五"中医重点专科中医痹病学科带头人。三子李梃扎根歙县定潭老家，在定潭创办"世传张一帖诊所"，深得周边广大民众的欢迎，如今已是歙县附近有名的中医大夫之一。四子李标是中国科学院博士、旅美科学家，一直关心"张一帖"的传承与发展。五子李梢开拓了中医药网络药理学新方向，致力于科学发展中医，目前是清华大学长聘教授、博士研究生导师、国家杰出青年科学基金获得者。"两代七教授，兄弟三博导"，在李济仁夫妇的言传身教下，李济仁家庭演绎出国医世家代代相传、历久弥新的风采。

"一个人医术再好，能治多少人！不要保守，让更多人能学会治病，给更多的人治病，这就是为医的目的。"李济仁重视培养后辈，悉心带教，他的弟子遍布各地，他们中有糖尿病专家、有方剂学专家，无论医理还是临床，在中医学领域均颇多建树。李济仁、张舜华二人还培养指导了一批"张一帖"世医传人，其中传承博士后2名，研究生22名，高级学徒2名，形成一个博士团队。"张一帖"不再是一枝单传，而是春满杏林。

李济仁不仅致力于传授医学知识，而且潜心于学术科研，多次参加国内外学术会议，并亲自做报告。他指导学生整理出版书籍20余部，在国内外期刊发表学术论文100余篇，获得国家级、省级科研项目和科研奖励10余项。2012年，由他指导的"中医痹病学"获批国家中医药管理局"十二五"重点学科。"我现在最大的希望，就是能看到中医药界年轻一代成长，能把传统中医药的精华继承下去，发扬光大。"李济仁不止一次深情地说道。

从乡村医生到全国知名老中医，悬壶60余载，国医大师李济仁亲身传播着中医国粹的精华与智慧。他始终坚持"源于新安、立足国学、重视临床、走向科学"的家学理念，深耕新安医学遗产，诠释大医精诚要义，演绎现代杏林佳话。

（鲍敦鹏／文）

"天真"的国医大师

中国网 2021 年 1 月 7 日

李济仁是全国首届国医大师，也是国家级非物质文化遗产"张一帖内科疗法"第十四代传承人，新安医学的创新者与开拓者。李老生于 1931 年 1 月，如今已 90 岁高龄。

未睹李老真容前，我在心中偷偷地将他默认为一个略带高傲的学者形象。而当有幸得见时，我竟呆滞了一下，面前这个满脸孩稚笑容的老人居然就是李老。此时我脑海中浮现的第一个词就是"天真"，缓过神后，我蓦然记起，往日所见过的李老照片，没有一张是不带着这般笑容的。

元善立志　步入医门

李老家境虽贫寒，祠堂却挂有"道德五千言门第，皇王三百载世家"对联，与春秋老子、李唐皇室颇有渊源。这便奠定了李家的家风与教育，故次子得名"元善"，寓意"善之始""善之长"。李家虽然贫寒，但父母还是将元善送入一位晚清秀才的私塾。元善也很争气，聪敏无比，很得老秀才器重，这让元善打下了扎实的儒学根基，也从儒学中树立了立身处世的原则。元善后来改名"济仁"，走上大医精诚之道，正是贯彻了儒学的"仁者爱人"之道。后新式教育逐渐普及，元善转入新式学堂，依旧名列前茅，深得老师喜爱。李老善于求道，一生中恩师众多，皆有保持联系，并寄钱寄物以表达关心与问候，这种尊师重道的可贵品质是李老能够成功的重要原因。

1943 年，抗日战争的硝烟并没有烧到皖南，但一场疟疾让 12 岁的元善不得不休学在家，父母觉得元善学得差不多了，干脆休学跟着父亲做篾匠算了。但少年元善毕竟胸怀儒家"修身治国平天下"的抱负，怎甘心如此？

凤逸村山清水秀，到了夜晚更是有繁星点缀，促织高鸣。元善面对着这乡野景色，在忍受疟疾的寒热往来时突然天真地冒出一个想法——小山村医药不便，自己若是学医，不就可以济这一方之世了吗？一闪而过的天真念头，却被元善紧紧抓住，从此坚定地立下了一生的志向。经过种种周折，四处打听，元善最终得以拜入当地名医汪润身先生门下。

仅仅 3 年，元善便展露出了在医学上的天赋，出师之后，很快便大展身手，为不少患者解除痛苦。然而天有不测风云，噩耗传来，家中兄长因病去世。"感往昔之沦丧，伤横夭之莫救"，这次打击使元善感到无力与自责，但"仁善"的天真本性却将一切负面情绪化为继续前进的力量。元善便坚守住"以仁济世"的初心，立下了更高的医术追求。

夜深人静，元善向最后一个患者交代完医嘱，看见不远处有灯火摇曳，那是正在"赶定潭"求"张一帖"救命的苦急患者们。所谓"赶定潭"，是指天南地北的患者不远万里来定潭找"张一帖"，完全可以说是"救命"的同义词。而定潭"张一帖"历史悠久、渊源深厚，为北宋名医张扩后裔，明嘉靖年间得"张一帖"之名，代代相传。如此大医世家，令元善心生向往。

张根桂德医双馨，凡是患者叩门，但无拒绝之理。张家沿河而居，半夜三更常有患者隔河高呼，声音急切，张根桂二话不说便起身穿衣，在月光下亲自操舟过河，解患者之苦。这种世代相传的仁心，正是"张一帖"成为金字招牌的原因。

医林伉俪　相濡以沫

张根桂之女张舜华，生于 1935 年 1 月，在年幼时便分担了诸多家务，同时对医学产生了浓厚的兴趣。她先是跟着父亲抄方，帮忙采集病情，凭借着极高的医学天赋，耳濡目染之下，10 岁的舜华竟摸到了医学的门窍，一次偶然的契机，舜华正式向父亲提出学医的请求。这件事情父亲也做不了主，"传男不传女"的祖宗之法摆在前面，舜华遭到拒绝，但舜华学医的愿望坚定如一，再加上家中没有男孩的现实因素，一场僵持数年的拉锯战终于锯断陈旧的家规，前提是舜华"绝不外嫁"。如此算来，舜华学医还要早于元善。

一日，张根桂携女出诊，在一棵大樟树下与李元善偶遇。"根桂仙"的名号如雷震耳，元善心中既惊喜又惶恐，而巧的是张根桂居然也听说过初出茅庐的元善，元善礼貌地向根桂先生问好，根桂先生微微颔首，一旁的舜华则是多看了几眼一身白衣的李元善。

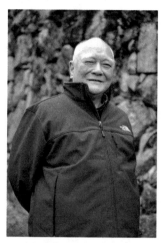

李济仁近照

这一面之缘算是给了李元善勇气，终于在一段时间之后拜访张家，想要拜师学艺。面试时张根桂问了几个问题，元善对答如流，还能引经据典，背诵原文，先生很是满意，便收元善为徒。但张根桂又一想，这小伙子相貌堂堂，年龄合适，聪明机智，性情沉稳，礼节到位，更重要的是有一颗济世救人的仁心，而自己的女儿总是要解决婚姻大事的，于是萌生了纳婿的心思。之后经历重重考验，最终一拍即合，圆满双赢，张家得佳婿良徒，元善得佳偶良师，舜华也有了个伴。有女同车，其名舜华，医林伉俪的传奇故事便从这里开始了。

张根桂实在是太喜欢这个高徒了，将元善视同己出，倒是怠慢了舜华，舜华便下苦功夫要在医术上压住元善，而元善也被激起斗志，二人互相促进。过了 3 年，李元善学有所成，更是继承了"张一帖"的家传绝学，摩拳擦掌要大展宏图。

1949 年，混乱的社会归于安宁，同时充满机遇。这一年李元善出师，改名"济仁"，外出闯荡步入悬壶济世之路。"善"是个人品性，"仁"是奉献他人，仁善本为一体，从 12 岁立志学医开始，李济仁不仅仅是不忘初心，更是遵从本心、天真使然。

初涉江湖的李济仁先是回到了自己的家乡，开了个小药店，但老乡们并不买账，毫无起色，他用这一年时间考取了医师联合会的资格证。来年，李济仁辗转来到了另一个集镇，恰巧走进了没有坐堂医生的"长春堂"药店。长春堂老板瞥见李济仁胸前的"医师联合会"徽章，便有招揽之意，伸手让济仁把脉试之。把脉对于李济仁来说是小菜一碟，立马诊出了老板多年的隐疾，老板惊喜之余当机立断，招李济仁为药店医生，甚至后来将"长春堂"改名为"李济仁诊所"。

此时李济仁还不到 20 岁，但其疗效所展现出的快准狠，哪怕有几十年的行医经验的医生也不会怀疑。一时间声名鹊起，诊所门庭若市，事业蒸蒸日上，后成立了"联合诊所"，享誉整个皖南地区。

中华人民共和国成立后，国家高度重视中医药事业，召集了一批名中医共同探索中医发展之路，邀请函也送到了李济仁手中。而李济仁同时意识到，为医所能济之世是有限的，但为师则有可能普济天下。

丈夫闯出了一片天下，妻子则守着另一方天下。李济仁离开歙县外出历练后，"张一帖"的医业大任逐渐交到了张舜华手中。于是，尽得父亲真传的"女张一帖"出道了，其医术毫不逊色于先辈。有张舜华稳住了家庭、稳住了根，李济仁才能毫无顾忌地在外面放手拼搏。

培育桃李　济世以仁

1959 年，李济仁正式调到安徽中医学院（现安徽中医药大学），开启教学生涯。这对李济仁来说是一个新的挑战——从零开始摸索新式中医教育，又要面临从临床家到教育家的身份转变，更要克服自己浓重的乡音。好在李济仁自幼聪慧，中医功底深厚，又勤学好问，很快便摸索出了适合自己的教学方法，成为学院骨干教师。

李济仁主要教授《黄帝内经》，读过的人都知道，《黄帝内经》深奥难懂，但偏偏李济仁就能将其说得生动有趣，引人入胜。最令学生们印象深刻的是，李济仁上课从来不带书本，这是因为他早就将整本《黄帝内经》烂熟于胸、倒背如流了。李济仁的教学成就很快被《光明日报》注意到并刊文赞扬，被称为"全国青年教师模范人物"，此后更是获得多个荣誉称号，出版了几十部专著。这一切的原驱动力都是"善"与"仁"的天性。

在钻研教学的同时，李济仁从未耽搁治病救人的本业，凡是来找他的患者，不管多忙他从不推辞，若是遇到经济困难的患者，他便免费诊疗，受益患者无数。1965 年底，著名戏剧表演艺术家严凤英因患严重失眠遍访各路医家，皆束手无策，走投无路之际遇到了李济仁。李济仁细细斟酌，不拘一格，直切要害，诸法并用。第一周便能让严凤英安稳睡上 4 余小时，再一周后基本解决了失眠，使其每夜酣睡甚香。这个病例获得了医学界的关注，也使得李济仁名声大噪。

有一位进行性肌营养不良患者，处于深深的绝望之中，每日升起的太阳对于这位患者而言只意味着病情的日渐加重。患者将任何治疗方法都试过了，却连路都走不了，但在遇见李济仁后重拾希望，最后甚至当上了体育老师。还有一名 3 岁女童高热不退，全身丘疹，被诊断为幼年型风湿性关节炎，为其诊治过的专家都认为这个可爱的小女孩要与疾病和药物相伴一生了，然而李济仁仅仅用了 10 天的汤药，便让这位小患者的关节肿痛和红色斑疹尽数消退，1 年后去西医院检查已经一切正常了。这种例子数不胜数。

在特殊时期，李济仁受到非议与冲击，他看似随和，却有着自己的坚持。随和只是处世方式，而并不是处事方式，李济仁心中只有"仁善"的初心，并不想参与斗争之中。"张一帖"老宅却难以幸免，丢失了许多珍贵的医籍器物，实在令人惋惜，但李济仁、张舜华夫妇都对此看得很淡，随遇而安，顺势而为。怀抱着这种心态，二老安然度过了特殊时期。1972 年左右，李济仁调回了皖南地区，任皖南医学院中医教研室主任、弋矶山医院中医科主任。

人虽然安定下来了，学术却是蒸蒸日上。20 世纪 80 年代，李济仁被评为教授、主任医师，并开始招收硕士研究生。"穷则独善其身，达则兼济天下"，李济仁在学术上亦是如此，就像他的名字从"善"到"仁"一样。李济仁自身已经达到了一定高度，但想要进一步"济世"，就得播撒下桃李的种子。北京中医药大学钱超尘教授曾赞李济仁为"成就显赫的育才大师"，正是因为李老教导了包括子女在内的一大批优秀人才，为中医药事业做出了卓绝贡献。

国医堪奇　子女成材

国医大师李济仁固然国士无双，五个子女更是人中龙凤，故有对联云："博士不难，难则兄弟三博导；国医堪奇，更奇夫妻双国医。"

长子张其成幼承庭训，习儒研医，为我国著名国学专家、中医文化专家，北京中医药大学国学院创院院长，博士研究生导师，中国人民政治协商会议全国委员会委员。他精研易学，开创中医哲学学科，出版学术专著 40 余部，被多所一流大学聘为客座教授、荣誉教授，可谓是著作等身。

次女李艳在医学方面悟性极高，传承和创新新安医学，被评为安徽省名中医，为皖南医学院中医教研室主任、中医科主任，重点学科带头人，博士研究生导师。

三子李梃为歙县定潭世传张一帖诊所所长，新安国医博物馆馆长，为"张一帖"代表性传承人。他不仅传承了医术，更传承了"张一帖"的文化，传承了新安医学的文化。

四子李标是中国科学院物理学半导体专业博士，德国慕尼黑工业大学洪堡学者，香港科技大学访问学者，美国公司项目主管、首席工程师及高级科学家。在微纳米系统、红外技术、光纤技术等方面首创多项先进技术，享誉海内外。

幼子李梢获北京中医药大学博士学位，继承家学，现为清华大学长聘教授、博士研究生导师，国家杰出青年科学基金获得者，国家"万人计划"科技创新领军人才。为中医药网络药理学的开拓者，在网络药理学、中医药人工智能与肿瘤防治等方面取得系列成果。

高徒仝小林，中国科学院院士，博士研究生导师，在多个顶尖医院、高校担任主任及教授职务。在新型冠状病毒肺炎疫情中，仝小林亲自带领团队前往武汉，展现了中医药的神奇力量，为抗疫做出了巨大贡献。2020年9月8日，仝小林被党中央、国务院、中央军委授予"全国抗击新冠肺炎疫情先进个人"称号。

国医大师李济仁的传人都很优秀，成就实在难以写全，但论其根源都是李老的谆谆教诲。一名学者，仅仅是自己学富五车还不够，只有连后人及弟子都才高八斗，才是真正当之无愧的一代宗师。

多年来，李济仁的事迹被国内外媒体报道，受到广泛传播，但他从不在乎这些虚名，只在乎有没有解决患者的痛苦，有没有贯彻"仁善"。2009年，李济仁当选首届国医大师，实至名归。如今李老身子骨依然硬朗，甚至每年都会像孩子一样要环游世界，见李老如此，每一个人都被那种天真孩稚的笑容感染了。

文至末处，我又想起李老天真的笑容，那笑容温柔和乐，洋溢着对美好人间的希冀。庄子云："谨守而勿失，是谓反其真。"天真就是本真的天性，而李老的天真就是"仁"与"善"，与人为善、仁济天下，不计功名利禄、只为治病救人，李老将之贯彻一生。李老的天真人生难以复制，但却十分值得我们敬仰和学习。

（姚盛元／文）

当代新安医学第一家
——走进新安国医博物馆

中国中医药报 2020 年 7 月 23 日

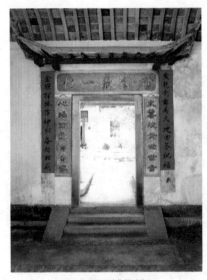

新安国医博物馆

山不在高，有仙则名。人们记住一处地方、难忘一抹风景，常常因为那里有灵动符号的存在。在安徽省黄山市歙县深渡镇定潭村，山环水绕之间，矗立着一座别具特色的博物馆，它的存在，使这个古徽州村落散发出耀眼的光芒。新安医学、定潭"张一帖"、国家级非物质文化遗产、国医大师，以及一个传承了 460 余年、历经 16 代的中医世家……这其中的任何一个关键词，都让人心驰神往，而它们却同时被包罗于一馆之中。

这座博物馆，名叫新安国医博物馆。国医大师邓铁涛曾亲笔题词"当代新安医学第一家"，以示首肯。

传承——始于北宋张扩　彰于明代"张一帖"

博物馆静静矗立，沉默不语，但其中的每一件文物都讲述着各自的故事，故事拼组成一幅长卷，称作"新安医学"。宋元以后，特别是明清时期，徽州医学得到长足发展，名医辈出，形成了具有地域特色的医学流派，因徽州古为新安郡，故称"新安医学"。据统计，从东晋至清末，新安医家有 668 人，其中 255 人撰写医学著作 461 部，蔚为大观。其中，定潭"张一帖"称号始自明嘉靖年间的名医张守仁，其对劳力伤寒、肠胃疾病等一帖奏效，遂得"张一帖"之名。当地流传着"定潭向有车头寺，半夜叫门一帖传"的说法。

顺着历代张氏宗谱往前追溯，最早有记载的当属北宋翰林医官院的张扩（1056—1104），传到明嘉靖年间张守仁，从他这里开启了"张一帖"的传承。时光静静地流淌，"张一帖"中医世家由此绵延开来。"张一帖"世医不仅有"十八罗汉"末药传世，而且形成了"调寒热，和气血"等鲜明的诊疗特色，不仅传承着高超的医术、高尚的医德，而且延续着严谨的家教、纯良的家风。数百年来，这一家族闪耀着中医学的光辉，讲述着诗书传家、孝悌继世的故事，诠释着自强不息、厚德载物的民族精神。

2009年，李济仁被评选为首届国医大师。2011年，"中医诊法（张一帖内科疗法）"成为新安医学第一个入选国家级非物质文化遗产名录的项目，第十四代传承人李济仁、张舜华伉俪，双双成为国家级非物质文化遗产代表性项目代表性传承人。

李济仁、张舜华夫妇不仅躬身于新安医学的继承与传播，成就斐然，其五个子女在不同领域也各有建树。长子张其成为北京大学哲学博士、我国第一位内经博士后，中国人民政治协商会议全国委员会委员，北京中医药大学国学院首任院长，国家中医药文化学科带头人、教授、博士研究生导师。女儿李艳现为皖南医学院弋矶山医院中医科主任、安徽省名中医、博士研究生导师、国家中医药管理局重点学科"中医痹病学"学科带头人。三子李梃扎根歙县定潭老家，继承家族衣钵，在定潭创办"世传张一帖诊所"，深得远近民众爱戴。四子李标是中国科学院博士、旅美科学家。五子李梢开拓了中医药网络药理学新方向，致力于科学发展中医，目前是清华大学教授、博士研究生导师。有副对联形容这个家族两代人："博士不难，难则兄妹四博导；国医堪奇，更奇夫妻双国医。"《中医辞海》说："张一帖子孙代传其业，后被擢为新安临床医家之首。"

建馆——倾家族之力 功力不必唐捐

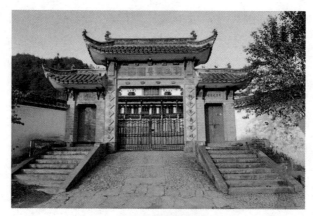

新安国医博物馆

　　新安国医博物馆是我国第一个以新安医学为特色的博物馆，整体建筑群呈徽派风格，占地面积 4 500m^2，建筑面积 1 800m^2，馆藏面积 1 200m^2。在功能布局上，包括博物馆、养生馆、纪念馆、药园、药膳厅等部分。

　　该馆由"张一帖"第十四代传承人国医大师李济仁、张舜华家族出资建设，始建于 2007 年，于 2016 年 3 月正式对外开放，目前还在持续扩建、完善中。李济仁三子李梃是博物馆的主要筹建者及现任馆长，他介绍说，建馆最主要的宗旨是"承上启下"，主线是"源于新安，立足国学，重视临床，走向科学"，建馆及布展都围绕此主线展开。其一砖一瓦、一物一件都倾注着这个医学世家的心血与坚守。在农村建一座博物馆是个艰难的探索过程，李济仁全家"摸着石头过河"，从筹措、设计到建造施工，全部自力更生。为了节约资金，很多体力活都是自家人亲力亲为，请不起设计师，李梃亲自上手参与博物馆建筑设计。与此同时，他们还要前往各地收购原汁原味的徽派建筑材料，以坚守最纯正地道的徽派文化底蕴。"博物馆里面有很多石头，都是我们顶着烈日从河塘里一块一块捡回来的。每年夏天，我们至少要在太阳暴晒下脱一层皮。每天必须要把第二天干的活全部规划好，不然第二天工人干活就会误工。整个过程我们不等不靠，全部自力更生。"李梃回顾曾经的峥嵘岁月，不无感慨。

在征集展物的过程中，同样面临不小的压力，许多新安医学相关医药文物散落在民间，因此需要花费更多的人力物力财力沉下身去搜集。由于人力条件有限，很多时候都需要李梃到各处去搜集、购买文物。因为周边也有不少人收集新安医药文物，可以说每收一件文物都要"斗智斗勇"，跟对方谈价格谈条件。征集文物过程中有很多令李梃难忘的经历。有一次，为了一个药罐，他背着干粮上山，走了五六公里的崎岖山路，一个来回基本就要一整天，连续三次都吃了闭门羹，最后都不记得去了几次才征集成功。耄耋之年的李济仁亦参与其中，多次与李梃一起登门拜访一些新安医学家庭，竭尽所能地为博物馆寻觅展品。家族的其他成员也都在尽心尽力地发现、收集藏品，如今馆藏的很多新安医学书籍、医药器具、处方等都是通过这样的方式收集来的。博物馆在筹备期间，也得到了当地政府的指导和帮助，以及一些新安医家无私捐献中医药史料、文物等。就是在这样的艰辛努力下，博物馆才得以建成并对公众免费开放。

然而，博物馆的建设并非一劳永逸，如何做好藏品保管，是摆在面前的一个棘手问题。李梃介绍，许多从各地收集来的新安医学古籍由于保管条件较差烂掉了，而修复文物、保管文物都要一定资金，尤其在皖南地区，空气湿度很大，文物保管难度也随之增大。博物馆用于文物保管的费用一年至少 15 万到 20 万元，全部由李济仁家族承担，由歙县档案馆提供技术支持。管理文物除了防霉防蛀，在农村还要格外注意防盗。

曾有人说，李济仁家族筹建这个博物馆，不是拿钱来做，而是拿命来做。李梃说，"这一点不夸张"。在农村建一座中医药博物馆，听起来是一件不可思议的事。然而，这个家族做到了，而且完成得相当出色。

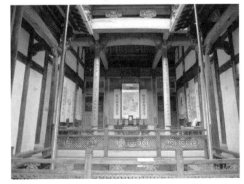

新安国医博物馆内景展示

展示——集新安医学精粹之大成

新安国医博物馆主要展示新安医学源远流长的历史，历代新安名医、国医的历史地位和贡献，现代人传承和弘扬新安医学的光辉业绩，以及"张一帖"家族传承脉络等。目前展品共计 5 000 余件，包括新安名医相关著作、医案、字画、遗存实物，以及李济仁家族成员出版的医学著作、祖传医药文物、学术成果、受赠字画等，同时还展现了安徽省黄山市徽文化博物馆提供的从宋代以来新安医学方面展品的部分仿真件。展品来源以祖传为主，同时接受友情捐赠，向社会征集合法文物。

博物馆整体建筑是典型的古徽州风格，古韵古香，质朴典雅。大门上的"新安国医博物馆"出自国医大师邓铁涛之手，而两侧对联"术著岐黄三世业，心涵雨露万家春"则出自中国近现代著名经学家吴承仕之笔，是对"张一帖"医学世家的真实写照。

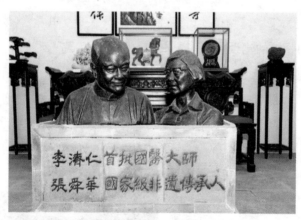

博物馆内李济仁、张舜华雕塑

走进博物馆，处处渗透着浓厚的中医药文化气息。博物馆展厅分八间。第一间"序厅"正中央陈列着李济仁、张舜华夫妇半身铜像，通过展厅展示的博物馆序言，可以清楚了解该馆的概况及李济仁家族的"八个第一"：第一个列入国家级非物质文化遗产名录的新安医学家族、第一个非省城非中医院的首届国医大师、第一个同为国家级非物质文化遗产传承人的夫妻双国医家族、第一个兄妹双国家重点学科带头人和兄妹四博士研究生导师的世医家族、第一个担任中国人民政治协商会议全国委员会委员的国学五经导师、第一个中医药新技术新方法领域的国家杰出青年科学基金获得者、第一个担任世界中医药学会联合会三个委员会会长的世医家族、第一个为新安医学建造博物馆的非物质文化遗产传承人。

第二间"荣誉厅",内含 26 位院士、国医大师等的题词,以及名人、科学家及各级领导关怀的合影。第三间为"传承厅",内置 13 位已故"张一帖"传承人在传承过程中使用过的医药用具,各种国际、国家级荣誉获奖证书 20 多张。其中陈列的末药匙传自"张一帖"开山鼻祖张守仁,是"张一帖"家族历代传承人的信物,见证了整个家族医术的薪火相承。馆藏另一件珍品是家传的清代金丝楠木药箱。"张一帖"第十六代传承人张涵雨介绍,"张一帖"家族以治疗急症见长,歙县地处山区地带,祖辈出诊时都会带上这个药箱,以备急救所用,一直延续到张舜华出诊时都在用。后来,随着时代的变迁,此药箱逐渐被更轻便、简易的药箱所替代,这个跟随祖祖辈辈跑了很多地方的药箱被永远地保留了下来。第四间是"弘扬厅",展示第十四代、第十五代"张一帖"传承人相关介绍及事迹。第五间为"古代中医治疗厅",内展"张一帖"内科诊疗流程,以及针灸铜人、程十发《采药图》、启功题字、明代中医出诊药箱、药柜等。第六间为"文献厅",陈列了明清时期新安医学的药书,以及第十四代、第十五代"张一帖"传承人的医药著作。第七间为"百草厅",分门别类地展示历代"张一帖"传承人常用的 36 味中草药。第八间为"尾厅",主要介绍"张一帖"第十六代传承人的传承情况及博物馆的建造情况。

博物馆的西北处是家族的祠堂,极具徽派建筑特色,肥梁瘦柱内天井,粉壁黛瓦马头墙,地处高处更显庄严肃穆。祠堂前是一个用鹅卵石铺

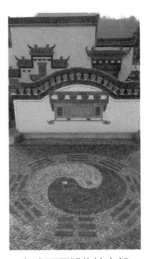

新安国医博物馆内部

成的巨大八卦图。张其成认为，这张八卦图是中华文化最完美、最形象、最准确的表达方式。迈进祠堂有一方天井，主要用于采光，当然也有老徽州文化中"四水归明堂"的说法。祠堂是一个家族兴衰荣辱的见证，历代"张一帖"传承人不仅以"悬壶济世"的高超医术享誉海内外，更以"孝悌忠信、礼义廉耻、自强精进、厚德中和"的张氏家训，树起了一块"大医精诚"的丰碑。

2016年，李济仁家庭被评选为第一届全国文明家庭，这正是在张氏家风家训的传承引导下，"张一帖"家族精神的延续和发扬。

东侧为道教养生堂和药师佛堂，最有创意的是地上的一幅鹅卵石镶嵌的画面，进门方向看是一个飘着胡须的老头，反向看则是一个笑脸的孩童。正如张其成所介绍，真正的养生就是褪去疲惫苍老的外壳，拥有一个轻松单纯的身体，形象生动，寓意分明。儒释道养生讲究常运动，常劳动，节淫欲，慎饮食，从医嘱，避灾厄，远凶戏；中医养生追求和气血、调阴阳。

近两年，新安国医博物馆着重打造中药园，目前已种植了铁皮石斛、决明子、佛手、芍药、牡丹、红豆杉、白果等七八十个中药品种。整个药园也是仿古建筑，分门别类地对这些药材进行管理。博物馆同时设有药物标本展示厅，对参观者进行中药方面的科普。

责任——以"张一帖"为载体　弘扬中医药文化

2011年，新安国医博物馆被文化和旅游部认定为国家级非物质文化遗产项目"中医诊法（张一帖内科疗法）"保护单位。新安国医博物馆无论从规模还是馆藏医学珍品来看，在黄山市首屈一指，引起社会关注，也备受海内外新安医学学者推崇。近年来，一些中医药学者、养生爱好者及各地患者慕名而来，年接待量达到6 000余人次，弘扬了中医药文化的同时，还带动了当地旅游业及第三产业的发展。

李艳认为，新安国医博物馆的建立，对于新安医学的传承可以起到保护作用，因为新安医学"张一帖"中医世家传承460余年，在新安医学里面是传承最久、最完善的，因此成为国家级非物质文化遗产保护项目。在数百年传承中留下来的一些珍贵古籍、医药文物等，通过博物馆保存下来，第十四代到第十六代传承人做出的成绩，通过博物馆凝聚起来，作为一个整体来全面地发扬、传承、创新新安医学。

谈到建馆的意义，张其成认为，新安国医博物馆不仅是新安医学、"张一帖"世医传承的园地，同时也是家族家规、家风传承与展现的天地，从中能深刻感受到中国传统文化的魅力。"博物馆是活态传承的典范，它教育子孙后代要把'张一帖'精神传承下去，'自强精进，厚德中和'的家训永记于心，无论做任何事业，都要保持这种本性。博物馆不光是我们家族的，父亲李济仁学生的很多学术成就如著作等，都在此有展现。新安医学优秀传承人、李济仁学生、中国科学院院士仝小林说每次来博物馆都有一种归属感。"张其成说。

因为新安世医"张一帖"优秀的家训家风，中央纪委监察委拍摄"张一帖"专题片进行宣传。美国彩虹电视台也专门前来拍摄纪录片，为中医药文化走向世界增添一抹亮色。目前，新安国医博物馆已成为歙县党员干部廉政教育的示范教材和重要阵地。

未来，新安国医博物馆的规划发展也很明确：一是不断充实馆藏，对部分文物进行一定的技术处理和修复，加大基础设施建设，加强管理水平；二是充分利用博物馆这一平台，提高博物馆的观赏性和学术性，加大宣传内容，吸引游客及学生，大力弘扬中医药文化，激发群众对中医药的兴趣，提升民众的中医药素养；三是传承"张一帖"的遗志，吸纳热爱"张一帖"及爱好新安医学的有志之士，让"张一帖"走向世界，让新安医学扬名国内外。

（孙学达　董鲁艳　陆静 / 文）

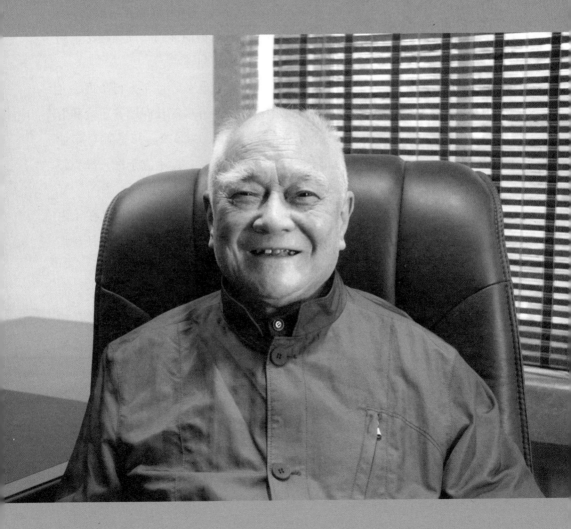

三

国医楷模

仁人之言　其利溥哉

董建华

敬照李老济仁教授
谁挽清气上而揽
蓬莱有路慈重求
名重东南心更润
学专灵素志编道
云山探药等危峡
沧海求珠作壮游
济世仁术座著足
杏林春色闹枝头

董建华

著名中医学家董建华题词

吾友李济仁教授，怀救世之心，秉超悟之哲，勤于著述，先后有《杏轩医案并按》《痹证通论》《名老中医肿瘤验案辑按》等 8 部专著行世。其著博而能约，理奥趣深，新见叠出，医界翕然称誉。

吾与李老神交既久，近年方得晤面，尤在南京中医学院周仲瑛院长课题鉴定会和博士论文答辩会时得以深谈。乃悉其早年业儒，后以乡民多羸疾，遂励志于医，虚心师百家，冶其精、广其传。

其后医教研，兼而事之，不仅在《内经》、新安医学研究中成果卓著，而且在临床诊治上积验甚丰。

李老博通岐黄家言，自《灵》《素》而下，旁及《伤寒》《本草》，凡四家微言秘旨，靡不精研。聚经典之精神，发医道之至理。且医术高超，尤精内科，疑难重患，随证化裁，效如桴鼓。海内病家，多四方来迎。

入医四十余稔，李老博考深思，精勤不倦，日新其用，灼知每见，声名益闻。阐医理、审诊法、详施治，稽古钩沉，烛幽探微，独创新解，学术并茂，发前人之奥妙，作医津之宝筏。左丘明有云："仁人之言，其利溥哉！"信夫。

116

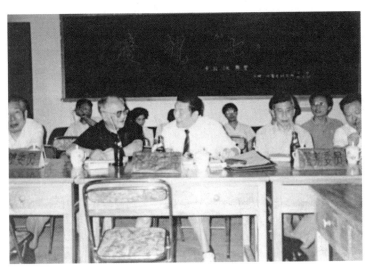

李济仁与董建华

董建华：北京中医药大学教授、主任医师，中国工程院院士。

寻中医之坠绪　发潜德之幽光

裘沛然

　　李济仁教授是新安医学的当代著名医家，其学术思想来源于古代新安医学。他不仅对新安各地医家的籍贯隶属、生卒年代和生平经历进行深入考证，而且还非常重视各家的学术思想和诊治特色，并追溯他们之间的师承、私淑关系与学术交流梗概。他主编的《新安名医考》不仅仅是一部人物史实考证的传记，同时也是论述中医学术沿革发展的史书。它对继承和发展中医事业，必能起到承先启后的推动作用。

　　明清以来，新安名医辈出，学术经验各擅其长，为中医学做出了许多贡献，这是人所共知的。然而，其中还有不少湮没无闻的医林逸士，还有很多未被我们了解的学术高超的医家，还遗留着未被医界瞩目的许多医学名著。

　　从这里看出，祖国医学确是一个伟大而丰富的宝库，有待我们进一步去发掘。中医事业必须发展，要发展应特别重视奠基工作，即首先应具有丰富的中医学知识和临床经验，只有在这个前提下，才有运用现代科学手段把它整理、阐明、提高的可能性，这是一切科学发展的规律，发展中医学当然也不例外。因此，继承工作打得扎实与否，对发展中医事业是至关重要的。

　　济仁教授和参加《新安名医考》编撰的同志，对发掘考证新安地区的医家做了大量工作，既起了寻中医学术之坠绪的作用，又达到了对新安医家发潜德之幽光的目的。

　　裘沛然：首届国医大师，上海中医药大学和上海市中医药研究院终身教授。

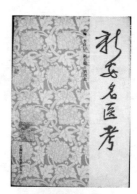

吴作人题写
《新安名医考》书名

118

示人规范　嘉惠后学

周仲瑛

李济仁教授乃当今名中医也。从医执教四十余载，孜孜汲汲，严谨治学，勤于笔耕，学验俱丰，著述等身。积研读岐黄所悟，掇名医学术精华，发皖省新安医学之幽，集临证诊治心得，列奇难验案实录，说理有论可据，求实有例可循，铢积寸累，汇编成册。理论与实践结合，继承与发展并重，语多新义，示人规范，嘉惠后学，功莫大焉。

周仲瑛：首届国医大师，南京中医药大学教授、主任医师。

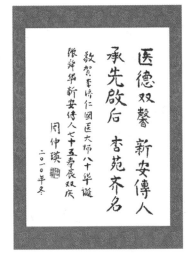

国医大师周仲瑛题词

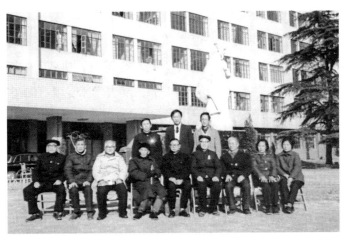

李老（左三）与周仲瑛（右四）等人

高山仰止　吾辈楷模

张伯礼

在中医学继承发展的历史进程中，涌现出了一大批著名医家。他们在学术上各领风骚、独树一帜，并在传承发展中形成了特色鲜明的学术流派，既有学术边界又相互渗透交融，形成了中医"一源多流"的学术及文化特色，好似一簇簇与众不同、争奇斗艳的花朵，绽放在医苑之中。徽州新安医学就是其中的一朵奇葩，自唐宋起，至今已有八百年，名医名家、名方名药，璀璨纷呈。当代新安医学的引领者和推动者李济仁老师，是首届国医大师，第一批全国老中医药专家学术经验继承工作指导老师，首批"中国百年百名中医临床家"，精擅内、妇科疑难杂症，尤擅痹病、痿病、肿瘤等顽疾治疗，提出寒热辨治、气血并举、痹痿同治"三期疗法"，拯疾济羸，活人无数，以仁心仁术、济人济世为铭，诠释大医精诚要义。

李老是新安医学研究领域的奠基人，带领学生还原了 668 位新安医家、400 余部新安医籍原貌，校注整理新安医著，潜心提炼新安医学诊治特色和规律，厘清和阐明了新安医学对急、危、难、重病症的诊疗经验和规律。李老幼承岐黄之术，耄耋之年，仍初心不改，执着于中医事业的发展，著有《济仁医录》等学术专著 14 部，发表学术论文 100 多篇，获省部级科研奖励 5 项，培养了一批在中医药不同领域各有建树的知名专家，为中医药事业的振兴发展做出了巨大贡献。

李老是我非常敬仰的医学大家，在多次交往中，特别是 2011 年中国台湾一行中留下非常深刻而美好的印象。老先生学术造诣深厚，临床经验丰富，满腹经纶，但慈眉善目，和蔼可亲，是吾辈楷模！高山仰止，景行行止，虽不能至，心向往之。

　　张伯礼：中国工程院院士，天津中医药大学校长，中国中医科学院名誉院长，国家重点学科中医内科学科带头人。

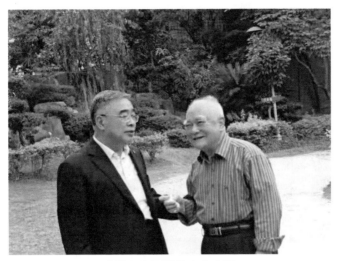

李济仁与张伯礼亲密交谈

国医大家　育才大师

钱超尘

　　新安医学是中国传统医学的重要组成部分，是根植于徽文化沃土上的一朵中医奇葩，唐代以后，徽州文化开始昌盛，研究医学者也逐渐出现。上下数百年间，有文献资料可考证的医家近 1 000 位，著作 800 多部。名医名著，名派名说，名药名方，博大精深，异彩纷呈，灿烂夺目，具有鲜明的新安特色，新安医学文化和优良传统更是我们弥足珍贵的精神财富，它为发展祖国医学事业做出了巨大贡献，国医大师李济仁先生就是其中的代表！

　　李济仁先生是国家级非物质文化遗产"张一帖"第十四代传承人，全国首届"国医大师"，首批"全国 500 名老中医"，第一批全国老中医药专家学术经验继承工作指导老师，第一批中医药传承博士后合作导师，首批内经专业硕士研究生指导老师，首批"中国百年百名中医临床家"，首批享受国务院政府特殊津贴专家。现为皖南医学院终身教授，主编《济仁医录》《痹证通论》《新安名医考》《大医精要》等专著 11 部，发表论文百余篇。对新安医学中医药文化的传承和发展做出了巨大的贡献！

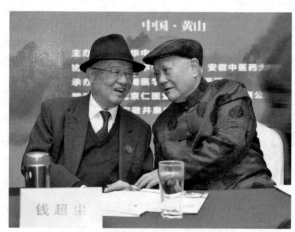

李济仁与钱超尘在国医大师李济仁
治疗痹证研修班暨第一届李济仁学术思想研讨会

　　我与李济仁先生相

识于 20 世纪 90 年代初，当时李先生就送了他们家乡产的黄山毛峰茶叶给我（黄山毛峰是中国十大名茶之一，又称"徽茶"，历史悠久，远近闻名），后来每一年李先生都会专程寄来"家乡茶"。李先生为人谦和，纵有活人之丰功、济世之至德，然平易近人、和蔼可亲、忠厚慈善，堪称"现世菩萨"。

李济仁先生不仅是德艺双馨的中医大家，而且是成就显赫的育才大师。李先生的公子张其成、李梢、李标是著名的学者和科学家。

张其成随母姓，故姓张。"其成"原名"其枨"，"枨"义是支柱，如今"其枨"已经名实相符，成为当今活跃在中医文化界和周易研究领域的一根巨柱。因为"枨"字不是常用字，所以后改为"成"。我记得他 1985 年考取我指导的硕士研究生的时候，还写作"其枨"。其成毕业后，到南京中医药大学任教，对周易的研究尤为投入，不久就考取了北京大学周易专家朱伯崑教授的博士研究生，毕业后以优异的成绩被北京中医药大学录取为博士后，王洪图教授和我担任了他的博士后导师，毕业后留在北京中医药大学任教。近几年来，他以深厚的文化底蕴、崭新的文化视角、严密的逻辑思维对周易和中医的紧密关系进行了深入论述。已经出版的相关著作有《易道主干》《易学与中医》《象数易学》《全解周易》《全解老子》等。中医需要这样的知识，中医需要这样的学者。其成教授虽然没有成为临床医生，但是他的这些著作对于提高和升华中医哲学思维和理性思考是不可或缺的。其成的成就与济仁先生的文化熏陶与谆谆教诲密不可分。

李先生的四公子李梢有异才，读北京中医药大学本科时，对书法篆刻的研究与实践更加精进。他在进大学前，在这门艺术领域已有一定的声望，进大学后，受到中国传统文化的熏陶，更加促进了他艺术才能的发展。大约在大学三年级的时候，他携一本厚厚的论述篆刻的手稿来到我家，记得书里面有许多朱色印章。当时我想，粗读已使人有陶醉之感，业内人士读之，应当更加激赏。后来这书很快出版了，读者反响很好。我看得出来，李梢的艺术鉴赏能力和篆刻成就深深得益于济仁先生。济仁先生是艺术收藏家和鉴赏家，为得到一件艺术精品，常常不惜重金购之。这种

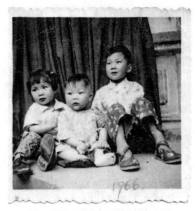

张其成、李艳、李梃童年照

艺术品格与爱好对后代产生了巨大的潜移默化的影响。李梢其后又考取了中国工程院院士王永炎教授的博士研究生，继而赴清华大学做博士后，合作导师为中国科学院院士李衍达教授。现在李梢年纪轻轻已成为清华大学教授、博士研究生导师，从事中医药生物信息学、网络药理学的开拓研究，是一位颇有建树的青年科学家。

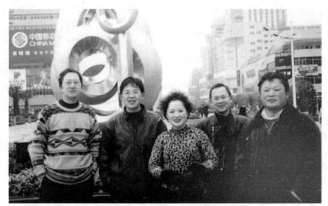

李济仁张舜华的五个子女青年照

济仁先生的三公子李标从事的是自然科学研究，目前在美国工作，成就斐然。二公子李梃在家乡徽州继承"张一帖"世医，是一位远近闻名的临床家。济仁先生还有一个很优秀的女儿李艳，现在是皖南医学院弋矶山医院中医科主任医师、硕士研究生导师。

济仁先生的四子一女均在中国传统文化、中医学及自然科学等领域取得了令人艳羡的成就。除了他们自己的奋斗外，济仁夫妇的教子有方是一个非常重要的因素。

济仁先生善于谆谆教诲，认真培养后继人才，这种风格还通过他培养的历届研究生的卓越表现得以充分体现。像济仁先生培养的研究生全小林教授，就是一位卓越的中医专家，现在是中国中医科学院广安门医院副院长。在 SARS 病毒广泛传播期间，全小林是中日友好医院中医大夫，深信中医具有战胜这种疾病的能力与疗效，他不避风险，亲临第一线，运用中医理论与方剂有效地治愈了所有接受中医治疗的患者，彰显了中医的伟大作用。这需要一种大仁大爱的精神，需要超群的中医理论与技术。再如现任职于江苏科学技术出版社的周骋先生，也是济仁教授早期的研究生，周骋虽然不从事临床工作，但却是一位很有个性的出版实干家。他主持的《四库全书系列伤寒类医著集成》是一项开创性的出版工程，该书包括《四库全书伤寒类医著集成》《四库全书存目伤寒类医著集成》及《续修四库全书伤寒类医著集成》，不具有独到而深刻的史识与恢弘的出版胆识，是很难成就如此事业的。我读过他的《历史的侧影》，他对楚汉相争这段历史及当时的关键人物有许多深刻的极富启发的评说，是一本开悟智慧的书。

李济仁先生有一个精彩的人生。济仁先生的夫人张舜华教授则是国家级非物质文化遗产代表性传承人，德艺双馨，殊有大医风范。济仁夫妇救治过无数患者，而且把他们的医术医德传给他们的后裔与学生。他们获得社会的敬仰和尊重是必然的。

钱超尘：北京中医药大学教授、博士研究生导师，法国巴黎第十三大学波比尼医学院名誉教授，中华中医药学会医古文研究分会、李时珍研究分会主任委员，王清任研究会主任。

医界罕见的"轩岐俦侣"

余瀛鳌

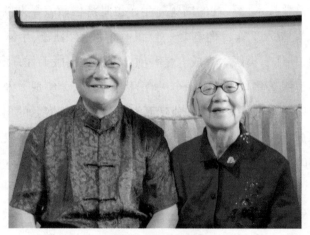

李济仁、张舜华夫妇

世所共知，济仁、舜华教授是新安医学"世医传承"中十分少见而重要的一支学术流派。首次名为"张一帖"，是在明嘉靖年间以治病奇效、速效著称的张守仁医学大家。如果再往上考证，则是北宋年间的张扩及其后人张杲（张杲是我国第一部医史名作《医说》的作者）。"张一帖"迄今已传袭 15 代，济仁、舜华教授则是第十四代传承人。济仁教授早年拜在"张一帖"第十三代传承人张公根桂门下，由于敏悟勤学，医绩卓著，与张公爱女舜华喜结连理，成为张公的佳婿及传人。60 年来，济仁、舜华二老作为新安医学重要学术流派的传承人，在中医学临床和科研著述方面多有建树，他们是医界高水平而罕见的"轩岐俦侣"，济仁教授是"国医大师"，舜华教授是"国家级非物质文化遗产传承人"，二老同为中国百年百名中医临床家。

济仁教授在教学方面贡献相当突出。早在 50 年前，其即参与安徽中医学院（现安徽中医药大学）和附属医院的筹建。其后担任教学工作，主讲内经等多门课程，还参与了早期《内经》教材的编写。学生们反映，他的《内经》授课，讲得深入浅出，生动而富有启示，并能将之广泛地联系临床实践。其后他又在皖南医学院主持教学。20 世纪 80 年代初开始恢复招收研究生后，济仁教授先后带教了彭光谱、程宜福、胡剑北、仝小林、孙世发、符磊、夏黎明、周骋、朱长刚、吴福宁、余晓琪、魏学礼、王秀、姚利钱等多位弟子；作为全国老中医药专家学术经验继承工作指导老师，李老又带教了几名高徒。据我所知，济仁教授所招带的研究生，其中已有多位成为当前中医界的知名教授或医院领导。至于李老的子女，已被誉为"博士团队"，在先生的子女中有 3 位是博士研究生导师，一位是硕士研究生导师。其中如著述丰富、医易融会的名家张其成教授，中医药网络药理学的开拓者李梢教授等，都是中医界的骨干人物。

临床方面，最能反映济仁教授"仁心仁术"的是，他在诊务教务十分繁重的情况下，连续十几年开展"无偿函诊服务"，为医界广泛称道。我深有感触：济仁教授不只是"张一帖"第十四代传承人中的代表，他临证迄今，一贯重视博采诸家之长，他对历史上新安名家的学术经验进行了深入的研究，择善而施治于临床。他尤为尊崇明代新安医学大家、我国古代以"培元派"闻世的医学宗师汪机。李老在汪机学验的基础上，重点采用"调补气血、固本培元"法，同时注重辨证与辨病相结合，这种治法对我国正处于太平盛世、十分重视防治措施而言，其现实性和时代性是不言而喻的。又如李老诊治痹病，提出"三期疗法"，即"寒热辨治，气血并举，痹痿同治"，在前人经验的基础上有所创新发明，使诊疗效果得以提高。其对恶性肿瘤等病的诊治亦有独到的见解。

在科研方面，李老硕果累累。他作为现代新安医学研究的重要代表人物，论著十分丰富，除参与主编《新安医籍丛刊》外，还撰著了《新安名医考》，这是系统、全面研究历代新安医家的名作。又如《济仁医录》，充分反映了济仁教授作为新安医学大家的中医学术经验。此外，他还主笔了

《大医精要——新安医学研究》《痹证通论》《痿病通论》《名老中医肿瘤验案辑按》等 10 余部医著。济仁教授为新安医学的传承弘扬，为当代中医药学的发展与创新做出了非凡贡献。

作为"张一帖"世医传承人，济仁教授将治医看作博极医源，医心无涯。其所以能臻此域境，诚如金代医学大师刘完素所说，作为一名医生，应该"以济世为良，以愈疾为甚"（《素问病机气宜保命集》）。这也许更值得道友们深思、后辈们学习。

余瀛鳌：首届全国名中医、全国老中医药专家学术经验继承工作指导老师，中国中医科学院主任医师、研究员、博士研究生导师，中医临床文献学科带头人。

济仁医录

田纪云题

全国人大常委会副委员长田纪云所题书名

新安医学流派的历史必然和时代贡献

苟天林

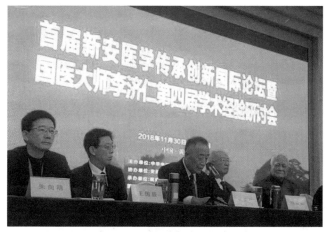

李济仁与苟天林（左三）

新安医学在中医药事业和中医药学术发展中，是一个盛极明清和当代，贡献卓著、影响深远的著名学派。其产生和发展，是历史的必然；其丰硕成果、卓著贡献，具有重要的时代价值。深入研究和科学总结新安医学，对中医药学的振兴发展有重要意义。我汇报三点认识和体会：

（一）新安医学是中医药流派传承发展的规律所在、历史必然

20世纪80年代，北京中医学院创始人之一、我国著名中医学家任应秋教授，对中医流派做了系统的历史考察。他从春秋战国百家争鸣对中华文明文化发展的推进入手，将《汉书·艺文志》所记载的医经7家、方技36家，称为"36个学派"。

到武进谢利恒的《中国医学源流论》，36家又演进、发展为"三世：一曰黄帝针灸，二曰神农本草，三曰素女（天子）脉诀"，并指出，之后的华元化为黄帝针灸一派，张仲景为神农本草一派，秦越人为素女脉诀一派。

再到孔颖达的《礼记·曲礼》，从《中国医学源流论》的"三世"传说开始，讲周秦两汉、魏晋隋唐的学派情况。孔颖达还指出，宋至金元，中医学派争鸣又一次明显显现，明清以后的学派，争鸣和创见形成了高潮。在此基础上，任应秋教授提出了中医药发展中的7个主要学派：医经学派、经方学派、河间学派、易水学派、伤寒学派、温热学派和汇通学派。我们注意到，在这些学派的产生发展中，都有新安医学的代表人物。特别是金元明清，正是新安医学发展的高潮，从理论到临床，从医籍整理到刻板印刷，从人才培养到交流、普及，都有独特贡献。这也是至今新安医学仍然蓬蓬勃勃、欣欣向荣的历史原因。

任应秋教授不仅列举了以上事实，还引用《黄帝内经》的多处论述。如《素问·金匮真言论》："非其人勿教，非其真勿授"；《素问·三部九候论》："愿闻要道，以属子孙，传之后世"；《素问·方盛衰论》："受师不卒，使术不明"；等等。说明"其人""真人"，代代传承，师徒圣明，是中医药学的内在要求。由此可见，新安医学作为一个典型流派，其形成、传承和发展，的确是中医药学的规律所在，是历史必然。

（二）新安医学是中华文明文化交流发展的杰出代表

新安一带，文明文化、中医药学都有悠久历史、优良传统。见诸史料记载的，如东晋新安太守羊欣"素好黄老，兼善医术"、唐初歙县尉杨玄操"精于训诂及医道"。羊欣、杨玄操虽属客居，但史籍能有这样的记载，可见其当时发挥的作用。另从孙思邈《备急千金要方》一句"江南诸医，秘仲景方不传"的含义中，也可看出隋唐中原以南地区中医药的发展已有超越之势。

到北宋，重视文明文化形成了浓厚氛围。在此前后，唐末藩镇割据，五代十国战乱，金兵南下，至南宋偏居一隅，中华文明文化中心整体上从中原南移。新安徽州各县，自然条件优越，社会环境稳定，必然成为北方南迁、南北交融的理想聚集地。首先是宋明理学深入人心，如史籍记载："人为朱子邦，学为朱子书，心为朱子教，行秉朱子新。"邹鲁之风、儒家之道，农耕繁荣，文化进步，徽商徽派，层出不穷。形成了徽州新安的勃勃气象。与此同时，道教、佛教并起，珠算法发明者程大位、江南画派创始人浙江、哲学家戴震，还有红顶商人胡雪岩等新安代表人物，先后为中华文明文化做出了重要贡献。以至江西抚州著名戏剧家汤显祖说："一生痴绝处，无梦到徽州。"

习近平总书记说，中医药是中国古代科学的瑰宝，是打开中华文明宝库的钥匙，是中华文明的结晶。新安徽州地区这样丰厚的文明积累、浓厚的文化氛围，既为新安医学的产生、繁荣创造了良好条件，又展示了新安医学的重要意义。新安医学起源于唐宋，兴盛于明清，至今传承不断，仍发挥着重要作用。前后近两千年，史记的人数，有"668人""788人"和"939人"不等，新安医家的专著有"500多部""615部"和"800余部"，差距在于统计的朝代和资料，但都是有根据、有姓名、有事迹的。在新安这样一个地区，史书有记载、著作有传承的这么多医家、医著，在全国是唯一的。在传承、继承中创新，在包容开放中发展，这是新安医学的重要特点。首先是对前辈中医医家的学习和研究，产生了张杲的《医说》，系统介绍了历史医家110多名，成为我国现存最早的医史人物传记。新安医家对中医古代经典和前人医案的研究，成果涉及《内经》《伤寒论》《神农本草经》《脉经》和中医临床各个方面。

在这些成果中，元代名医王国瑞的《铜人针经秘语》和《扁鹊神应针灸玉龙经》，在详解针灸铜人经的基础上，依据五运六气阐述手足三阴三阳经经穴流注，结合临床列出了实用有效的128法，还撰写了简明易记的85首歌诀。这样的著作，既是对《灵枢》和《铜人腧穴针灸图经》的继承，又是重要的创新和普及，在今天也应该是先进的。

特别是新安医学大发展的奠基人汪机（1463—1539），在《营卫论》一书中提出"营卫一气论""伏气说""新感说"和"新感温病"的概念，吸收了金元四大家刘河间"六气皆从火化"的观点，突破了"祛病不越伤寒"的惯例，为后世吴有性、叶天士等大家创立温病学提供了依据。温病学是中医药学在近代以前最重要的创新。林则徐在鸦片战争中禁烟和指导戒烟，分析烟毒致病上瘾的机理，创制戒烟药方忌酸丸、补正丸和四物饮、瓜汁饮，运用的都是温病学的原理。可以说，新安医学在中华民族抵抗帝国主义侵略的开端就是有贡献的。

（三）新安医学的时代贡献

进入新时代，新安医学和全国中医药事业一样，迎来了振兴发展的春天。党和国家高度重视。新安医学在国家建设、改革开放、服务人民群众等方面进一步做出了卓越贡献。仅以当代新安医学的杰出代表、国医大师李济仁先生和国家级非物质文化遗产代表性项目代表性传承人张舜华先生一家为例阐述以下 8 个方面：

1. 世代传承，大道生辉

李、张二老一家，一起于李唐，一起于宋张。北宋名医张扩，明代世祖守仁，至今日"张一帖"，央央十五代。如此继承古人，又超越古人；如此根脉不断，灵魂永存，方有了中医大道绵延传承，熠熠生辉。实为超越时空，中医奇迹，文明奇迹；实为天下康宁，国家之幸，万民之幸。

2. 民族脊梁，国医双馨

李老为首届国医大师，张老为国家级非物质文化遗产传承人。两项殊荣，绝非易事。非仅有"资历"不可为，非出类拔萃不可为。五千年中华文明，结晶瑰宝，首推中医。天覆地载，万物悉备，儒医一体，莫贵于人。这正是中华文明的特征，也正是中医药的主题。李、张二老，幼承祖训，终生献身；栉风沐雨，不忘初心；无论都市山林，一心一意，致力于做人、为人，倾心于救人、育人。如此堂堂人生，堪称民族脊梁；如此洞明医道，理当国之大医。

3. 道德模范，国士之风

2016 年，二老一家，荣获第一届"全国文明家庭"称号。"孝悌忠信，礼义廉耻，自强精进，厚德中和"的家规家训，"源于新安、立足国学、重视临床、走向科学"的卓著贡献，通过第一届"全国文明家庭"表彰大会，在中央电视台的演播大厅，传遍五洲四海。

4. 敬奉先辈，锱铢昌明

以史为鉴，可以知兴替，可以兴学术。这也正是二老为中医事业发展和学术繁荣尽心尽力之处。一是熟读经典，悟道发挥。从《内经》到《伤寒论》，从《金匮要略》到《神农本草经》，医籍经典，一一诵读，字斟句酌，了然于心。还撰写和主编了多部经典教材和《痹证通论》《痿病通论》《李济仁临证医案存真》《李济仁中医时间医学研究与临床应用》等创新专著。二是珍惜医史，总结前人经验。二老为总结新安医学投入了深厚的感情和巨大的精力。研究新安医学的多个学会、刊物和组织，他们义不容辞参与其中，担任了领导和顾问。他们主编的《新安名医考》《大医精要——新安医学研究》，为近千年、近千名新安医学前辈树立了丰碑。

5. 精益求精，仁心仁术

经典，是中医之根；临床，是中医之本。二老仁心仁术、济世救人。从中华人民共和国成立开始行医，跨世纪、过花甲，至今仍坚守临床一线。二老精心传承的"张一帖"，成为国家级非物质文化遗产；精心编著的《临床治疗学研究与应用集成》，融研究与应用、医道与医理、医方与医术为一体，具有很高的学术价值、应用价值；精心积累的《李济仁临证医案存真》，既是二老60多年行医实践的结晶，又是新安医学的创新和发展，更是对新时代中医药学的卓著贡献。

6. 学为世范，诲人不倦

从1959年李老调入安徽中医学院、很早张老在基层行医开始，二老就承担起了教学育人、实践育人的责任。李老重经典、重临床，先后在安徽、北京、广西多个大学和省市讲学，应邀到美国、加拿大、日本、新加坡、泰国、澳大利亚等国家学术交流。张老的以身示范，获得了群众的广泛赞誉："铁打身体，马不停蹄，上到北京，下遍农村。"确实是言行在一人，口碑在民心。

7. 德文化育，群星灿烂

二老的子女、家人，个个出类拔萃；二老的门生、学子，人人成才成器。这得益于家教家风，得益于学风校风，得益于院风医风，得益于家人、学子自身的感悟和修为。其要，在于二老以身示范、言传身教，抓住了两个根本：一是大医精诚，以德为先；二是方法多多，以文化人。

800年前，先祖张杲为上古110位医家立说，创医界之先；今天，李老又细考所有新安前辈，详述仁德贡献，启今人，留后世。如此奉典敬祖，大德大孝，实为育人之至宝。岁月惶惶、琐事茫茫，二老刻苦读书，勤奋学习，深悟民族文明文化，视之为生生之衣钵饮食。如此以文化人，实为育人之正道。人生天地间，男女老少，士农工商，各有其道，凡有一事相见、一病相求，皆如至亲之想，一心赴救，无做功夫行迹之心，无图名利钱财之意。如此仁义品格，看若细微，行在日常，实为育人之大道。

8. 使命担当，振兴发展

习近平总书记指出，当前，中医药振兴发展迎来了天时地利人和的大好时机。二老的长子，我的老师，北京中医药大学国学院院长张其成，著名的国学家、中医哲学家、文化学家，为我们在各方面做出了榜样。2010年，习近平总书记第一次在澳大利亚发表关于中医药的讲话后，张老师就率先在《中国中医药报》发表了体会文章；前不久，习近平总书记视察中医药企业，鼓励中医药走向世界，张老师也很快在《人民日报》发表了《让中医药走向世界造福人类》的体会。张老师是中国人民政治协商会议全国委员会委员，在大会和平时多次提出中医药发展的议案和建议，发挥了积极作用。张老师讲《易经》，讲《老子》《庄子》，讲《内经》，讲中国传统文化，足迹遍布长城内外，大江南北。

在学校，张老师提议并积极筹备，成立了全国中医药院校第一个国学院并任院长。长期以来，他以深厚的国学、哲学和中国传统文化修养，编著了中医传统文化、中医哲学教材，始终工作在教学第一线，深受学生爱戴。现在，老师正致力于助推中医药文化走向世界。

以上列举的张老师为国家为事业、为学为人的一些点滴，仅是李老张老一家新一代的缩影。这是二老一家和新安医学在新时代的使命担当，是中医药振兴发展的希望。

苟天林：《光明日报》原总编辑，北京中医药大学访问学者。

新安代表，一帖传人
——我的恩师李济仁

仝小林

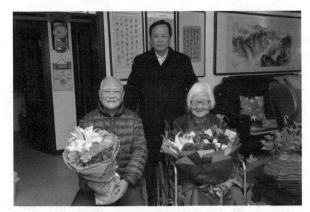

仝小林拜望恩师李济仁、师母张舜华

　　第一次见到李老是在大三的时候，聆听着李老的讲座，演讲席下年轻的我早已为李老深厚的文化底蕴、广博的学识所折服。当长春中医学院程绍恩教授推荐我认识李老时，我便下定决心报考李老的硕士研究生。1982年，我从24位考生中脱颖而出，有幸成为李老的弟子。现在想想，当时真是惊险，如果考得稍微差一点，哪怕是第二名，也无缘投于李老门下了。这或许就是冥冥之中注定我与李老结下不解之缘。

术著岐黄，心涵雨露

　　正式拜师李老后，更是由衷地崇敬老先生的人格魅力、学术造诣和文化内涵。李老是新安医学"张一帖"的第十四代传承人，早年熟读文史经略、诸子百家，奠定了深厚的国学基础，从儒入医后，幼承庭训、耳提面命，尽得"一帖"真传，更是熟稔经典，探幽辟微，发皇古义。深奥晦涩的《黄帝内经》，一经李老讲解顿时豁然开朗，其中的每一条原文，李老都能脱口而出，倒背如流。所以，先生讲课常常不需要看教案，却能每每出口成章，其对《黄帝内经》的理解已不再局限于一本医学经典，而是集医学、哲学、天文、地理、数学、气象、社会学之大成的鸿篇巨制。李老在学术上的殊深造诣深深地感染了我，从那时起我更加努力地研读医典，饱览群书，直至今日仍不减当年之勤勉，先生取法乎上的品质始终是我的榜样，是我前进的动力。

作为新安代表、"张一帖"传承人，李老医术精湛，临床屡起沉疴，疗救奇险。一些"良医不能措其术，百药无所施其功"的世界性顽疾，经李老救治竟获奇效。在先生的门诊内，经常可以看到病者如获新生的感人场面。每于此时，我便愈发理解了李老常说的"天下之至变者，病也；天下之至精者，医也"，更能体会到李老当年立志从医的心境。而最让我感动的是李老坚守不变的高尚医德，虽医名远播，饮誉四海，对待患者却始终细致耐心，无问尊卑，不分贫富，还常常为穷苦患者免费诊治，多少年来一直保持着"张一帖"施医赠药的传统。至今，已近80高龄的李老每年冬夏仍回家乡义诊，服务桑梓，他说做医生要有大仁大爱。《备急千金要方·大医精诚》云："凡大医治病，必当安神定志，无欲无求……若有疾厄来求救者，不得问其贵贱贫富，长幼妍媸，怨亲善友，华夷愚智，普同一等，皆如至亲之想。亦不得瞻前顾后，自虑吉凶，护惜生命。"大医精诚在李老身上得到了最好的诠释。"术著岐黄三世业，心涵雨露万家春"就是著名经学家吴承仕对李老家族的敬仰致辞。

良师益友，情如父子

跟随李老学习是一件很轻松、很愉悦的事情，李老从来不会强迫我们去干什么，总是给我们最大的自由发挥空间，在李老这里，大家都有一种"海阔凭鱼跃，天高任鸟飞"的感觉。于是，我们有机会和皖南医学院西医专业的学生一起学习现代生理学、病理学、统计学，有机会跑到一墙之隔的安徽师范大学聆听凄美的古代诗词，品味深奥的古代汉语，诵读艰涩的外语单词，更有充裕的时间邀游于书的海洋中，上天入地，亘古通今。3年

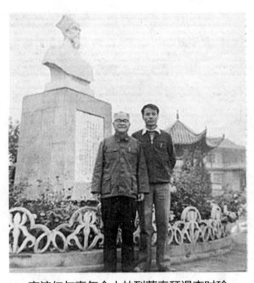

李济仁与青年仝小林到蕲春拜谒李时珍

的积累，让我逐渐步入神秘的中医世界，使我对中医有了更深的认识。这期间，受李老鼓励，我不断地将心得体会述诸笔端，3年里竟也发表了10多篇论文，还在李老指导下完成了《痹证通论》，这是第一部以《黄帝内经》为经，淹贯百家，系统论述痹病的专著，从理论到临床，均具有较强的实践指导意义，当时王玉川、朱良春教授都给予了高度评价。

李老还很注重因材施教，在尊重我们每个人意愿的前提下，充分发掘我们的潜能。喜欢临床内科，李老就让我跟随弋矶山医院西医专业学生一起去病房学习；我的一个师弟酷爱写作，投于李老门下之前就经常写一些文章，李老就鼓励他多写文章，还帮助他在院内学报上发表。临近毕业时，李老会为我们每一个人指引今后的发展道路。我后来报考邹云翔、周仲瑛教授的内科专业博士也是李老很早就给我的建议。

平日闲暇时，我们会经常去李老家，和李老一起品茶、聊天，谈古论今，师母总是给我们做一些美味的小菜，那时候，我们常常海阔天空侃侃而谈，至深夜仍不能尽兴。虽然我们这些研究生都已经是20多岁的大人了，李老和师母仍在生活上给予我们无微不至的关心和照顾，李老说，他早把我们当成他的孩子了。两位老人让我们感受到的是父爱的伟岸、母爱的无私和家的温暖，所以我们师兄弟平日里都喜欢去李老家，无论是失意的时候，还是高兴的时候，那里始终是我们心灵之船停泊的港湾。

现在，我自己也是博士研究生导师，也带了很多学生，对学生的培养仍然像李老当年栽培我们一般，给学生最广阔的驰骋空间，充分发挥他们的主观能动性。现在想来，只有这种方式才是最好的，假如当年李老对我们采取的是填鸭式高压制教育，恐怕今天的我多少会变得木讷呆板。李老真是素质教育的先行者之一啊！

书画陶情，遍历山河

李老酷爱书画，精于鉴藏，工作之余，经常与书画名家、文人墨客读字品画，许多著名书画家如林散之、吴作人等，都是李老的至交好友。李老家中尽藏名家之墨痕画影，每次去先生家，随其品读欣赏，也是我们最大的享受，沉浸其中，心灵净化，神与俱远。他如砚、瓷、木、铜、牙诸器及古籍等，李老也是缀集众美，他常吟念："江声画韵伴医书。"

李老雅爱书画、古玩之外，还喜欢游历山河，经常抽暇踏足山水，寄情天地，他对祖国的一山一水、一草一木寄予了太深的感情。著名书法家葛介屏先生倾叹李老"登五岳名山足迹园林继宏祖，精岐黄鉴古手披图籍踵青莲"。1984 年，李老带我去亳州参加中医会议，一路上我们途经郑州、开封、洛阳、南阳、襄樊、黄石等，辗转到了亳州，每到一处，先生首先带着我去朝拜各个时代的医圣，从华佗、张仲景到李时珍，站在他们的雕像前，联想到医圣们当年悬壶济世的情景，一种神圣的景仰之情油然而生，也更深深地感到自己身上的责任。那次旅程，李老给我讲了许多奇闻轶事，与李老聊天非常轻松，十分尽兴，我再一次为李老渊博的学识所折服。我似乎更加理解了李老多年来对行医济世、精勤不倦、仁心仁术、大医精诚的那种执着的坚守，浓浓的中华情结正是李老的动力所在，作为生长在 960 万平方千米土地上的炎黄子孙，作为几千年中医药文化的继承人之一，还有什么能比这更让人自豪？

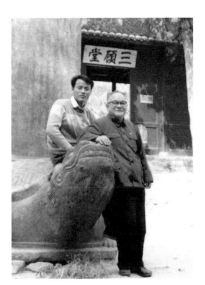

李济仁与学生仝小林

豁达开明，与人为善

李老是一个很开明的人，不仅不会

排斥新事物，反而积极地接纳，《痹证通论》中就融入了许多西医知识，这对于那个年代的家族传承中医来讲，很是难能可贵。即使在子女的教育培养方面，李老也并非固守家规，而是芳菲满堂。二子和女儿继承祖业，长子专于国学，三子研究工学，末子则从生物信息学角度研究中医现代化，都与中医息息相关。

最令人感动的是李老不仅打破家族传承制的教育模式，广泛收徒，还在国家需要的时候，积极响应政府号召，将家传秘方无偿捐献，后又将自己珍藏的孤本《神灸经纶》4 册捐出，供中医古籍出版社出版。中医界的同行几乎都是李老的好友，周仲瑛教授、邹云翔教授、朱良春教授等举办会议或论文答辩时，经常邀请李老作为专家参会，不仅如此，李老作为弋矶山医院为数不多的中医，不没有被排斥，反而非常受尊重，他与著名的神经内科专家刘贻德教授、定量药理学专家孙瑞元教授、本草文献专家尚志钧教授被誉为皖南医学院的"四大支柱"。

李老乐观积极的态度、通达宽广的胸襟使他在面对任何苦难时都能一笑了之，成就了他富有底蕴的多彩人生。2009 年，李老毫无悬念地当选首届国医大师，这也是对李老半个多世纪风雨杏林人生的肯定。

如今，我已硕士毕业 20 余年，但与李老的那份师生情缘却始终割舍不断，在李老门下经历的 1 000 多个日日夜夜至今仍记忆犹新，三年里，李老传授给我的不仅是学术、医术，更是做人做事的道理，这些宝贵的经验和财富令我一生都受益无穷。李老就像我人生中的一座标杆，一盏灯塔，因为这座标杆，我不会迷失方向，有了这盏灯塔，我知道今后的路该如何走。

仝小林：中国科学院院士，中国中医科学院首席研究员。

附仝小林赠恩师李老诗三首:

一、感恩

初出茅庐人李门,新安沃土养医魂。三圣故里求真谛,滋养师徒两代人。传承精华量效起,守正创新始痹论。张氏一帖薪火传,感恩节来唯感恩。

己亥感恩节

注:

三圣:1984 年 11 月,我和李老从芜湖出发,拜谒了华佗、张仲景、李时珍的故里。

量效:"张一帖"治急危重症一帖药奏效,并且在皖南医学院开始研究经方本源剂量。

痹论:在皖南医学院三年和李老合著《痹证通论》,由国医大师王玉川、朱良春作序,草书大家林散之题写书名。

二、赞恩师李济仁先生

古歙灵秀善读书,艰深医理问苦竹。启妙圆通真禅境,知行合一好功夫。

己亥处暑于上海

三、医魂

国医大师李济仁,悬壶橘井效若神。徽州文化为底蕴,新安沃土养医魂。一帖传人十五代,巾帼虎子出将门。十万杏林插满地,程门立雪已无痕。

2011 年冬

注:

一帖:明代新安名医"张一帖"。

还叙当年耳语沐春风

中国中医药报 2019 年 12 月 2 日

阔别许久，2019 年寒冬，三双中医人的大手紧紧握在一起，因激动而略带颤抖。

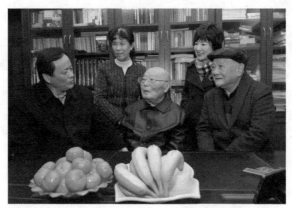

仝小林（左一）聆听两位恩师周仲瑛（右前二）与李济仁（右一）的教诲

这三双手的主人，每一位都书写了中医药历史的篇章。周仲瑛、李济仁——两位首届国医大师；仝小林——中国科学院院士，打破了中医药界 20 年未产生中国科学院院士的纪录，也是继 1955 年萧龙友、承淡安、叶橘泉当选中国科学院学部委员 64 年后唯一一位以中医学为方向的中国科学院院士（1993 年后，学部委员改称院士）。

这一握，凝聚了两代中医人思想的交汇；这一握，见证了两位高龄国医大师的惺惺相惜；这一握，饱含着中医前辈对后学的殷切期待。

促成此次握手的，是这位新晋院士对两位老师的无限感恩之情。

11 月 28 日，在当选中国科学院院士 6 天后，仝小林回到母校，再度聆听两位老师的教诲。

1982年，仝小林从长春中医学院（现长春中医药大学）中医系本科毕业后，跟随李济仁在皖南医学院内经专业继续攻读硕士研究生，1985年，又经李济仁推荐，进入南京中医药大学跟随博士研究生导师邹云翔和周仲瑛继续学习。当年的"初生牛犊"如今已长成"参天树木"，两位老师在高兴之余，也对仝小林提出了新的期待。

李济仁激动地说："仝小林之所以能够在学术上取得累累硕果，有三个方面的原因。第一是'学'，就是善于学习老师学术思想中的精华；第二是'逆'，是拥有叛逆和质疑的精神，不生搬硬套老师的学术思想，而是有自己的创新、变通和思考；第三是'超'，意味着敢于青出于蓝而胜于蓝，超越自己的老师。"

周仲瑛对仝小林动情地说："你突破了'院士关'很不容易，过去对中医的争论和质疑很多，你评上院士，这是难能可贵的事情。如今天时地利、政通人和，你要继续发挥带头作用，在医学方面多加探索，在学术方面多加修养。后来者应该居上，你做到了，望你在新高度继续努力。"

这样的场景，让同行的仝小林院士的学生、中国中医科学院广安门医院主任医师赵林华深深动容，她说："这样的画面值得永远铭记，我看到了两代中医人的传承，感受到中医人对于传承创新发展的责任感。"

在一本珍藏已久的相册里，记录了学生时代的仝小林与李济仁周游各地，拜谒李时珍、张仲景、华佗故里的照片。数十年前的场景历历在目，仿佛还在昨天。

"师徒睽阔相逢，喜融融，何似燕雏归来暖巢中。

学子泪，恩师醉，话情浓。还叙当年耳语沐春风。"

仝小林写下《相见欢·师徒》一词，表达自己再见两位恩师的激动心情。"还叙当年耳语沐春风"，正是对这次握手最温暖的概括。

（徐婧　陈计智／文）

十大验方

紫芝瑶草一镇春风

李白华句

济仁医家瓦翁书

毛主席詠梅卜算子詞云風雨送春歸飛雪
迎春到已是懸崖百丈冰猶有花枝俏俏也
不爭春祗把春來報待到山花爛熳時她在
叢中笑能壯百丈懸崖風雨冰雪壯中送春
之時反笑懸壯叢中俏不爭春則難之又難人
而若此斯可以言革命矣

濟同志屬書謹錄學習主席詩詞筆記一則以應之 蜀人任應秋

著名中医专家任应秋题词

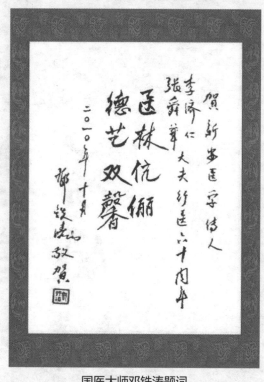

賀新步醫字傳人
李濟仁大夫行醫六十周年
張舜華

醫林伉儷
德藝雙馨

二〇一〇年十月
鄧鐵濤敬賀

国医大师邓铁涛题词

固本定喘汤

组成： 党参 18g，五味子 12g，葶苈子 10g，怀山药 24g，苦杏仁 10g，
白芥子 10g，生龙骨（先煎）30g，生牡蛎（先煎）30g。

功效： 标本兼顾，肺肾同治。

主治：（喘证）虚喘。

病案赏析

汪某，女，39 岁。2000 年 8 月 7 日初诊。

主诉：反复咳嗽气喘 10 年余。

病史：患慢性支气管炎 10 余年，起初每逢冬季发作，咳嗽气喘。以后逐渐加重，发病不分季节，用中、西药治疗初则有效，久则失效。每次病作，必用激素类西药和氨茶碱方可缓解。近因外感暑热而病作，用前药及抗生素仍不能缓解。刻下症见：喘息不得卧，张口抬肩，动则喘甚，伴有微咳，痰黏色白难出，时时恶风，不欲饮食，面部虚浮如满月，舌质淡白，苔薄白，脉沉细略数。

西医诊断：慢性支气管炎。

中医诊断：喘证。

辨证：肺肾气虚。

治法：补肺益肾，化痰平喘。

处方：生龙骨（先煎）、牡蛎（先煎）各 25g，党参 20g，炒白术、葶苈子、白茯苓、桑白皮各 15g，五味子、白芥子、杏仁各 10g，姜半夏

9g。水煎服。

二诊：2000 年 8 月 15 日。服药 5 剂，喘证已缓，咳痰略畅。继用上方加款冬花 10g。

三诊：2000 年 8 月 24 日。服药 7 剂，喘哮大减，咳痰通畅，已能平卧。原方增减，再服 20 余剂，喘哮已平，虚肿全消，饮食日增，诸症消失。

嘱服丸剂善后，药用：西洋参 50g，蛤蚧 2 对，冬虫夏草 10g。上药共为细末，炼蜜为丸，早晚各服 3g，连服 3 个月。随访 1 年，未见复发。

按语

哮喘，属中医"喘证"范畴，是一种气道炎症性疾病，这种慢性炎症致气道高反应性的产生，导致管腔痉挛，管壁增厚、水肿，引起气管管腔狭窄，出现反复发作的喘息、气急、胸闷、咳嗽等症状。哮喘全称为支气管哮喘，是由多种细胞（包括嗜酸性粒细胞、肥大细胞、T 淋巴细胞、中性粒细胞及气道上皮细胞等）和细胞组分参与的气道慢性炎症性疾病。哮喘严重者需要长期用药控制症状，可以选择应用糖皮质激素、抗过敏药物、支气管扩张药等进行治疗。

哮喘实证，其病位在肺，宣肺、化痰、降逆最易中意；哮喘虚证，病久及肺累肾且痰饮内伏，治疗颇为棘手。盖久哮，本虚标实，唯则肺肾俱虚，因而缠绵难愈。近年来，西医常用激素之类，初则效如桴鼓，久则失效。且依赖激素而难以停药。另激素用久，莫不伤肾。患者常有背寒畏冷、颜面虚浮等症状，给治疗带来一定困难，因此，治虚喘必须标本兼顾，肺肾同治。

李济仁、张舜华夫妇临床常用自拟方"固本定喘汤"加减治疗虚喘，每获佳效。寒饮加细辛、干姜；痰热加鱼腥草、桑白皮；痰多加半夏、蛤壳。对激素依赖者取效亦显。

喘之辨证宜细，治之亦各求其本。故在表者当汗；在里者宜下；而心下有水而喘，则又当利其小便也。可以选用小青龙汤、麻黄汤、猪苓汤、桂枝加厚朴杏子汤等。阳虚阴盛喘亦属寒喘，临床以四肢厥逆、脉沉细为特点。《万病回春》卷四说："寒喘者，四肢逆冷，脉沉细也。"治宜温肺散寒，助阳纳气。可用脾肾丸。若复感寒邪，可根据前法治疗。喘证亦可表现出热病症状，如身热，口渴，烦躁，喘逆气粗，张口抬肩，蒸蒸自汗，苔黄，脉数实，乃因外感邪热，熏蒸肺金，与肺中郁热互结，使肺气上逆，呼吸不利，因而为喘。治宜清肺泄热平喘，方用加味泻白散。《医贯·喘论》谓："惟逍遥散加茱连之类，宣散蓄热，得汗而愈；愈后仍以六味地黄，养阴和阳方佳。"

虚喘是指喘证久延，耗伤正气，损及肺、脾、肾诸脏的气喘。临床特点为气喘反复发作，气短乏力，腰酸足软，或有水肿，动则喘甚。《痘疹传心录·喘》认为，喘有虚实不同。虚喘多因体质素弱，喘证久延或大病后真元耗损，致脏气虚衰，肺气失主，肾不纳气而成。《景岳全书·喘促》曰："凡虚喘之证，无非由气虚耳。气虚之喘，十居七八。但察其外无风邪，内无实热而喘者，即皆虚喘之证。若脾肺气虚者，不过在中上二焦，化源未亏，其病犹浅；若肝肾气虚，则病出下焦而本末俱病，其病则深。"虚喘有肺、脾、肾等虚损之异，有阴虚、气虚之别，且多兼夹，而见虚中有实之象，临床须分别轻重缓急，辨证论治。

《医林绳墨·喘》："或有脾之虚者，必先补其脾；肺之虚者，必先理其肺。使土实可以生金，不为胀助喘。金清可以生水，不为气助其急。否则土愈滞，气愈胀，则喘愈胜矣，金愈虚，气愈急，则促愈加矣，气虚气促，喘必太盛，冷汗自出，四肢逆冷，呼吸不能顺利者，必死之兆也，司命者其熟记之。"

临床常见年高病久者，肾阳已衰，症见身寒肢冷，水肿溏泄，小腹胀满，动则更喘，气不接续，如至气逆喘息，气虚不纳，逆而上脱，两足厥冷，甚至额汗如珠，则是垂危之喘，脉沉迟而虚，乃因喘促日久，脾失健运，舌润或胖。水谷不化精微，不能充养肾气；或因劳精耗神，色欲过度，耗伤肾气，气虚不能摄纳以致短气生喘。治宜补肾纳气，方用肾气丸、黑锡丹、脾肾丸、右归饮。《类证治裁·喘症论治》："肾阳虚而气脱，孤阳浮越，面赤烦躁，火不归元，七味地黄丸加人参、麦冬。肾不纳气，身动即喘，阴阳枢纽失交，急需镇摄，肾气汤加沉香。从阴引阳，都气丸入青铅，从阳引阴……阳虚宜温养，参、芪、归、术、茯神、莲子、山药、炙草。"可参斟而选。

本例患者诊断依据可以分为以下几点：

1. 病程达 10 余年之久，久病多致肾气亏虚。

2. 咳嗽、气喘等症反复发作，属典型的肺气亏虚。

3. 喘不得卧、甚则张口抬肩、动则喘甚等属肺肾亏虚，舌质淡白属气虚之象。综合各点，诊断为肺肾气虚型喘证。

李济仁教授认为，该病虽为临床常见病，但欲获良效，确属不易，需全面权衡标本缓急。本案患者既往有长达 10 余年的慢性支气管炎病史，病情反复，一旦发作，甚则张口抬肩，动则喘甚。故李老在固本定喘汤的基础上予以化裁，以扶正为主，加强祛痰平喘之效。诚如《东医宝鉴·喘证》引东垣说；"平居则气平和，行动则气促而喘者，是冲脉之火上攻也。有老人素有喘，或吐唾血痰，平居则不喘，稍行动则气促喘急，以滋肾丸空心服七八十丸，其证大减，此泄冲脉之邪。"其病久，多虚喘。故在后期用西洋参、蛤蚧、冬虫夏草共伍，炼蜜为丸以善后。随访未见复发，可见用药之精准，辨证论治之速效。

参考文献

[1] 李艳.国医大师临床经验实录：国医大师李济仁 [M].北京：中国医药科技出版社，2011:77.

[2] 李艳.李济仁医论医验选集 [M].北京：科学出版社，2011:213.

[3] 卢祥之.国医大师李济仁经验良方赏析 [M].北京：人民军医出版社，2012:111-112.

归芎参芪麦味汤

组成： 当归、潞党参、丹参各 15g，川芎、五味子各 10g，黄芪 20g，麦冬 12g。

功效： 补血行血养血，益气补中祛瘀。

主治： 冠心病气虚络瘀证。

病案赏析

张某，男，50 岁。

主诉：发现冠心病 5 年余。

病史：患者 5 年前发现患有冠心病，心电图示"冠状动脉供血不足，陈旧性心肌梗死，左心室劳损"，胸片示"主动脉增宽"。曾经中、西医治疗，效果均不显。刻下症见：心痛彻背，胸闷气短，伴有心慌，汗出，背寒肢冷，面色不华，夜卧不安，舌质淡，苔薄白，脉沉细。

西医诊断：冠心病。

中医诊断：胸痹。

辨证：心气不足，胸阳不宣。

治法：补气益阳，温经通络。

处方：当归、潞党参、紫丹参各 15g，川芎、五味子、附子、枳壳、枳实各 10g，黄芪 30g，麦冬 12g，桂枝 9g。水煎服。

药进 5 剂，心痛、胸闷略减，然活动后仍觉心慌、纳少。知其久病体亏，胃气亦见衰弱。守方再增大补气之力，潞党参易为红参（炖服）8g，又加炒白术10g，以健脾、益胃。服药5剂，心慌已止，胃气复苏，纳增，再进10剂以善其后。旬后随访，病情控制，复查心电图较前明显好转。

📋 **按语**

　　冠心病是冠状动脉粥样硬化性心脏病的简称。本病是由于冠状动脉粥样硬化，使血管腔狭窄或堵塞，导致心肌缺血缺氧而引起的。冠状动脉是环绕心脏的血管，负责给心肌供应血液，使心脏得到日常所需的氧气及营养。若冠状动脉狭窄，甚至闭塞，致使冠脉循环发生功能性或器质性的改变，引起冠状动脉血流与心肌需求之间的不平衡，则出现心肌缺血性损害，随之产生一系列的症状。高脂血症、糖尿病、高血压常与本病的发生有关。临床上冠心病可有心绞痛、心律失常、心力衰竭、心肌梗死等表现，甚至可发生猝死。据世界卫生组织的分型标准，冠心病的临床类型包括心绞痛、心肌梗死和猝死。其中，心绞痛又可分为劳力性心绞痛和自发性心绞痛。冠心病的病机多为本虚标实，虚实夹杂。其本为心、脾、肾亏损，其标为瘀血痰浊。李老对各种类型的冠心病，均以自拟"归芎参芪麦味汤"加减施治，每收良效。方中当归专擅补血，又能行血，养血中实寓活血之力，与川芎配伍，益增活血祛瘀、养血和血之功，故推为主药；党参、黄芪健脾益气补中，实为治本求源之施，辅主药以共同扶正；丹参长于治瘀活血，于冠心病确有佳效；麦冬养阴益肾、润肺清心；又取五味子以益气生津。另加入桂枝、附子、枳壳、枳实等温阳、散寒、止痛、破气，全方共奏补气益阳、温经通络止痛之功。

　　临床上有因心脾阳虚、气滞痰阻、心失肾阳温煦所致心绞痛，症见心悸心慌，心中惕惕而动，阵发性气喘，体乏无力，畏寒胸闷，气短自汗，舌淡或有瘀点，苔薄白，脉细弱或虚大无力。李济仁教授认为治当益气温阳，开痹通络。喜用归芎参芪麦味汤加大黄芪用量，潞党参易为人参，阳虚征象明显者则加桂枝、附子。若阳虚甚重，或寒邪复袭，致气机痹阻，引发心肌梗死、急性循环衰竭、急性左心功能不全，症见心前区或胸骨后猝然疼痛而剧烈，伴冷汗烦躁，面色苍白，胸闷气短，四肢逆冷，甚则晕厥，脉沉滑或结代，舌暗紫，苔白滑，则当先急服苏合香丸以温通开窍，再以归芎参芪麦味汤加失笑散、四逆汤化裁。厥证之治稍有延迟，则易致厥甚汗出而心阳衰弱，即心源性休克。症见心前区持续剧烈疼痛，伴有喘闷气短，心悸冷汗，面色苍白，四肢厥冷，唇指青紫，恐惧不安，脉沉细或结代或脉微欲绝，舌质紫暗而干，苔少或无。治当速以固脱救逆，以四逆汤、独参汤应其急，病缓阳回则用归芎参芪麦味汤合四逆散调治固本。

归芎参芪麦味汤的功效是益气补中祛瘀，临床上主治冠心病，尤要注意行瘀。胸痹多有心脉不畅，心血瘀阻，心失所养，久之导致血瘀，血瘀又可痹阻心脉，从而加重病情，出现其他的临床症状。总之，治疗胸痹，活血化瘀是非常重要的方法。

近代医家也有不同的认识和理念。如蒲辅周先生临床将心绞痛分为心气虚痛型和心气痛夹痰湿型。治疗心气虚痛型，强调心气不足，营卫不调，痰湿阻滞。因心主营，营不调则卫亦滞，故重在通心气以调营卫，主用人参、茯神、川芎、丹参活血养心气为主。治疗心气痛夹痰湿型，以温脾利湿、和胃祛痰为主，药用薤白、厚朴、陈皮、麦芽、石菖蒲、法半夏等。

上海名医颜德馨先生倡导"久病必有瘀"。其活血化瘀疗法是以活血药物为基础，配合其他功效药物，按照君、臣、佐、使组成方剂。疾病的发生主要由于人体气血失调，阴阳失衡，治疗的目的在于恢复平衡。将活血化瘀法分为"十法"，包括理气化瘀法、散寒化瘀法、清热化瘀法、通络化瘀法、祛痰化瘀法、软坚化瘀法、攻下化瘀法、止血化瘀法、益气化瘀法、育阴化瘀法。分型细致，治疗方案操作简便，效果显著。

参考文献

[1] 卢祥之.国医大师李济仁经验良方赏析[M].北京：人民军医出版社，2012:121-123.

[2] 熊煜，李艳，储成志，等.归芎参芪麦味汤联合西药治疗胸痹临床观察[J].新中医，2016，48（7）:12-13.

[3] 李艳．国医大师临床经验实录：国医大师李济仁 [M]．北京：中国医药科技出版社，2011:78-81.

[4] 张贵才．薪火传承张一帖 [M]．合肥：合肥工业大学出版社，2015:121-125.

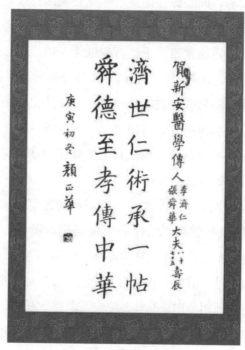

国医大师颜正华题词

苦参消浊汤

组成： 苦参 20g，熟地黄、山茱萸各 15g，怀山药、萆薢、车前子各 20g，石菖蒲、乌药、益智仁、炮山甲各 10g。

功效： 益肾阳精，补肾固涩。

主治： 膏淋，尿浊，乳糜尿。

病案赏析

王某，女，35 岁。1989 年 8 月 4 日初诊。

主诉：小便浑浊如滋水，反复发作 3 年余。

病史：患者小便浑浊反复发作 3 年余，本次发作 1 个月余。刻下症见：尿道血块瘀阻，小溲浑浊，面淡少华，形销肉减，神疲少言，腰背酸软，眠差，纳谷寡味，舌淡红，苔薄白，脉细。尿常规：红细胞 3+，白细胞 1+，蛋白 1+。尿乳糜试验阳性。

西医诊断：乳糜尿。

中医诊断：尿浊。

辨证：脾肾不足，湿热下注。

治法：健脾益肾，清热祛湿。

处方：苦参 20g，熟地黄、山茱萸各 15g，怀山药、萆薢、车前子各 20g，石菖蒲、乌药、益智仁、炮山甲各 10g。水煎服。嘱其将薏苡仁、芡实、红枣熬粥服用。三餐皆食炒芹、荠二菜。

二诊：1989 年 8 月 12 日。诉小溲转清，神振纳增，唯腰酸如故。患

155

者工作无暇，熬药不便，乃嘱其遵乳糜食疗汤意，每日熬粥饮，餐餐炒菜为食。

如此善后调理，1 个月后形体渐丰，病告痊愈。随访 1 年，疗效巩固。

📋 按语

乳糜尿是因乳糜液逆流进入尿中所致，外观呈不同程度的乳白色，尿乳糜试验可阳性。如含有较多的血液则称为乳糜血尿。乳糜尿的特征是小便浑浊如乳汁，或似泔水、豆浆，故名乳糜尿。发病年龄以 30～60 岁为最高。乳糜尿的发病原因，目前认为是胸导管阻塞，局部淋巴管炎症损害，致淋巴液动力学改变，淋巴液进入尿路，发生乳糜尿。《医学心悟·赤白浊》认为浊因有二：一由肾精虚败，一由湿热渗入膀胱。本案患者素体虚弱，劳则尿浊，迁延多年。发则小便浑浊，时如泔浆，时如炼脂，伴有神疲乏力、面色无华、纳谷寡味，当为肾精虚败，先天伤及后天，脾失运化，湿邪内生，久蕴成热，精微不摄，随尿渗之。如《时方妙用·赤白浊》曰："浊者，小水不清也，方书皆责之肾，今则求之于脾。脾土之湿热下注，则为浊病，湿胜于热则白，热胜于湿则赤。"《医学正传·便浊遗精》亦云："夫便浊之证，因脾胃之湿热下流，渗入膀胱，故使便溲或白或赤而混浊不清也。"

本案患者小便浑浊 3 年余，眠食俱废，神疲乏力，面容憔悴。四诊合参，辨证为脾肾不足、湿热下注，治当健脾益肾、清热祛湿。方中山茱萸、怀山药、益智仁、熟地黄、薏苡仁、芡实、红枣有健脾益肾之效，其中薏苡仁性味甘、淡、凉，归肺、脾、胃经，善利水渗湿，健脾止泻；苦参、车前子、萆薢、石菖蒲共奏清热祛湿之功。本案治疗妙在"药食同用，粥菜同食"，更配以芹菜、荠菜同食。《本草纲目》言芹菜"性滑利"，有清热利尿之效。荠菜有和脾健胃利水之效，《南宁市药物志》载其有治乳糜尿之功，故予以炒菜为食，缓缓图之，以至痊愈。

参考文献

[1] 李艳，李梢，李标.苦参消浊汤在辨治乳糜尿中的应用[J].安徽中医学院学报，1992，11（2）:28-29.

[2] 李艳.李济仁临床医案及证治经验[M].北京：科学出版社，2019:73-84.

[3] 李艳.李济仁医论医验选集[M].北京：科学出版社，2011:243.

[4] 张文康.中国百年百名中医临床家：李济仁　张舜华[M].北京：中国中医药出版社，2011:83-85.

[5] 张贵才.薪火传承张一帖[M].合肥：合肥工业大学出版社，2015:204-212.

[6] 李艳.国医大师临床经验实录：国医大师李济仁[M].北京：中国医药科技出版社，2011:66-70.

慢性胃炎方

组成： 炒白术 15g，台乌药 15g，广木香 15g，茯苓 15g，佛手 9g，制香附 15g，蒲公英 20g，煅瓦楞子（先煎）20g。

功效： 理气和胃，制酸止痛。

主治： （胃痛）脾胃不和，气滞疼痛；脾胃湿热或肝气郁结、横逆犯胃致气血不运的胃脘痛。慢性胃炎、慢性非萎缩性胃炎、慢性胆囊炎等证属肝脾失调、湿热内蕴者可在本方基础上加减。

病案赏析

姚某，女，57岁。2019年7月2日初诊。

主诉：胃脘胀痛6个月余。

病史：患者6个月前不明原因出现胃脘胀闷不适，2019年6月19日在芜湖市中医医院行胃镜检查，提示"慢性胃炎"，病理提示"隆起性糜烂性胃炎"（报告未见）。刻下症见：胸闷气短，胃胀甚，饱食或饥饿加重，头晕如坐舟船，天旋地转，畏寒，每受凉或刺激性饮食则易致大便不成形，舌淡红有裂纹，苔白厚，脉沉数弦。平素情绪低落，易生闷气，偶有咳嗽咳痰，纳眠尚可。

西医诊断：糜烂性胃炎。

中医诊断：胃痛。

辨证：肝脾不调，气滞疼痛。

治法：疏肝健脾，和胃止痛。

处方：煅瓦楞子（先煎）、蒲公英、郁金各20g，炒白术、茯苓、乌药、制香附、木香、厚朴、浙贝各15g，佛手、柴胡、九香虫各9g，鸡内金25g。水煎服。嘱其避免生冷刺激性饮食，调畅情志。

二诊：2019年8月27日。服上药后胃痛基本消失，胃部不适好转，仍有空腹时胃胀，头晕，如坐舟船，天旋地转。畏寒好转，仍胸闷气短，饮食、睡眠、二便可。舌淡红有裂纹，苔白厚，脉沉弦。守上方去柴胡，加白及、白重楼以清热解毒，继服7剂。

📋 按语

胃痛亦即胃脘痛，古称心下痛或心痛，以胃部经常发生疼痛为主症。如《灵枢·邪气脏腑病形》指出："胃病者，腹膜胀，胃脘当心而痛。"《外台秘要·心痛方》曰："足阳明为胃之经，气虚逆乘心而痛，其状腹胀归于心而痛甚，谓之胃心痛也。"胃痛的主要部位在胃脘近心窝处，痛时可牵连胁背等处，或兼见恶心呕吐、嗳腐吐酸、大便溏薄或秘结、胸脘胀满等症。

新安医家李济仁教授根据自己常年的临床经验，精准辨证，认为胃痛与脏腑功能失调有关，尤与胃、肝、脾密切相关，该病往往虚实并见，寒热错杂。李济仁教授认为"久病胃薄，以顾后天为急务"，常常教导学生治疗久病患者，尤其脾系病证，一定要顾护胃气。

李济仁教授根据其多年的临床经验，自拟治疗胃病的经验方——慢性胃炎方。该方从新安固本培元理论出发，以炒白术为君药，增强健脾益气之功，同时谨守中医五行相生相克理论，认为肝木易克犯脾土，故临证多取行气疏肝、散寒止痛之台乌药为臣，辅之以广木香、佛手、制香附为佐药，加强理气之功。再加入鸡内金、九香虫、煅瓦楞子、海螵蛸等，以消食制酸、行气止痛。考虑本案患者伴有大便不成形，遂加入茯苓利水渗湿、健脾；患者平素情绪低落，遂加入柴胡、郁金行气解郁；另加入厚朴、浙贝降气化痰止咳。

　　西医之"慢性炎症"所引起的充血、水肿、渗出等组织变化多与中医的湿热有类似之处，李老告诫后生，在临床中，不仅要学中医，还要好好学习西医，这样方可中西医结合，取长补短，疗效更佳。故多取清热解毒、祛湿热之蒲公英。若湿热停滞脾胃，则易出现泛酸、恶心等症，多取煅瓦楞子制酸止痛。全方有补有泻，符合"张一帖"之"通、补"理论。

参考文献

[1]　张贵才. 薪火传承张一帖 [M]. 合肥：合肥工业大学出版社，2015：102.

[2]　李艳. 李济仁临床医案及证治经验 [M]. 北京：科学出版社，2019：20.

[3]　李艳. 李济仁医论医验选集 [M]. 北京：科学出版社，2011：220.

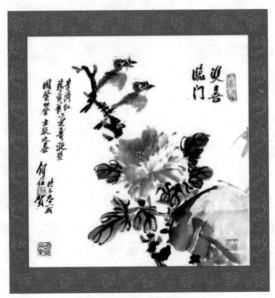

国医大师何任赠画

蛋白转阴方

组成： 黄芪 50g，潞党参、石韦、白茅根各 20g，炒白术、川断、金
樱子、诃子肉、覆盆子、乌梅炭、川草薢、墨旱莲各 15g。

功效： 健脾补肾，收敛固涩。

主治： （水肿）脾肾两虚。脾肾亏虚所致的蛋白尿等。急慢性肾
炎、肾病综合征等证属脾肾亏虚者可在本方基础上加减。

📋 病案赏析

陶某，女，26 岁，农民。2017 年 9 月 5 日初诊。

主诉：妊娠后期周身严重水肿 3 周。

病史：患者病起于妊娠 37 周时，周身严重水肿，遂至宣城地区医院
住院治疗。血压 160/90mmHg。尿常规示：蛋白 4+，红细胞 2+，白细胞少
许，颗粒管型 2+。生化示：血浆总蛋白降低，胆固醇 7.23mmol/L，三酰
甘油 2.4mmol/L。经应用利尿药、糖皮质激素、卡托普利、双嘧达莫等对
症治疗后水肿减轻。足月自然分娩后血压正常，但复查尿蛋白 4+、红细胞
2+、颗粒管型 1+，遂就诊于李老。刻下症见：全身水肿，尤以双下肢为
甚，按之凹陷不起，小便不利，腿膝酸软，纳呆腹胀，便溏，舌质淡红，
苔薄白，脉弦细。

西医诊断：妊娠高血压。

中医诊断：水肿。

辨证：脾肾两虚。

治法：健脾补肾，收敛固涩。

处方：黄芪 50g，潞党参 20g，炒白术 15g，川断 15g，金樱子 15g，诃子肉 15g，覆盆子 15g，乌梅炭 15g，川萆薢 15g，石韦 20g，白茅根 20g，墨旱莲 15g，猪苓、茯苓各 20g，绞股蓝 20g，煅龙骨、煅牡蛎各 20g，车前子、车前草各 15g。水煎服。

二诊：2017 年 10 月 8 日。服药 20 余剂，尿蛋白转阴。继续服药 30 余剂，诸症全消。复查尿常规、血脂均正常。随访 1 年未复发。

📋 按语

蛋白尿是急慢性肾炎、肾病综合征的一个常见临床症状，中医学中虽没有针对蛋白尿的专门论述，但由于此病使人体内蛋白质大量丢失，而使血浆蛋白降低，进而出现全身浮肿、气短乏力、腰痛等症状，故属中医"水肿""虚劳""腰痛"范畴。蛋白尿是慢性肾炎最常见的临床表现，也是慢性肾炎严重程度的判断标志之一。

如何改善肾脏功能和消除蛋白尿，直接关系着本病的发展和预后。因为尿蛋白漏出过多，不仅可造成肾小球系膜细胞和上皮细胞损害，也会加重肾小管间质局部缺血、缺氧及肾小球硬化的发生与发展。大量的临床和实验研究发现，尿蛋白本身具有肾毒性，是进展性肾衰竭一种持久、独立的恶化因素，是慢性肾脏病预后不良的重要标志之一，所以减少和消除蛋白尿，是保护肾脏功能的重要措施之一。临床上，为控制蛋白尿，患者要常使用糖皮质激素及免疫抑制剂等，这样就不可避免地会带来一定的不良反应，甚至引起严重的并发症，使病情加重。根据蛋白尿的特点及相关病因病机的发展而引申之，中医认为脾气散精，灌注一身，脾虚则不能运化水谷精微、上输于肺而布运全身，水谷精微更与湿浊混杂，从小便而泄；肾主藏精，肾气不固，气化蒸腾作用因而减弱，致精气下泄，出于小便而为蛋白尿。取此二端，可见脾肾不足是产生慢性肾炎蛋白尿的关键。故临床以辨证论治为主，结合针对这一病理机转的专方专药，是治疗慢性肾炎蛋白尿的一条重要途径。方中重用黄芪、党参、白术，健脾益气为主药治其本；辅以川断、金樱子、诃子肉、覆盆子、乌梅炭，补肾壮腰，收敛固涩，以防蛋白质的大量流失；川萆薢、石韦利湿清热，分清泌浊；白茅根、墨旱莲凉血止血治其标。综合全方共奏健脾补骨、收敛固涩之功。临床应用时再结合具体病情，化裁治之。

参考文献

[1] 李艳．国医大师李济仁治疗慢性肾炎蛋白尿经验 [J]．中华中医药杂志，2010，25（1）：83-86.

[2] 李艳．李济仁临床医案及证治经验 [M]．北京：科学出版社，2019：60.

[3] 李艳．李济仁医论医验选集 [M]．北京：科学出版社，2011：232.

[4] 张贵才．薪火传承张一帖 [M]．合肥：合肥工业大学出版社，2015：190.

[5] 李艳．国医大师临床经验实录：国医大师李济仁 [M]．北京：中国医药科技出版社，2011：75.

[6] 卢祥之．国医大师李济仁经验良方赏析 [M]．北京：人民军医出版社，2012：68.

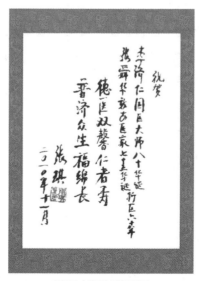

国医大师张琪题词

灵菌退黄汤

组成： 茵陈 30~60g，威灵仙 15~30g，大黄（后下）9g，龙胆草 9g。

功效： 利胆退黄，解毒分消。

主治： （黄疸）肝胆湿热。湿从热化，熏蒸肝胆，致胆汁不循常道、熏染肌肤而发为黄疸。急慢性肝炎可在本方基础上加减。

病案赏析

朱某，男，29 岁，工人。2017 年 3 月 5 日初诊。

主诉：面目、肌肤黄染 4 天。

病史：患者 4 天前感浑身不适，恶寒发热，神困肢软，食欲不振，欲呕不出，厌恶油腻，胁痛，面目、肌肤黄染，溲黄便结。

查体：体温 38.4℃，血压 136/90mmHg。腹软，肝于肋缘下 2cm 可触及，质软，有压痛。苔黄腻，脉滑数。

实验室检查：血清麝香草酚浊度试验 6U，谷丙转氨酶 520U/L，凡登白试验呈双相反应，黄疸指数 66μmol/L。

西医诊断：急性肝炎。

中医诊断：黄疸。

辨证：湿从热化，熏蒸肝胆。

治法：清热祛湿，通腑利胆。

处方：绵茵陈 40g，威灵仙 20g，板蓝根 20g，紫丹参、炒柴胡、矮地茶、虎杖各 15g，龙胆草、制大黄（后下）、广郁金各 9g。水煎服。

二诊：2017 年 4 月 20 日。服药 5 剂，肤黄见淡，呕恶已止，热退身爽，食欲渐增，余恙同前，仍宗上方加猪苓 9g，药服后即卧。

三诊：2017 年 4 月 24 日。黄疸消退，胁痛亦除，食欲大增，溲清便畅，脉舌如常。查体：肝于肋缘下 1cm 可触及。实验室检查结果均在正常范围。拟原意稍去渗湿药，以防苦寒伤胃，略增扶正之品，以获脾健营和之效。二诊方去矮地茶、龙胆草、虎杖，加太子参 15g、当归 12g、赤白芍各 9g，服 10 剂诸症悉除。

📋 **按语**

黄疸的主要表现是目、身、小便黄，是临床的一个常见症状，很多肝胆疾病乃至血液疾病都可引起黄疸。中医学以症立病，《卫生宝鉴》将黄疸分为阳证、阴证两大类，后世多称"阳黄""阴黄"。急黄多指阳黄中的急重症。论阳黄之病因，皆因湿从热化，熏蒸肝胆，致胆汁不循常道、熏染肌肤而发病。故急黄治疗大法当以清热利湿为主，投药再据湿、热之轻重而化裁。

灵茵退黄汤是李济仁教授治疗各型黄疸的基本方。以威灵仙、茵陈为主药，两味药的配伍药量比例是 1∶2。威灵仙味辛、咸，性温，有毒，性猛急，走而不守，能宣通十二经络，以走窜为能事，凡积湿停痰、血凝气滞诸实之证皆宜之。临床报道其治疗急性黄疸型病毒性肝炎效佳，实为治黄之要药。茵陈味辛、苦，性凉，善利胆、利尿、退黄，《名医别录·茵陈蒿》曰："主治通身发黄，小便不利，除头热，去伏瘕。"二药配伍，寒温并用，消利合剂；佐以大黄苦寒攻逐之品，泻热毒、破积滞、行瘀血；配龙胆草苦寒清泻肝火，并擅长清湿中之热，与主药相伍可泻热中之湿。四味共剂，温、清、消咸宜，共奏利胆退黄、解毒分消之功。退黄验方，变通灵验。本案方药再入虎杖、广郁金，加强退黄作用；考虑患者瘀热较重，再入炒柴胡、板蓝根、矮地茶、紫丹参，祛瘀退热凉血。本案患者系重症黄疸型肝炎，故重用茵陈，意在急则治标，使湿热之邪迅速从小

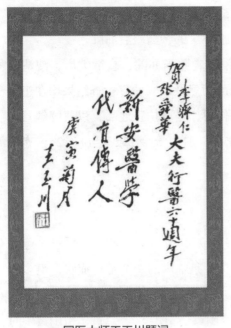

国医大师王玉川题词

便而解。在服法上，李老根据"人卧则血归于肝"之论，认为药物有效成分吸收入血，流入肝，血流量越多，则药物在肝内的有效浓度相应增高，疗效也就越大，故嘱患者睡前服药或药后即卧。

凡因胆石症引起的黄疸，李济仁教授酌加芒硝（冲服）9g、枳实10g、生鸡内金12g、金钱草60g，以软坚化石、荡除积秽。凡胆道蛔虫而致黄疸，于灵茵退黄汤中加用苦楝根、苦楝皮各10g，乌梅30g，槟榔10g，延胡索10g，以增强驱蛔安蛔、解痉缓痛之功。凡胆道感染而致黄疸，于灵茵退黄汤中酌增金银花20g、蒲公英20g、牡丹皮10g、黄芪20g、白芷10g，以利解毒清热，托毒排脓。因肝炎所致黄疸，于灵茵退黄汤中酌加贯众10g、矮地茶10g、板蓝根12g、虎杖10g、荔枝核10g，以养肝护肝，排除病毒。本病"毒"为致病之因，"瘀"为病变之本，治之非重剂解毒化瘀难以挽回正气，多祛一分瘀毒，则多挽一丝正气，挽一丝正气，则多一线生机。

参考文献

[1] 李艳.国医大师临床经验实录：国医大师李济仁[M].北京：中国医药科技出版社，2011:70.

[2] 李艳.李济仁医论医验选集[M].北京：科学出版社，2011:227-231.

[3] 张贵才.薪火传承张一帖[M].合肥：合肥工业大学出版社，2015:113-121.

[4] 卢祥之.国医大师李济仁经验良方赏析[M].北京：人民军医出版社，2012:57-58.

乳糜食疗汤

组成：薏苡仁 18g，芡实 15g，大枣 6 枚，芹菜 25g，怀山药 20g，莲子 20g。

功效：健脾补虚，清热渗湿。

主治：（尿浊）脾虚湿热。

病案赏析

王某，女，35 岁。2019 年 5 月 6 日初诊。

主诉：小便浑浊 2 年。

病史：患者素体瘦弱，劳则尿浊，已历多年。近因操劳家务，又饮食不慎，旧恙复萌。刻下症见：小便浑浊，时如泔浆，时如炼脂，眠食俱废，神疲乏力，面容憔悴，舌质淡，脉沉细。

西医诊断：慢性肾小球肾炎。

中医诊断：尿浊。

辨证：脾肾两虚，湿热下注。

治法：健脾补虚，清热渗湿。

处方：苦参 20g，山茱萸、熟地黄各 15g，车前子、川草薢、山药各 20g，益智仁、石菖蒲、乌药各 10g。水煎服。

食疗方：嘱患者将薏苡仁、芡实、大枣、淮山药、莲子熬粥服食，并多食炒芹菜。

📋 **按语**

李济仁教授认为此病为肝肾不足、湿热下注，故见小溲色浑也。病久肾亏，其症神疲腰酸，面容憔悴。当拟健脾益肾，清热祛湿，以冀标本兼顾。投之"苦参消浊汤"加减：苦参、山茱萸、山药、车前子、萆薢、益智仁、石菖蒲、熟地黄、乌药。并嘱其遵乳糜食疗汤意，将薏苡仁、芡实、大枣、淮山药、莲子熬粥服食，并多食炒芹菜。7天后复诊，诉小溲转清，神振纳增，唯腰酸如故。患者上班无暇，熬药不便，唯日日熬粥为饮，餐餐炒菜为食。如此善后调理，1个月后形体渐丰，病告痊愈。随访1年，疗效巩固。

本案方药主药苦参既能益肾养精，又能清热、祛湿、杀虫，标本双顾，可谓治乳糜尿之要药。历代本草均载其杀虫之功，《本草衍义补遗》云："苦参能发补阴气"，李时珍云："苦参、黄柏之苦寒，皆能补肾……又能治风杀虫"。取六味地黄丸中三味补药为基础：熟地黄滋腻补肾，养阴益血；山茱萸补肝肾、益精气、壮元气，涩精止遗，使精气不得下流，为关键要药；重用山药双补脾肾，使脾健肾强，以固其本。以萆薢分清饮温肾化气、去浊分清：川萆薢利湿清浊；石菖蒲通窍而分利小便；益智仁温补脾肾，固精止遗而缩小便；乌药温肾缩尿，理气散寒，止痛；更佐车前子清热利尿通淋。薏苡仁、芡实、大枣熬粥服食健脾益肾，顾护胃气。芹菜、荠菜有降血压的功效且属于粗纤维类食物，可减轻肾脏负荷。诸药合用，标本兼治，疗效彰显。

乳糜食疗汤使用灵活，可以熬粥食用，或作菜肴，或煎汤服。方歌：苡仁芡枣乳糜疗，尿浊脾虚效更高。芹菜煎汤当水饮，清除湿热病邪消。怀山莲肉熬成粥，长服养生胜醴醪。食疗汤对乳糜尿有一定的辅助治疗作用，经多例临床观察，与不食此汤的对照组相比，疗效提高明显，病程缩短。

此外，还有两则食疗方，可供一用：

1. 生向日葵子治疗乳糜尿

生向日葵子（无壳）30g，煮一碗带汤吃下，每日2次，连用7日。

忌海带、酒、动物肝脏。

2. 白茅根治疗乳糜尿

取干白茅根 100g，加凉水 500ml，浸泡 30~60 分钟。置于火上煮沸约 3 分钟，取下放凉，再煮沸 2 分钟，取下放凉，第三次再煮一沸即可取下，过滤，备用。每日 1 剂，分 3~5 次温服。一般 1 周可收明显效果。服至小便正常后，休息 3~5 日，再照上法服 5~7 日。痊愈后可食用高脂肪食物试验，若食后尿常规检查正常即为临床治愈。

参考文献

[1]　张贵才. 薪火传承张一帖 [M]. 合肥：合肥工业大学出版社，2015:102.

[2]　卢祥之. 国医大师李济仁经验良方赏析 [M]. 北京：人民军医出版社，2012:121.

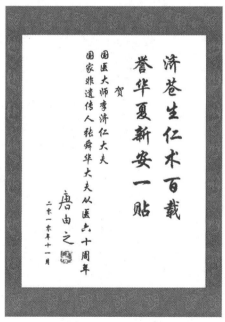

国医大师唐由之题词

阳痫汤

组成： 石决明（先煎）30g，赭石（先煎）30g，青礞石（先煎）30g，石菖蒲20g，炙远志20g，首乌藤40g，郁金15g，干地龙15g，天麻15g，钩藤15g，生大黄15g，生铁落50g。

功效： 镇肝息风，清热化痰。

主治： 癫痫。

📋 病案赏析

吴某，男，18岁。2013年5月12日初诊。

主诉： 间断突发昏仆、抽搐吐沫10年余。

病史： 患者10年前无明显诱因间断突发昏仆，四肢抽搐，口吐白沫。近1年症状加重，每6～7日即大发作1次，甚则昼夜发病1～2次。发病前有头痛幻视，继则突然昏倒，不省人事，惊叫如羊吼，抽搐吐沫，目睛上视，牙关噤急，常咬破唇舌。持续3～5分钟后，渐醒如常人，仅感倦怠无力。发病以来一直服西药苯妥英钠，但仍时有发作。平素性情急躁，心烦失眠，口苦咽干，便秘，舌质红，苔薄黄，脉弦略滑。

西医诊断： 癫痫。

中医诊断：（痫证）阳痫。

辨证： 肝风内动，痰热上扰。

治法： 镇肝息风，清热化痰。

处方： 石决明（先煎）30g，赭石（先煎）30g，青礞石（先煎）30g，

170

石菖蒲 20g，炙远志 20g，首乌藤 30g，广郁金 15g，干地龙 15g，天麻 10g，钩藤 30g，生大黄（后下）15g，紫丹参 20g，全蝎 6g。15 剂，水煎服，日进 1 剂。

二诊：2013 年 5 月 28 日。药进 15 剂，诸症大减，服药期间仅发作 1 次，时感口苦，咽干。守上方加龙胆草 10g、柴胡 10g，以增清肝泻火之力。15 剂，水煎服。

三诊：2013 年 6 月 17 日。再进 15 剂后，未见病发。停汤剂，续服验方"加减止痫丹"，早、晚各 3g。

服药后 2 个月未发病，同时苯妥英钠逐渐减量至停服，间服"加减止痫丹"，1 年未发病。停药观察，随访 10 年，一切正常。

按语

癫痫不论病因如何，均以病程中有反复发生的大脑神经元过度放电、大脑电脉冲失去平衡所致的暂时性中枢神经系统功能失常为特征，以肌肉抽搐和 / 或意识丧失为主要表现，另外还可表现为感觉、行为、自主神经功能等方面障碍。

癫痫多由风、火、痰、瘀为患，根据发病机理，常采用定痫息风、平肝泻火、祛痰开窍、活血化瘀等治疗方法。

风主动摇，故抽搐、痰迷心窍而神昏。癫痫的产生常由于机体气血不和，血不和则肝失所养，容易内动生风，气不和则上逆化火、炼液成痰，容易形成痰火相搏、迷闭孔窍，痰可化热、热盛化火、火极生风，因此，定痫息风成为治疗癫痫的常法。

李济仁、张舜华教授治疗痫证，先分阴阳。阳痫多呈大发作，成年人居多，急则治标，治以镇肝息风、清热化痰，常用自拟"阳痫汤"治疗。本案药用石决明、赭石、青礞石、石菖蒲、炙远志、首乌藤平肝潜阳，坠痰下气，开窍豁痰，祛风；天麻、钩藤息风定惊，清热平肝；生大黄、丹参、郁金凉血泻热破瘀；运用虫类药全蝎、干地龙搜风，发挥良好的息风镇痉作用。

另附其他证型的治法：

1. 平肝泻火　癫痫属神志疾病，火热炽盛常是其主要的诱发因素。大凡五志过极或房劳过度而郁火内生，郁火忧思可生肝火，房劳伤肾，肾阴不足，因肾水不济，而心火过盛，火邪一方面炼熬津液，酿成热痰，另一方面触动内伏痰浊，使痰随火升，郁滞之气不得泄越，化火升腾，阻蔽心包，而使癫痫发作，故平肝泻火也是治疗癫痫的常用方法之一。

2. 祛痰开窍　痫证之作主要由痰浊、痰聚所致，古有"无痰不作痫"之说，痫由痰起，故治痫必先祛痰。痫证之痰与一般痰邪有所不同，具有随风气而聚散和胶固难化的特征，患者每有积痰于内，若遇惊恐、饮食失节、劳累、高热等情况，"以致脏气不平、经络失调，一触积痰，厥气风动，卒焉暴逆，莫能禁止"。痰为津气所聚凝着既久、裹结日深，即成胶固不拔之势，癫痫患者久发难愈、缠绵不止的病理基础，正是固于心胸的"顽痰"，痰邪为病是癫痫的根本原因，因此，祛痰开窍是治疗癫痫始终的法则。

3. 活血化瘀　心血不遂而瘀，瘀则经络不通，经络不通是引起癫痫发作的直接原因，而血瘀又是引起经络不通的主要原因之一。《婴童百问》有"血滞心窍，邪气在心，积惊成痫"的记载，西医学研究也发现，活血化瘀可以改善微循环，使脑部供氧、供血得到改善，并可改变血液流变学性质，从而利于癫痫的控制。脑为元神之府，若脑部受伤或气郁血行不畅，致瘀血内停、血流不畅，则神明遂失而发痫证。痰浊和血瘀可相互影响，痰浊停留，可致气血运行不畅；气滞血瘀则津液输布受阻，而变为痰浊，痰瘀互结可使癫痫反复发作。所以活血化瘀是治疗癫痫的主要方法之一。

参考文献

[1]　卢祥之.国医大师李济仁经验良方赏析[M].北京：人民军医出版社，2012:121.

[2]　李艳，王惟恒.张舜华临证医案传真[M].北京：人民军医出版社，2011:112.

中醫文化博大精深
中醫文物歷久彌新

祝贺李济仁张舜华
新安国醫博物館成立

丙申 郭子光■敬題
癸巳之秋

国医大师郭子光题词

173

清络饮

组成： 黄柏 10g，萆薢 10g，苦参 10g，青风藤 10g。

功效： 清热除湿，通络开痹。

主治： （痹病）湿热痹阻。多用于风湿性关节炎、类风湿关节炎
等引起的周身关节疼痛、肿胀，或伴有局部发热。

📋 病案赏析

余某，男，68 岁。2010 年 6 月 21 日初诊。

主诉： 双腕及双膝关节酸胀疼痛 2 年，加重 1 个月。

病史： 患者 2 年前劳累后出现双手腕、手指及双膝关节对称性疼痛，
肿胀麻木、活动受限，伴严重晨僵，曾到当地医院诊治，诊断为"类风湿
关节炎"，间断服中西药治疗，疗效不显。近 1 个月来因连绵阴雨致周身
关节肿胀疼痛加重，遂来就诊。2010 年 6 月 18 日辅助检查示：类风湿因
子 420.80U/ml，C 反应蛋白 26mg/L，抗环瓜氨酸肽抗体 479RU/ml，血沉
12.55mm/h。刻下症见：双手腕及双膝关节疼痛肿胀，伴痛处发热，触之
皮温略高，双手掌指关节及近指间关节疼痛伴屈伸不利，晨僵大于 1 小
时，舌质红，苔薄黄，脉细弦。

西医诊断：类风湿关节炎。

中医诊断：痹病。

辨证：湿热痹阻。

治法：清热利湿，通络止痛。

处方：黄芪 35g，当归 15g，青风藤 10g，川黄柏 9g，苦参 9g，川萆薢 9g，鸡血藤、活血藤各 15g，蒲公英 30g，白花蛇舌草 30g，忍冬藤 25g，川蜈蚣 2 条，乌梢蛇 15g，雷公藤（先煎）10g，秦艽 15g，制川乌、草乌（先煎）各 10g，甘草 10g。15 剂，水煎服。

二诊：2010 年 7 月 5 日。药后周身关节疼痛较前减轻，唯双膝行走不利，舌质红，苔薄黄，脉弦。守上方加川牛膝 15g、怀牛膝 15g，引药通经。

三诊：2010 年 7 月 26 日。因饮食不慎致胃脘不适，行走需扶持，纳可，便调、夜寐安。7 月 15 日膝关节及双踝关节肿痛明显，于当地医院行 B 超检查，提示胆囊炎、胆石症。舌淡红，苔黄腻，脉弦数。守二诊方加金钱草 30g、虎杖 25g，以清利湿热，排石治标。

四诊：2010 年 8 月 27 日。药后诸症明显好转，双手指间关节疼痛减轻，右手肿胀明显好转，唯颈部及双膝关节时隐痛，行走时足底疼痛，纳差，舌淡红，苔白腻，脉沉细。8 月 25 日复查血生化：血沉 91mm/h，抗链球菌溶血素 O 72U/ml，类风湿因子 355.5U/ml，C 反应蛋白 15.10mg/L。患者症状、实验室检查指标均较前好转，守方续服半年。

📋 **按语**

热痹首先出现于《素问·四时刺逆从论》中，之后王肯堂对其证候表现、治法有了全面的论述。其病理演变过程，叶天士的论述对临床指导用药有极其重要的意义：本病起病急骤，病情发展迅速，病性为实证、热证，或虚实夹杂，其病机始终以热邪的病理变化为核心，但由于风寒湿邪入侵可转化为热痹，因此热痹也可出现寒热错杂、阴阳交汇的复杂临床表现。故临床治疗上，不能只顾清热而延误病情。清代尤怡《金匮翼》有言："热痹者，闭热于内也……所谓阳遭阴者，脏腑经络，先有蓄热，而复遇风寒湿气客之，热为寒郁，气不得通，久之寒亦化热，则痛痹，然而闷也。"叶天士在《临证指南医案》中指出热痹的病理演变过程："初病湿热在经，久则瘀热入络。"并明确指出寒湿与湿热的不同："从来痹证，每以风寒湿三气杂感主治。召恙之不同，由乎暑外加之湿热，水谷内蕴之湿热，外来之邪，著于经络，内受之邪，著于腑络。"

从历代医家的论述中可以看到，热毒、风热、暑湿之邪入侵，湿热蕴结，风寒湿郁化热等，均可致痹；而血虚、血热、阳多阴少、湿热内蕴等又为热痹发病的内在因素。热痹的治疗，历代虽有清热解毒、清热疏风、清热散寒、清热利湿及清热凉血等治法，但总不离清热这一基本原则。

治疗本案患者时，李济仁教授以自拟"清络饮"化裁，同时加用清热解毒、利湿通淋之蒲公英、白花蛇舌草、忍冬藤等，加强通痹止痛之功。现代药理学研究表明，忍冬藤具有抗炎、镇痛之功。在针对热痹治疗的基础上，李济仁教授加减化裁，以黄芪、当归、活血藤、鸡血藤加强活血补血之功，重用黄芪增强补气之力。在治疗某些疑难杂症时，李济仁教授擅用虫类药，如蜈蚣、乌梢蛇，现代药理学研究表明，蜈蚣具有镇静、镇痛、解痉及抗炎作用，与全蝎配伍，其祛风湿除痹痛、止痉通络的效力更强。对于疼痛比较明显的患者，李济仁教授喜用川乌、草乌药对，现代药理学研究表明，川草乌主含次乌头碱、乌头碱、新乌头碱等，具有抗炎镇痛的作用，同时可以提高机体免疫力。治热痹以寒凉为主，少佐温热之品，恰当掌握寒热之间的比例，巧用活用，其效乃彰。

参考文献

[1] 范为民，李艳. 清络饮对佐剂关节炎大鼠血清 TNF-α、IL-1β 的影响 [J]. 中西医结合研究，2016，8（1）:23-25.

[2] 范为民，李艳. 清络饮加味治疗类风湿性关节炎临床观察 [J]. 实用中医药杂志，2016，32（2）:108-109.

[3] 范为民，李艳. 清络饮对佐剂关节炎大鼠血管新生 COX-2、PI3K、AKT 的影响 [J]. 中医学报，2016，31（3）:386-389.

[4] 魏托，李艳. 清络饮治疗类风湿性关节炎的实验研究 [J]. 河南医学研究，2016，25

（4）:599-601.

[5] 范为民，李艳.清络饮对类风湿关节炎患者血瘀相关指标的影响 [J]. 中国中医药现代远程教育，2016，14（1）:69-71.

[6] 李梢，张博.中药网络药理学：理论、方法与应用（英文）[J]. 中国天然药物，2013，11（2）:110-120.

[7] 王一苇，倪寅，纪超凡，等.基于疗效影响因素对加味清络饮治疗类风湿性关节炎临床预测模型与列线图绘制的初步探索 [J]. 中医药信息，2020，37（6）:82-87.

[8] 杨哲.加味清络饮治疗胶原诱导性大鼠关节炎的机制研究 [D]. 芜湖：皖南医学院，2020.

[9] 廖南西.加味清络饮治疗活动期类风湿关节炎疗效及对生存质量影响的临床观察 [D]. 芜湖：皖南医学院，2020.

[10] 王一苇.加味清络饮颗粒剂治疗活动期类风湿性关节炎的疗效观察 [D]. 芜湖：皖南医学院，2019.

[11] 殷丽茹.清络饮治疗活动期类风湿性关节炎（湿热痹阻证）的临床观察及代谢组学研究 [D]. 芜湖：皖南医学院，2018.

[12] 郭炜.清络饮和温络饮抗类风湿性关节炎滑膜血管新生作用的比较研究 [D]. 北京：中国中医科学院，2011.

[13] 李梢.类风湿性关节炎从"络"辨治及寒热方剂作用机理研究 [D]. 北京：北京中医药大学，2001.

[14] 李梢，吕爱平，贾宏伟.寒热方剂对胶原性关节炎大鼠的治疗作用及对滑膜细胞超微结构的影响 [J]. 中国中医药信息杂志，2002（3）:25-28.

[15] 王传博，舒春.李艳传承国医大师李济仁论治骨痹之思路与方法 [J]. 中医研究，2020，33（3）:38-40.

[16] 张涵雨，李艳.国医大师李济仁治疗痹病用药规律分析 [J]. 中医学报，2020，35（1）:99-104.

[17] 姜泉，王海隆，巩勋，等.类风湿关节炎病证结合诊疗指南 [J]. 中医杂志，2018，59（20）:1794-1800.

[18] Bo, Zhang, Xu, Wang, Shao, Li. An Integrative Platform of TCM Network

Pharmacology and Its Application a Herbal Formula, Qing-Luo-Yin. [J]. Evidence-based complementary and alternative medicine: eCAM, 2013, 2013:456747-456758.

[19] 舒春，赵晖. 李艳治疗痹病的经验 [J]. 中医药临床杂志，2014，26（2）:136-138.

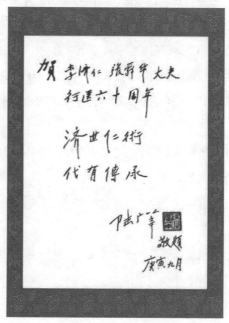

国医大师陆广莘题词

涤痰开窍饮

组成： 珍珠母（先煎）20g，石菖蒲 15g，制远志 15g，煅龙牡（先煎）各 20g，明天麻 10g，双钩藤（后下）10g，白僵蚕 15g，白芍 12g，制南星 10g，琥珀（研吞）6g，广郁金 15g，干地龙 15g，夜交藤 20g，紫丹参 15g。

功效： 化痰开窍，安神定惊。

主治： 痫证。多适用于癫痫小发作，且少年患者居多的阴痫证。待发作次数、症状缓解后，可继服"愈痫丸"。药用：全蝎、白僵蚕、紫丹参、广郁金、蜈蚣、石菖蒲各等分，研细末。每次 3g，早、晚各 1 次，儿童酌减。

病案赏析

倪某，女，52 岁。2012 年 4 月 5 日初诊。

主诉：发作性全身抽搐伴意识丧失 20 余年。

病史：患者于 20 余年前出现发作性全身抽搐伴意识丧失，服西药控制，仍出现小发作，多于冷暖交替或气候变化时出现，发作时四肢末端水肿，晨轻暮重，四肢不温。刻下症见：饮食、睡眠、大便正常，夜尿 2 次，每于夜间 0—2 时双下肢瘙痒难忍，舌淡红，苔薄黄腻，脉细数。

西医诊断：癫痫。

中医诊断：痫证。

辨证：风痰闭阻。

治法：涤痰开窍，息风定痫。

处方：珍珠母（先煎）20g，石菖蒲15g，炙远志15g，煅龙骨、煅牡蛎（先煎）各20g，天麻10g，钩藤（后下）10g，白僵蚕15g，白芍15g，制南星10g，琥珀6g，广郁金15g，干地龙15g，紫丹参20g，炒竹茹15g，棕榈炭15g。水煎服，每日1剂。嘱其起居有常，忌食肥甘油腻、辛辣刺激之品，保持心情愉快。

二诊：2012年4月21日。服上方15剂，癫痫发作次数明显减少，双下肢瘙痒未作。继予上方随证加减，又服药数月余，诉近50日内癫痫仅发作3次。嘱服"愈痫丸"调理巩固。

📋 按语

本案患者20余年间癫痫一直反复发作，虽经西药治疗，仍发作不断，应先以涤痰息风为主。药用石菖蒲、炙远志、炒竹茹化痰醒脑开窍；珍珠母、煅龙骨、煅牡蛎平肝潜阳。其中珍珠母归肝、心经，具有平肝潜阳、安神定惊的作用；牡蛎质重能镇，有安神之效。天麻、钩藤平肝息风，《本草汇言》载："钩藤，祛风化痰，定惊痫，安客忤，攻痘疹之药也。"白芍养血敛肝以柔筋，白芍总苷呈剂量依赖性对小鼠的最大电休克引起的惊厥起抑制作用，亦能抑制士的宁引起的小鼠和大鼠惊厥。制南星、白僵蚕、干地龙清热化痰、息风定惊、通络；白芍、紫丹参养血活血，治风先治血，血行风自灭，与钩藤、白僵蚕为伍，则有养血祛风止痒之功。僵蚕的醇提取物可以明显抑制戊四氮惊厥小鼠模型发作。广郁金清心解郁、化风痰；琥珀、紫丹参、棕榈炭活血化瘀，安神定惊。琥珀甘平，归心、肝、膀胱经，在临床报道中，琥珀治疗癫痫有确切疗效。李济仁教授用药契合病机，治疗未及2个月，顽疾得以平定，实乃效著之佳案。

参考文献

[1] 李艳 . 李济仁医论医验选集 [M]. 北京：科学出版社，2011.

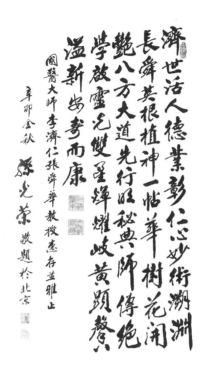

国医大师孙光荣题词

十大医案

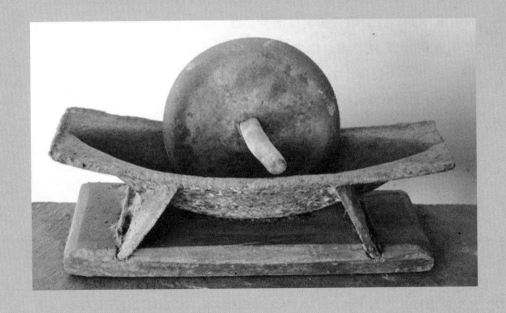

痹病

方某，男，35 岁。2014 年 9 月 25 日初诊。

主诉：四肢肘、腕、膝关节肿胀、疼痛半年余。

病史：患者半年前无明显诱因出现四肢肘、腕、膝关节肿胀、疼痛，午后 4 点至清晨 5 点较甚，伴四肢乏力。2014 年 6 月 16 日上海交通大学医学院附属仁济医院行相关检查，类风湿因子 111U/ml，血沉 56mm/h，C 反应蛋白 34mg/L，确诊为类风湿关节炎，对症支持治疗后出院。7 月 28 日于该院检查血常规，白细胞计数 10.1×10^9/L，中性粒细胞百分比 79.3%，淋巴细胞百分比 14.8%，中性粒细胞绝对值 8.0×10^9/L，血红蛋白 174g/L。近期诸症又起，双肘、腕、膝关节肿胀、疼痛剧烈。刻下症见：局部有轻微灼热感，压痛，晨僵大于 1 小时，腕关节活动受限，行走困难，轻度畏寒，口渴，面色少华，四肢乏力，纳寐可，大便偏干，舌胖嫩略红，苔白腻滑，脉弦滑数。

西医诊断：类风湿关节炎。

中医诊断：痹病。

辨证：寒湿痹阻，日久化热。

治法：散寒除湿，清络开痹。

处方：炙黄芪 30g，当归 15g，活血藤 15g，鸡血藤 15g，苦参 9g，青风藤 9g，蔓荆子 10g，知母 10g，萆薢 10g，生黄柏 9g，乌梢蛇 10g，蒲公英 25g，蜈蚣 1 条，雷公藤（先煎）10g，制延胡索 25g，秦艽 15g，生地 30g，全蝎 6g，制乳香 12g，制没药 12g。10 剂，水煎服，每日 1 剂。

二诊：10月9日。服药后四肢关节肿胀、疼痛明显减轻，灼热感消失，腕关节、掌指关节受力后仍疼痛，晨僵小于1小时，四肢仍觉乏力，舌淡胖嫩，苔薄腻，脉弦滑。上方去蔓荆子、萆薢，加老鹳草30g、穿山龙30g。14剂，水煎服，每日1剂。

三诊：10月23日。服药后四肢关节疼痛不显，左腕受力后稍有疼痛，晨僵小于0.5小时，四肢乏力改善，舌淡嫩，苔薄腻，脉细滑。2014年10月21日外院检查示：类风湿因子45U/ml，血沉16mm/h，C反应蛋白9mg/L。守三诊方化裁，配制为水泛丸，日服1颗，随访半年，关节疼痛未复发。

📋 **按语**

李济仁教授详参《中藏经·论筋痹第三十七》论述治痹"宜活血以补肝，温气以养肾"，结合临床经验总结，在早期所创"清络饮"（热痹）的基础上，发展而成益肾清络活血方，药用淡附片9g，炙黄芪30g，炒当归15g，活血藤15g，鸡血藤15g，青风藤9g，雷公藤（先煎）10g，苦参9g，萆薢12g，黄柏9g，蒲公英25g，蜈蚣1条，乌梢蛇10g。方中炙黄芪、炒当归扶正祛邪，鼓舞气血，活血通脉，周流全身，为新安"张一帖内科疗法"常用补益类方剂君药药对；鸡血藤、活血藤均有调经活血、强筋壮骨、祛瘀止痛之功，但鸡血藤以养血为主、活血为辅，活血藤则以活血见长、兼能养血，二药相伍补血而不滋腻，活血而不伤气；苦参性味苦寒，清热燥湿、祛风解毒，与《圣济总录》中治疗肌痹之苦参丸属意相近；黄柏清热燥湿，泻火解毒；萆薢性味苦、甘、平，功擅清热除湿泄浊，性能流通脉络而利筋骨，质轻气清，色味皆淡，其效多入气分，少入血分，《本草正义》谓"萆薢惟湿热痹著，最为合宜，若曰风寒，必非此苦泄淡渗者，所能幸效"；青风藤性味苦、平，《浙江天目山药志》谓其"苦，辛，寒"，功擅祛风除湿，舒筋活血，通络止痛；雷公藤清热解毒，祛风除湿，消肿止痛；蒲公英清热解毒，消肿散结，利水通淋，可改善类风湿关节炎活动期炎性指标及关节红肿热痛等炎性反应；蜈蚣、乌梢蛇为血肉有情之品，其走窜通达、破血行气、化痰散结、搜邪剔络力强，且止痛效优；淡附片辛、甘、大热，回阳助火，散寒止痛，"为通十二经纯阳之要药"（《本草正义》）。诸药相伍，共奏温气养肾、蠲痹清络、活血通脉之效。若气虚明显加党参、炒白术健脾益气；血虚明显酌情重用当归、鸡血藤、活血藤；久痹阴虚加石斛、枸杞子；阳虚加仙茅、补骨脂；阴寒盛可以川乌、草乌易附片；痰瘀胶结可加制南星、全蝎。

根据痹病正气亏虚、禀赋不足为本，外邪侵袭、伏邪内发致病的发病特点，治疗时应注重扶正祛邪、攻补兼施，使正胜则邪退。由于痹病病因广泛，病机复杂，涉及多系统多部位，临床表现变化多端，辨治较为困难。辨证先以"寒热"为纲，提纲挈领，根据症状表现、病机特点将痹病分为寒痹、热痹两大类，再参合风、湿等病因、病理因素逐一辨治。病程中亦参合疾病征象和实验室指标，审查寒热动态变化辨治。同时，选方用药时注重寒性药、热性药的合理配伍，在"保胃气、存津液"的同时达到最好的治疗效果。

重视痰瘀。痹者闭也，经络痹阻、气血津液不通是类风湿关节炎病程的关键，痰瘀是疾病中后期的主要病理产物和加重因素。痰瘀胶结，可见关节肿胀、变形；郁而化热，或生热毒，则关节红肿热痛。痰瘀的存在加重关节损害，即便疾病早期关节肿胀、变形不明显，亦需酌情加入化痰通络之品，既治已病，亦防止未病，化痰通络应贯穿治疗始末。

祝贺李济仁·张舜华新安国医博物馆成立

一门一帖传十世
双医双馨开五花

陕西中医学院 张学文
癸巳年冬月

国医大师张学文题词

案 2

刘某，女，55岁。2013年5月16日初诊。

主诉：双上肢多发关节肿胀疼痛13年，加重2年。

病史：患者13年前无明显诱因出现双上肢肘关节、腕关节、掌指关节、指间关节肿胀、疼痛，屈伸不利，后延及双膝关节、踝关节。至当地医院就诊，确诊为类风湿关节炎，患者未予规范治疗及规律服药。近2年上述症状加重，现四肢关节疼痛明显。刻下症见：双手腕关节、掌指关节、指间关节肿胀、疼痛，活动不利，肌肉酸楚、麻木不仁，伴有神疲乏力，食少纳呆，口渴，二便尚调，睡眠差，舌质淡，苔白腻，脉濡。

西医诊断：类风湿关节炎。

中医诊断：痹病。

辨证：脾肾亏虚，痰湿阻络。

治法：培补元气，化痰利湿。

处方：黄芪35g，党参15g，当归15g，怀牛膝15g，陈皮15g，白花蛇舌草25g，鸡血藤20g，大血藤20g，乌梢蛇12g，生地黄20g，全蝎6g，制乳香12g，制没药12g，蜂房9g，土茯苓30g。14剂，每日1剂，水煎2次，取汁300ml，分早、晚2次服。嘱患者少食肥甘厚味之品，注意关节功能锻炼。

二诊：2013年6月6日。关节肿胀、疼痛明显缓解，仍有关节屈伸不利。上方加川蜈蚣1条。

患者续服药14剂后关节活动度增加，屈伸不利症状明显改善。后在二诊方基础上稍做加减续服，病情稳定。

📋 按语

通常所说的风湿性关节炎是风湿热的主要表现之一，以关节和肌肉游走性疼痛、酸楚、红肿为特征，与A组乙型溶血性链球菌感染有关，寒冷、潮湿等因素可诱发本病。下肢大关节（如膝关节、踝关节）最常受累。类风湿关节炎是一种常见的结缔组织炎症，属中医学"痹病"范畴，常因人体正气虚衰，风、寒、湿、热之邪侵袭，导致经络、关节闭阻不通，出现疼痛、肿胀、麻木、酸楚等症状。《黄帝内经》认为痹病是人体感受风、寒、湿邪而致的身痛或身重，关节疼痛，屈伸不利。

本案患者脾胃亏虚，中焦不健，气机不畅，日久内生痰湿，痰湿阻络，痹阻肌肉、关节，出现疼痛、肿胀等症，发为痹病。治宜培补中焦之气，化痰利湿。方中黄芪、党参益气健脾，培元固本。《本草从新》言："黄芪主补中益气，和脾胃，除烦渴。中气微弱，用以调补，甚为平妥。"当归、牛膝、生地黄补肾活血；白花蛇舌草、蜂房、土茯苓舒筋活络，通利关节。现代药理研究表明，白花蛇舌草总黄酮对新鲜蛋清诱导大鼠足爪肿胀有抑制作用。鸡血藤、大血藤、制乳香、制没药活血化瘀，行气止痛；全蝎、乌梢蛇、蜈蚣搜风除湿，擅克顽痹。痹病日久当用虫类药搜风剔络，用少量全蝎作为引经药，可预防久痹成血瘀顽痹。李济仁教授治疗痹病喜用藤类药，《本草便读》云："凡藤蔓之属，皆可通经入络。"李济仁教授认为，藤类药既能祛除络脉病邪，又能走行通利，引诸药直达病所。此类药物在治疗痹病上应用广泛，但其基本功效均与搜风通痹有关。因此，《本草纲目》亦谓："风邪深入骨骱，如油入面，非用藤蔓之品搜剔不克为功。"诸药合用，元气充，痰湿除，痹痛消，病情自然缓解。

案 3

王某，男，66岁。2019年1月24日初诊。

主诉：双膝疼痛6年余。

病史：患者6年前无明显诱因出现双膝关节疼痛不适，活动不利，于铜陵市人民医院就诊，行膝关节MRI检查示：股骨下端外侧髁骨髓水肿，胫骨平台靠内侧缘为主囊性病灶，诸骨明显退变、骨质增生，关节腔少量积液，考虑退行性骨关节病；外侧半月板前角未见明显显示，考虑撕裂，外侧后角及内侧前后角Ⅱ级损伤、变性，髌上脂肪囊区异常灶，考虑游离体，外侧半月板前角来源不除外，前后交叉韧带及内外侧副韧带未见明显异常。刻下症见：双膝关节疼痛不适，双下肢乏力，左下肢麻木，腰背部酸胀疼痛，久坐、久立、劳累后加重，食纳可，眠可，小便频，大便正常，舌暗红有齿痕，苔白厚，脉滑涩。

西医诊断：退行性骨关节病。

中医诊断：痹病。

辨证：痰瘀互结，阻滞经络。

治法：祛瘀通络，舒筋活血。

处方：伸筋草 15g，路路通 15g，川芎 15g，活血藤 20g，当归 15g，地龙 15g，土鳖虫 10g，水蛭 8g，狗脊 30g，黄芪 35g，川牛膝 15g，葛根 25g，木瓜 15g，杜仲 20g，蜈蚣 1 条，五加皮 15g，鸡血藤 20g。15 剂，水煎服。

二诊：2019 年 2 月 13 日。服药后膝关节疼痛明显好转，腰背痛改善，舌质红，苔薄黄，脉细。效不更方，守上方再服 15 剂。

三诊：2019 年 3 月 5 日。双膝关节疼痛较前好转更甚，腰背痛基本缓解，唯久坐、久立、劳累后方才加重，舌脉如前。遂在原方基础上去蜈蚣、水蛭，以缓药性，续服 15 剂。观其病势，守原方略做增减，服月余定能痊愈。

📋 **按语**

痹病日久不愈，气、血、津、液运行不畅之病变日甚，血脉瘀阻，津液凝聚，痰瘀互结，闭阻经络，深入骨骼，出现皮肤瘀斑、关节肿胀畸形，甚至深入脏腑，出现脏腑痹。李老认为，痰浊之邪乃机体津液代谢障碍所形成之病理产物。作为疾病的致病因素，滞留机体之内，阻滞气血运行，影响脏腑功能，而造成更为复杂的病理结果，最终导致顽痹的发生。

瘀血之邪乃机体血液运行不畅，积存体内之病理产物。其阻滞经脉之运行，不通则痛，痹病乃生。故叶天士在《临证指南医案》中云："痹者，闭而不通之谓，正气为邪所阻，脏腑经络不能畅达，皆由气血亏损，腠理疏豁，风、寒、湿三气得以乘机外袭，留滞于内，致湿痰浊血流注凝涩而得之。"痰瘀病邪常互为因果，相兼为病。痰浊乃有形之病邪，停滞于脏腑、经络、组织之中，必会阻滞气血正常运行，发生瘀血。瘀血之邪，停留于脏腑、经络之中，影响津液输布及排泄，造成痰浊。故而朱丹溪提出"痰和瘀均为阴邪，同气相求，既可因痰生瘀，亦可因瘀生痰，形成痰瘀同病"的论点。李济仁教授临证时常应用益肾清络活血方、加味三妙丸、

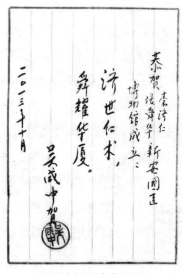

国医大师吴咸中题词

蠲痹解凝汤等方，配伍桑寄生、淫羊藿、炙黄芪、炒当归、活血藤、鸡血藤、青风藤等药。

本案患者因痰瘀互结，阻滞经络，不通则痛，久而发为本病。方中黄芪、当归培补脾肾元气；杜仲、牛膝、狗脊、五加皮祛风湿、补肝肾；路路通、川芎、活血藤、鸡血藤祛风活血祛瘀；地龙、土鳖虫、水蛭、蜈蚣等虫类药长于搜风除湿，治顽痹、久痹；木瓜舒筋活络。诸药合用，补益肝肾，祛除痰瘀，搜风除湿，痹病定解。

进行性肌营养不良

案 ①

工某，男，33 岁。2020 年 3 月 3 日初诊。

主诉：双下肢乏力伴肌肉渐进性萎缩 5 年余。

病史：患者长期吸烟、饮酒，因工作原因经常熬夜，三餐无规律，情绪易怒易激。自 2015 年 1 月发现上下楼梯时下肢乏力，甚则抬举受限，肢体迟缓无力，渐至皮毛枯槁，行走僵硬，如物捆绑，伴自汗、盗汗，后出现阳痿早泄、大便溏薄、双足发凉、头晕耳鸣。于 2015 年 3 月就诊于中国人民解放军总医院，取左股四头肌行病理检查：肌纤维大小不等，可见多数肌纤维萎缩呈小角形，伴较多镶边空泡肌纤维，其内颗粒呈嗜碱性；有少数肌纤维坏变，肌纤维肥大和分裂不明显，有较多核内移；肌纤维间隙增宽不明显。病理诊断为：遗传性包涵体肌病。肌电图示：肌源性损害。基因项目检测：未见致病突变。辗转于各大医院治疗，一直服用维生素 B_{12}、甲钴胺、辅酶 Q10 和中药调理，未见明显好转，且症状逐年渐进性加重。刻下症见：双下肢麻木不仁、四肢瘦削，伴肌肉萎缩状，畏寒，肌肉多跳痛，呈游走性，股外侧肌肉有蚁行感，瘙痒难耐，捶打后症状减轻，舌质暗边有瘀斑，苔薄白，脉细，两侧尺脉均沉弱无力。

西医诊断：进行性肌营养不良。

中医诊断：痿病。

辨证：肝脾肾虚，虚瘀互结。

治法：培补肝脾肾，舒筋通络化瘀，疏肝解郁。

处方：黄芪 50g，巴戟天 20g，杜仲 20g，补骨脂 20g，千年健 15g，肉苁蓉 20g，穿山龙 15g，川续断 30g，桑寄生 30g，仙茅 15g，淫羊藿 15g，鸡血藤 25g，大血藤 25g，制水蛭 8g，合欢皮、合欢花各 15g。20 剂，水煎服，每日 1 剂。嘱患者规律生活，运动量力而行，保持心情开朗，避免熬夜。

二诊：2020 年 3 月 24 日。服上方后精神大振，浑身充满力量，形如常人，信心倍增，但自觉下肢关节疼痛，屈伸不利。拟上方加伸筋草 12g。20 剂，水煎服，每日 1 剂。

三诊：2020 年 4 月 14 日。诸症控制平稳，病势渐退。但近期夜尿频，房事不用。拟上方加桑螵蛸 20g、蛇床子 15g，增黄芪至 60g，去合欢花、合欢皮。20 剂，水煎服，每日 1 剂，巩固治疗。

四诊：2020 年 5 月 26 日。走路形如常人，诸症明显缓解。予上述组方加减化裁为丸，嘱其坚持服用，防止病情反复。

📋 **按语**

痿病为难治性疾病，呈缓慢、渐进性发展，与西医学的感染性多发性神经根炎、运动神经元病、重症肌无力、肌营养不良等病颇为相似。本案致病之因，非单纯的虚实之辨，多虚实兼杂。其治疗亦非单纯的某一治法，而是多法合用。患者辗转诊治于各大医院，治疗未果，信心折损，多忧思郁结。李老当即予以疏肝解郁疗法。合欢花，《本草经集注·卷三草木篇》言其"主安五脏，和心志，令人欢乐无忧"。合欢皮与合欢花本是同根生之物，合欢皮不仅解忧思郁结之气，还可活络止痛。李老对久病或郁结者取两者相伍，多解久病郁结之气。

痿病日久，非一般轻剂所能奏效，故李老治痿多投以大剂量素有"补药之长"的黄芪为君。多选用品质、药力更佳的内蒙古北黄芪。诚如《药性赋》言："温分肉而实腠理，益元气而补三焦。"李老沿袭新安汪机固本培元理论，认为气为血之帅，气运血行。补气即可生血，亦可活血。气充则血盈，气行则血行。故每遇痿病患者，多加黄芪主之。同时，与巴戟天、杜仲、补骨脂、千年健、肉苁蓉等组成临证治痿的有效方，名曰"痿证方"。痿证方温肾而不刚燥，无动阴之弊，且具有强筋骨、利关节之功。另加川断、桑寄生、仙茅、淫羊藿等培补肝肾，填精补髓之品，更助补肝肾之功。"足受血而能步，手受血而能握。"手足不用，乃血不濡也。故除补肝肾之外，李老亦取活血化瘀、舒筋通络之法。李老善用藤类药物，取舒筋、化瘀、通络之功。鸡血藤与活血藤均具活血之功，此外，鸡血藤还可补血，为痿病之血虚、血滞之证首选药对，用量宜大，多为 15～30g。制水蛭乃血肉有情之品，本案取其搜寻剔骨、活血化瘀祛邪之功。

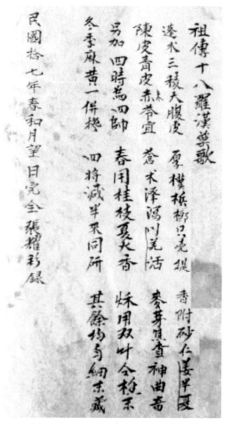

张耀彩手书"祖传十八罗汉药歌"

纵观全方，重在"补、通"之功。李老临证以五脏为核心，在培补肝肾、健脾燥湿以补的同时，兼顾疏肝解郁、舒筋活络化瘀，以通为要。

案 2

王某，男，15 岁。2019 年 7 月 14 日初诊。

主诉：手足无力、活动困难 5 年。

病史：患者 10 岁时感觉步履欠稳，不时跌倒，经长期服用糖皮质激素、维生素等西药和苦寒滋阴等中药无效。13 岁以后病情逐渐加重，举步困难。至上海第二军医大学进行多方面检查，确诊为"进行性肌营养不良"，但未给予治疗。患者从《中医杂志》看到李济仁教授治愈本病的验案报道，不远千里，前来就诊。刻下症见：形瘦神疲，四肢无力，走路摇摆似鸭步，翼状肩胛，胸骨微突，蹲卧难起。

查体：双上肢肌力 4 级，双下肢肌力 3 级，双下肢腓肠肌肥大。舌淡白，苔白腻，脉细弱无力。

西医诊断：进行性肌营养不良。

中医诊断：痿病。

辨证：肝肾两虚。

治法：补肾益肝，舒筋活络。

处方：熟地黄、制黄精、仙灵脾各 20g，甘枸杞、炒杜仲、肉苁蓉、鸡血藤、红藤、五加皮各 15g，锁阳、宣木瓜、威灵仙各 12g，仙茅 9g。

二诊：2019 年 8 月 5 日。连续服药 20 剂，四肢较前有力，平路行走鸭步不显。仍宗上方加金毛狗脊 15g，以增温肾之力。

三诊：2019 年 8 月 26 日。又服 20 剂，患者神振形丰，两手运动自如，两股肌肉已显丰满，小腿腓肠肌由硬粗变软细，翼状肩、鸭行步态大有好转。

四诊：2019 年 9 月 17 日。药既对证，效不更方。三诊方再进 20 剂，同时加服桂附地黄丸。

五诊：2019 年 10 月 8 日。患者来信称，由于按时服药，坚持锻炼，病情大有好转，臂力增，腿力强，近如常人。拟上方去锁阳、威灵仙，加巴戟天、补骨脂各 15g，仍服 20 剂，以资巩固。另晨起服芡实、薏苡仁、胡桃仁，以使火土相生，脾健肉丰，肾坚骨强，肝健筋舒，早日恢复健康。

📋 按语

痿病首见载于《内经》，《素问·痿论》曰："五脏因肺热叶焦，发为痿躄。"《素问·生气通天论》曰："湿热不攘，大筋软短，小筋弛长。软短为拘，弛长为痿。"《素问·脏气法时论》又曰："脾病者，身重，善饥肉痿，足不收行。"认为痿病主要由肺热、湿热、脾虚所致，而在治疗上提出"独取阳明"。后世医家在此基础上，不断发展。李中梓把痿分为湿热痿、湿痰痿、血虚痿、阴虚痿、血瘀痿、食积痿等。在治疗上专重于肝肾，因肾主骨而藏精，肝主筋而藏血，故肝肾虚则精血竭，致内火生，灼筋骨为痿，治当补养肝肾。张景岳也说："元气败伤，则精虚不能灌溉，血虚不能营养。"朱丹溪指出："痿之不足，阴血也。"清代林珮琴"参而酌之"将痿病之因概括为湿热蕴阻、阳明脉虚、肝胃阴虚、肝肾阴虚、肾督阳虚、瘀血留着六类，辨证而各立治法方药，甚为全面。

本病诊断要点是手足软而无力，精神疲乏，肌肉瘦削，鸭行步态，甚则肢体痿废以致瘫痪，症状典型者，诊断并不困难。其中虽有湿热为患者，但至痿弱症状出现时，则外邪多已不显，主要矛盾是精血不足，筋脉失濡，脾虚不主四肢肌肉。所以治疗当以大剂填补肝肾精血为要，兼顾健脾利湿，活血舒筋。

《内经》曰："二八，肾气盛。"少年之际，生机旺盛，需有充足精血以供骨脉筋肉生长之需要。今患者步履艰辛，乃骨软筋弱之象。故先用熟地、枸杞、黄精填精补血。然"善补阴者，必于阴中求阳"，且肾之阳气能促进阴精的化生。补阴而不温阳，则独阴不生，是以投炒杜仲、肉苁蓉、仙灵脾、仙茅、锁阳等温肾阳之品。此诸味虽温肾而不刚燥，无动阴之弊，且有强筋骨、利机关之功。"足受血而能步，手受血而能握"，手足不用，血不濡也。所以不但要补益肝肾之精血，还应活血通络以舒筋。鸡血藤活血且养血，乃为理想之药物，用量宜大。加木瓜、五加皮、威灵仙，以增强舒筋活络之功，更可防湿邪阻滞经络。综观方义，重在"补运"二字。虽以补益肝肾为主，也不能忽略活血舒筋之辅佐。20剂后，竟初见成效，故当守方继进。复诊时先后加用狗脊、巴戟天、补骨脂，增服桂附地黄丸，均为加强肾气所施。治疗后期，考虑经过补益，肝肾精血渐生，臂腿力增，但萎缩之肌肉仍恢复较慢，即嘱服芡实、薏苡仁、胡桃仁等以健脾益气养阴，意在缓收全功。

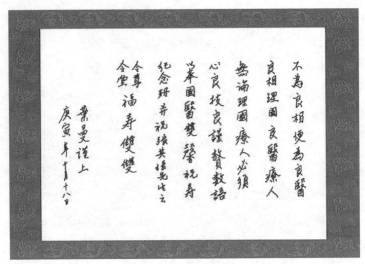

国学大师叶曼题词

案 3

季某，男，17岁，中学生。1978年7月3日入院。

主诉：双下肢乏力、活动受限3个月。

病史：患者于1978年5月底出现鼻塞流涕，伴下肢酸痛。三四天后鼻塞流涕自然消失，下肢疼痛加重，遂用草药外敷。10余天后疼痛好转，但四肢渐觉麻木乏力。1个多月后，肢体麻木消失，而下肢乏力却渐加重，且双大腿肌肉萎缩，双小腿肌肉肥大，步履困难，动辄跌倒，食欲下降，余无异常，遂于神经科住院治疗。刻下症见：双下肢进行性痿软无力40天，不能行走1个月。

查体：血压110/70mmHg，消瘦，一般情况尚可，心、肺、肝、脾检查未见异常。脊柱生理性弯曲存在，全身肌肉萎缩，双下肢大腿肌肉萎缩最为明显，翼状肩，行走似鸭步。

神经系统检查：神清，对答切题，无定向障碍，面部痛觉存在，咀嚼肌和颞肌有力，抬额、鼓腮、咬齿良好，口角无下垂。颈软，双上肢肌力、肌张力对称减弱，双下肢肌力 2~3 级，肌张力降低。双上肢桡骨膜反射、肱二头肌反射、肱三头肌反射存在，但减弱；双下肢膝反射、跟腱反射消失；腹壁反射消失。病理反射未引出。全身痛觉、触觉、位置觉、振动觉正常。

实验室检查：血红蛋白 145g/L，白细胞计数 14×10^9/L，中性粒细胞百分比 78%，淋巴细胞百分比 22%；血沉 6mm/h；血清钾 7.0mmol/L；血肌酐 176μmol/L，肌酸 45μmol/L。脑脊液：透明无色，潘氏试验（-），糖 1.6~2.2mmol/L，氯化物 123.12mmol/L，蛋白质 0.38g/L。

病理检查：镜下可见肌间质小血管充血，部分肌纤维束变细，肌肉普遍呈颗粒变性，横纹不清楚，并有部分肌浆溶解。病理诊断符合肌营养不良性改变。

治疗经过：患者入院后经糖皮质激素、胰岛素和多种维生素（包括维生素 E）治疗半个月，肌肉萎缩无好转，仍行走不稳欲仆。患者及家长焦虑不安，要求中医药治疗。于 7 月 18 日会诊，察其面色苍晦，形体消瘦，双腿肌肉萎缩，步履蹒跚，姿似鸭步；问之，时感麻木疼痛，足跟疼痛，纳呆食少，耳鸣作响，夜尿增多，大便如常。舌淡，苔薄，脉沉濡。

西医诊断：进行性肌营养不良。

中医诊断：痿病。

辨证：肝肾不足。

治法：补益肝肾，壮健筋骨。

处方：千年健、桑寄生、补骨脂、熟地、当归、木瓜、枸杞、怀牛膝、鸡血藤、伸筋草各 15g。5 剂，水煎服。

二诊：1978 年 7 月 23 日。药后身体舒适，感觉良好，肌力似增，舌脉同前。拟予壮筋骨、益肾和营之品，上方加肉苁蓉、五加皮各 15g，再进 10 剂。

三诊：1978 年 8 月 3 日。药后能自行在庭院短时间散步，鸭行步态明显改善，脉象较前有力。效不更方，续服 5 剂，病情好转并稳定出院。出院后通过信函处方。

8月11日患者来信：双下肢较前更有力，能步行1km，肌力略有增长，但食欲不振。斟酌病情，患者素有食欲减退，乃为脾虚之征，故在上方基础上，加入健脾益气之品。药用：太子参、木瓜、怀牛膝、五加皮、千年健、肉苁蓉、枸杞、鸡血藤、伸筋草各15g，苍白术、桂枝各10g。嘱服20剂。

9月13日患者来信称，已能步行上学读书，每天行走7.5km，能参加一般体育活动，食欲恢复正常，耳鸣消失，但走路时间过长时，足跟有感疼痛。继以补肾健脾、舒筋活络之品长服，以达愈病之目的。药用：生、炒薏苡仁各20g，炒杜仲、炒续断、伸筋草、鸡血藤、怀牛膝、木瓜、五加皮、金毛狗脊、巴戟天、枸杞子、制黄精各15g，苍白术、桂枝各10g。续服30剂，身体完全恢复健康。

📋 **按语**

进行性肌营养不良是由遗传因素引起的肌肉进行性消瘦无力的疾病。中医学虽病名有异，但症状相同，当属"痿病"范畴。痿同萎，指肌肉萎缩无力，四肢枯废不用。《素问·痿论》专论痿病，根据五脏五合的理论，将痿病分为痿躄、脉痿、筋痿、肉痿、骨痿五种，认为因五脏有热所致，主要为肺热叶焦。故张景岳说："痿病之意，《内经》言之详矣。观所列五脏之证，皆言为热，而五脏之证，又总由肺热叶焦，以致金燥水亏，乃成痿证，又曰悲哀太甚则胞络绝，传为脉痿；思想无穷，所愿不得，发为筋痿；有渐于湿，以水为事，发为肉痿之类，则又非尽为火证，此其有余不尽之意，犹有可知。故因此而生火者有之，因此而败伤元气者亦有之，元气败则精虚不能灌溉，血虚不能营养者，亦不少矣。若概从火论，则恐其真阳亏败及土衰水涸者，无不能堪。故当酌寒热之浅深，虚实之缓急，以施治疗，庶得治痿之全矣。"

因此，对于痿病的治疗，不能拘泥于《内经》"治痿独取阳明"之法，须辨证论治，有其证必有其法。当然，五脏六腑皆禀气于胃，胃司纳谷而化生精微，胃的功能健旺，则肺津充足，脏腑气血旺盛，肌肉、筋脉、骨髓得以濡养，痿病自有恢复之机。

本案患者面色苍晦，足跟疼痛，耳鸣多尿，肌肉萎缩，脉沉舌淡，乃元气败伤，肾虚精亏，肝血不足所致。盖肾藏精，主骨，为作强之官；肝藏血，主筋，为罢极之本。精血充盛则筋骨坚强，肌肉健壮，活动正常；肝肾亏损，精血虚弱则面色无华而晦暗；肾亏则足跟痛而耳鸣多尿，不能濡养肌肉则四肢痿软。

又患者罹病以来，食欲减退，为脾胃虚弱所致。故在治法上恒以补肾为主，佐以健脾益气，方用右归饮合三妙丸化裁。枸杞、补骨脂、桑寄生、肉苁蓉、杜仲、续断、狗脊、巴戟天以补肾填精；千年健、木瓜、五加皮、伸筋草、鸡血藤以益肝肾、壮筋骨、舒筋活络；熟地、当归以滋肾养血；苍白术、太子参、黄精以健脾益气，濡养肌肉；怀牛膝既补益肝肾，又引药下行，运药力直达病所。诸药合用，守方守法，故取得满意效果。李济仁教授以此法共治20余例此种患者，均获得良效。

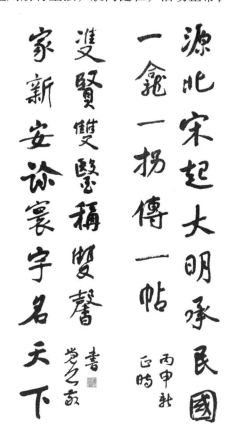

著名书画家梅墨生题词

慢性肾炎蛋白尿

案 1

乔某，女，46 岁。2016 年 7 月 19 日初诊。

主诉：反复双下肢水肿伴泡沫尿 2 年余。

病史：患者 2 年前无明显诱因出现双下肢水肿伴泡沫尿，全身乏力，体重明显减轻。2014 年 2 月 25 日于安徽省第二人民医院就诊，行肾穿刺活检，提示：①弥漫性中系膜增生伴局灶阶段 / 球性肾小球硬化；②中度肾小管萎缩及间质纤维化、中度肾间质炎。诊断为慢性肾炎。予以对症治疗后，病情无明显改善，遂来就诊。既往工作强度大，自诉劳累。刻下症见：双下肢水肿明显，夜尿多，泡沫尿，乏力，自汗，胃脘疼痛，舌暗红，苔白腻，脉细。2016 年 7 月 20 日实验室检查：尿常规：外观黄色微浑，RBC 41.80/μL，WBC 169.60/μL，潜血 3+，尿蛋白 1+。肾功能：肌酐 184.3μmol/L，血尿酸 551.1μmol/L。

西医诊断：慢性肾炎。

中医诊断：水肿。

辨证：脾肾两虚，湿瘀互结。

治法：益气健脾，活血利湿。

处方：黄芪 100g，诃子 15g，车前子（包煎）15g，炒白术 15g，党参 25g，川萆薢 15g，白茅根 30g，石韦 20g，车前草 15g，雷公藤（先煎）10g，菟丝子 25g，生牡蛎（先煎）30g，水蛭 6g，金樱子 25g，生地黄 30g，益母草 20g，杜仲 20g。7 剂，水煎服，每日 1 剂。

二诊：2016 年 7 月 27 日。乏力症状较前缓解，食欲差，食后易胀，双下肢水肿较前减轻，小便带有泡沫，夜尿多，色黄，舌暗红，苔白略腻，脉细。复查尿常规：白细胞 1+，潜血 2+，尿蛋白 1+，RBC 118.10/μl，WBC 679.30/μl，外观黄色浑浊。肾功能：肌酐 105.0μmol/L，血尿酸 408.3μmol/L。肾功能已基本恢复正常，继以保肾为主，并开胃气之治。上方去益母草，加金钱草 15g、陈皮 15g、鸡内金 20g、大蓟 15g、小蓟 15g。7 剂，水煎服，每日 1 剂。

三诊：2016 年 8 月 4 日。服药后乏力明显改善，唯双下肢无力，食欲较前好转，双下肢可见轻度水肿，小便泡沫较前明显减少，舌红，苔薄白，脉缓。复查尿常规：潜血 3+，尿蛋白（±）。诸症趋向好转，守上方，加茜草炭 30g，以止血活血。7 剂，水煎服，每日 1 剂。

📋 **按语**

慢性肾炎是以蛋白尿、血尿、高血压、水肿为基本临床表现，可有不同程度的肾功能减退，起病方式各有不同，病情迁延，病变进展缓慢，最终将发展为慢性肾衰竭的一组肾小球疾病。由于本病的病理类型及病期不同，主要临床表现可呈多样化，其诊断不完全依赖于病程的长短。本病属中医"水肿""腰痛""尿浊"等范畴，中医学认为，慢性肾炎的发生发展与房劳过度、先天不足或久病失治误治、体虚感邪，以及饮食不节、情志劳欲失调等诱因有关，这些诱因可使肺、脾、肾三脏功能失调，引起脏腑气血阴阳不足，导致水液代谢紊乱，水湿停聚，精微外泄而成本病。本病发展到后期，肺、脾、肾三脏都呈"虚"的病理表现，精微物质更加外泄，肾虚加重，正气越虚邪气越盛，就会发生"癃闭""关格"等，也就是尿毒症的表现。到了此时，治疗难度增加，如治疗不当，随时都会危及生命。因此，慢性肾炎的治疗比较棘手，尽管已经尝试了很多治疗方式，但仍无法阻止本病的发展。不过，使用药物降低血压或限制钠盐的摄入对疾病有帮助，限制蛋白质摄入量对减缓肾功能恶化有一定益处。

针对此病，中医药治疗有独特优势，李老在这方面积累了丰富的临床经验。本案患者以"反复双下肢水肿伴泡沫尿2年余"就诊，属中医"水肿"范畴。水肿之证，关乎肺、脾、肾三脏，肺为水之上源，脾为水之中源，肾为水之下源。本案患者症见双下肢水肿，系肺脾气虚，运输无权，水湿内停；加之长期劳累，累及肾脏，气化不利，导致肺、脾、肾三脏俱虚，水湿潴留，流注下肢。乏力、自汗，为气虚之征；夜尿多、水肿以下肢为主，系肾气亏虚的表现；舌暗红、苔白腻、脉细，提示以虚为主，湿瘀互结为标。治宜益气健脾，活血利湿。药用大剂量黄芪以补全身之气，使脾肾运化水液之能得复，水肿得消；党参、炒白术增健脾益气、布散水精之功；诃子、菟丝子、生牡蛎、金樱子、杜仲温肾固涩，收敛精气，对蛋白尿有较好的治疗作用；川萆薢、白茅根、石韦、车前草、车前子、生地黄与益母草合用，血水并治，利水消肿，活血止血；雷公藤祛风除湿，通经络，合水蛭则除恶血、利水道。

二诊时患者诉乏力及下肢水肿改善，复查肾功能已正常，针对纳谷不馨、食后易胀等症，加金钱草、陈皮、鸡内金利胆和胃，以开胃气；针对尿潜血不降、舌质红等血中伏热情况，加大蓟、小蓟凉血止血，祛瘀消肿。三诊针对尿潜血，辨证、辨病结合，加茜草炭收敛止血。

本案属于"阴水"，本虚标实，因脾肾虚弱，而致气不化水，久则留为瘀阻水停。故以益气健脾、活血利湿为治，攻补兼施。李老强调，对于肾病的治疗，切忌见潜血或血尿即用炭类药物止血，防止凝涩而血泣，应选用活血止血药，方能取胜。李老还举证说，现代著名中医药学家关幼波先生认为"血证

国医大师朱良春题词

202

诱因多，止血非上策"。诱发尿潜血、尿血的原因是多种多样的，凡影响气血运行的因素，都可以引起血证。而瘀血滞留，阻隔脉络，又是出血的病理实质。缪仲淳在治吐血三要诀中把"宜行血不宜止血"列为第一条，张子和也说"气血贵流不贵滞"，均是以行血（活血）的方法达到止血的目的。所以在治疗时，应当审证求因，针对血尿的原因，使瘀血消散，气血调和，血尿之证才能真正治愈。

案 ②

杜某，女，28 岁，银行职员。1996 年 6 月 17 日初诊。

主诉：反复颜面浮肿 4 年。

病史：患者于 1992 年患"急性肾炎"，经住院治疗，临床症状消失。4 年来，浮肿反复发作。尿蛋白 1+ ~ 3+，红细胞 1+ ~ 2+，时有颗粒管型。屡经中西药治疗，蛋白尿顽固不除。近日劳累过度，复感外邪，浮肿又作。刻下症见：咽喉疼痛，咳嗽黄痰，畏风怕冷，颜面浮肿，腰膝酸软，神疲乏力，食欲不振，小溲短赤，舌质红，苔薄黄，脉濡。血压 101/100mmHg。尿常规：蛋白 3+，红细胞 1+，脓细胞 1+，上皮细胞少许，颗粒管型少许。

西医诊断：慢性肾炎。

中医诊断：水肿。

辨证：风热犯肺，湿热交蒸，脾肾两虚。

治法：疏风宣肺，清利湿热，健脾补肾。

处方：炙麻黄 5g，杏仁 10g，金银花 15g，桔梗 6g，连翘 10g，黄芪 20g，炒白术 15g，石韦 15g，焦三仙各 15g，鹿衔草 15g，益母草 15g，土茯苓 15g，赤小豆 20g。5 剂，水煎服，每日 1 剂。

二诊：1996 年 6 月 23 日。外症悉除，小便清长，浮肿亦消，纳食增进，仍时感腰酸乏力，舌质淡红，苔薄白，脉细弦。血压 140/90mmHg。

尿常规：蛋白 2+，上皮细胞少许，余阴性。外邪已除，宜从根本治疗。方用"蛋白转阴方"加减。黄芪 50g，潞党参 20g，炒白术 15g，川断 15g，诃子肉 15g，金樱子 15g，川萆薢 20g，乌梅炭 10g，小叶石韦 20g，白茅根 20g，女贞子 30g，菟丝子 15g，土茯苓 20g。水煎服，每日 1 剂。

患者服药 120 余剂，并常用水母鸭炖冬虫夏草佐餐，尿蛋白消失。并于 1998 年诞下一健康女孩。

📋 按语

目下诸多医者一提到从肺论治肾炎蛋白尿，往往注重肺为水之上源，主宣发肃降，使气血津液布散全身，通调水道，下输膀胱。在治疗上以宣降肺气为法，使上焦开发，水道通调，小便通利，解除水肿诸症，这的确对临证遣方用药有重要的指导意义。然而，慢性肾炎有明显水肿者、有微肿者，还有根本不肿者，单纯以肺为水之上源立论就不能完全概括其病理实质。李老认为，风邪侵袭肺表，因为正气虚弱不能逐邪于外，风邪内蕴久滞而成毒，风毒之邪侵袭人体，每可致肾风、风水之证。如《素问·奇病论》所述："有病庞然有水状，切其脉大紧，身无痛者，形不瘦，不能食，食少……病生在肾，名为肾风……"此论虽未确指肾病综合征及肾小球肾炎类疾病，却可说明"病生在肾"由风邪外袭所致的病机。本案慢性肾炎患者劳累后复感外邪，宜先从肺论治，故用麻黄、杏仁、金银花、桔梗、连翘以疏散风毒为主；益母草、土茯苓、赤小豆清化湿浊，冀能令水谷精微归其正道，从而使蛋白尿好转或消失。而从中西医结合的角度上讲，肾炎多是感染后免疫反应性疾病，疏散风毒的中药大多具有调节免疫之功。故从风毒立论，选用宣畅肺气、疏散风毒的药物亦是必不可少的。黄芪、白术、焦三仙、鹿衔草等益气健脾、益肾祛湿，固本与化浊兼顾。故当二诊外邪已除，复以"蛋白转阴方"健脾固肾，分清泌浊，终获良效。

临证配合食疗是李老治疗慢性肾炎的特色经验之一。如本案中佐餐的水母鸭炖冬虫夏草，就是一则值得推荐的食疗方。方中水母鸭味甘、咸，性凉，能补益肺肾，体内有热、体质虚弱、食欲不振、大便干燥和水肿、营养不良者，可将其作为调补之品，民间亦将其用之于肝硬化腹水、慢性肾炎浮肿之食疗。冬虫夏草是我国传统的名贵中药，性味甘温，具有益肾壮阳、补肺平喘等作用。研究证实，冬虫夏草能激活机体单核巨噬细胞的吞噬功能，维持 CD4/CD8 细胞的平衡，调节细胞免疫和体液免疫，从而减少尿蛋白。还有研究发现，冬虫夏草能通过增加基质金属蛋白酶 -2（MMP-2）的表达，抑制金属蛋白酶组织抑制物 -1（TIMP-1）、金属蛋白酶组织抑制物 -2（TIMP-2）的表达，促进细胞外基质的降解，减少细胞外基质的积聚，这可能也是其降低蛋白尿的机制之一。李老认为，慢性肾炎顽固性蛋白尿乃属临证痼疾，临床当辨证论治，最忌拘泥治肾一法而忽弃诸法。同时，邪实者不可峻补；正虚者不可一味攻伐，以免伤及正气。于脏腑究之，脾肾为本，且多虚证；肺肝为标，以风毒、瘀浊邪实为主；其他如三焦之疏泄、膀胱之气，亦与水液代谢、肾炎之治疗密切相关，论治之时皆应综合考虑，更当嘱患者慎起居、调情志、节劳欲、避风寒，严格限制食盐的摄入量。如是，则顽疾可望治愈矣。

案 3

王某，男，55 岁，农民。2008 年 8 月 10 日初诊。

主诉：腰部及四肢肿胀 2 个月。

病史：患者既往有"慢性肾炎""早期肝硬化"病史。2 个月前出现四肢及腰部水肿，曾在中国人民解放军南京军区南京总医院住院治疗后水肿减轻，现复发。刻下症见：四肢及腰部水肿，按之凹陷不起，眼睑微肿，纳可，寐安，小便量少，大便尚调，舌质红，苔薄白，脉沉细。尿常规：蛋白 3+，红细胞 1+。

西医诊断：慢性肾炎。

中医诊断：水肿。

辨证：脾肾阳虚，气化失常。

治法：健脾补肾，利尿消肿。

处方：黄芪60g，潞党参20g，白术12g，带皮茯苓20g，金樱子15g，诃子肉15g，车前草、车前子（包煎）各15g，川萆薢15g，石韦20g，鹿角霜（先煎）5g，益母草20g，穿山甲（先煎）8g。7剂，水煎服，每日1剂。另服黄葵胶囊，每次4粒，每日3次。

二诊：2008年8月16日。腰部水肿减轻，但双下肢浮肿仍明显，余无明显不适。复查尿常规：蛋白2+。于上方加淡附片（先煎）9g、肉桂9g、全蝎6g、紫丹参25g，以增利尿消肿之功。

三诊：2008年10月10日。其间辨治2个月，诸症明显好转，腰部及四肢浮肿全消，复查尿常规正常。再服药30余剂竟收全功。另嘱患者由于蛋白质大量丢失，人体抵抗力低下，易受外邪侵表，平时应注意避免受凉、遇湿、过劳，宜适量摄入赤小豆、山药、花生等富含植物蛋白的食物，以巩固疗效。半年后随访，病未复发。

📋 按语

慢性肾炎蛋白尿合并早期肝硬化，属脾肾阳虚、气化失常、肝郁血瘀、虚实并见，以虚为本，治宜标本兼顾。治本当健脾补肾以助气化；治标宜疏肝软坚以行瘀滞。故方中用黄芪、潞党参、白术以健脾益气；鹿角霜、附片、肉桂、金樱子、诃子肉温肾助阳，固元涩精。此系采用固摄疗法，可以达到强肾健脾、温肾化气、恢复精微物质的脾升肾藏之职能，以达到消除蛋白尿的目的。石韦专消尿蛋白，患者因水肿明显又有"早期肝硬化"病史，故方中加用益母草、穿山甲、丹参、全蝎等，化瘀通络兼利尿，软坚散结而益肝肾；川萆薢、茯苓、车前子、车前草等皆有很好的利尿消肿、分清泌浊之功，合而用之，收效迅速。

李老认为，慢性肾炎合并早期肝硬化实属瘀水同病，对于此类患者，化瘀治疗必不可少，同时利水亦不可忘。临证常以益母草与丹参、穿山甲同用，瘀水同治。其中益母草具有活血、利水之双重作用，故对于水血同病，或血瘀水阻所致之肿胀，堪称佳品。李老指出，瘀血导致水肿、尿蛋白加重，迁延难愈的认识，最早源于《黄帝内经》，但阐述较为透彻和完善者，当数清代医家唐容川《血证论》述："瘀血化水，亦发水肿，是血病而兼水也"，阐明了津血同源，水血常相互为患。西医学亦已证实，顽固性肾炎蛋白尿多伴有高凝状态及血黏度增高，从而引起血液流变学的异常而加重肾脏的病理损伤。中药药理研究表明，活血化瘀药物具有改善肾血流量、保护肾脏、抗炎抗菌、调节机体免疫功能、抗凝、抗血栓、改善微循环、抗排斥反应等作用。因此，活血化瘀药物对消除慢性肾炎蛋白尿有很好的疗效。大量实验证明，活血化瘀之品，如蜈蚣、全蝎、水蛭、地龙、穿山甲、丹参、益母草等，对改善肾脏病理变化，控制蛋白尿卓有成效，尤其对于病程日久、持续难消之顽固性蛋白尿，常常取得意想不到的效果。黄葵胶囊的主要成分为黄蜀葵花的提取物。黄蜀葵花又名侧金盏、野芙蓉，始载于《嘉祐本草》，入肾、膀胱二经。《中药辞海》谓其微甘、凉，功用为清热利湿解毒。现代药理学发现，黄蜀葵花的主要化学成分为黄酮类，具有抗凝、抗血小板聚集、抗炎、利尿、降血脂、清除氧自由基、提高超氧化物歧化酶（SOD）活性、降低肾小球免疫炎症反应、减少尿蛋白的作用。因其有清热利湿、消炎和络的功效，故常用于治疗湿热型慢性肾炎。

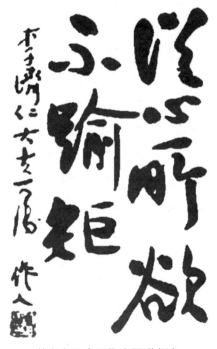

著名书画家吴作人题赠书法

慢性萎缩性胃炎

案 1

李某，男，45 岁。2000 年 5 月 11 日初诊。

主诉：上腹部不规则疼痛 10 余年。

病史：10 年来，患者反复出现上腹部不规则疼痛，伴腹泻，食欲减退，嗳气频频。1999 年 6 月 2 日胃镜检查示"慢性萎缩性胃炎"。刻下症见：胃脘疼痛，纳谷不香，时时泛恶，嗳气频频，形容委顿，大便溏薄，舌质淡红，苔薄白，脉弦。

西医诊断：慢性萎缩性胃炎。

中医诊断：胃痞病。

辨证：胃失和降，脾失健运。

治法：疏肝和胃，健脾益气。

处方：潞党参 10g，炒白术 15g，云苓 15g，姜半夏 9g，广陈皮 15g，黄芪 20g，三棱 10g，莪术 10g，广木香 10g，佛手 10g，柴胡 8g，旋覆梗 10g，赭石（先煎）20g。

二诊：5 月 25 日。药后诸症减轻，脘痛得减，腹泻好转，偶见嗳气。守上方去旋覆梗、赭石，加煅瓦楞（先煎）18g、海蛤粉（分 2 次吞服）9g。共服 50 余剂后，饮食恢复正常，腹泻亦止，舌色红润，体重增加，胃镜复查亦基本痊愈。

📋 **按语**

　　萎缩性胃炎由胃腺萎缩，分泌胃酸减少而产生。西医治疗常以补充胃酸、增加酸度为主，中医亦有以大剂量乌梅为主的方法以补充胃酸，但中医治疗应强调辨证为主，治病求本。李老认为，萎缩性胃炎病位在胃，胃为阳腑，实证居多。萎缩性胃炎初起，一般多表现为湿热内蕴之实热证，治疗上多从清热祛湿入手。然而，如若病久不愈、正气渐耗，或清利过度，正气损伤，或素体虚弱，正气不足，都可出现虚象而形成虚实夹杂之候，其治较为复杂。特别出现阴虚夹湿之证，治疗就更为棘手。滋阴则助湿，使邪更盛，燥湿则伤阴，使正气更为虚损，互为影响、互为因果。为此，应详为辨证，根据虚实孰重、孰急而决定治则选用方药，并随时观察病情变化，灵活化裁。

　　本案方中何以再用煅瓦楞、海蛤粉之制酸药？意在通过胃酸分泌的减少，给机体一种刺激，促进机体本身的代偿作用，并在健脾养胃的基础上逐渐增加胃酸的分泌。若单纯依靠外源性补充增加胃酸，其结果将更加抑制胃自身酸液的分泌，造成分泌腺进一步萎缩，无益于治病。且瓦楞子味咸性平，归肺、胃、肝经，能制酸止痛，《本草汇言》："海蛤粉，化痰饮，下逆气，定喘肿，消胸胁胀满之药。"故萎缩性胃炎用煅瓦楞、海蛤粉等，乃治病求本之反佐法。在现代药理学研究中，制半夏对应激性溃疡有轻微的抑制作用，该作用与其能显

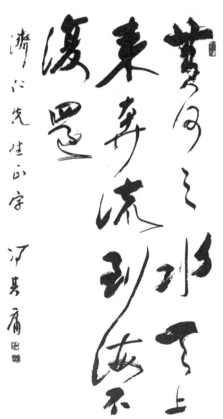

著名国学家冯其庸题赠书法

著抑制胃酸分泌和抑制胃液酸变有关。制半夏对家兔有促进胆汁分泌的作用，能显著增强肠道的输送能力。木香能行气止痛，健胃消食。在大鼠炭末推进率实验中，木香水提取物木香烃内酯对大鼠肠道蠕动有抑制作用。佛手中佛手醇提取液能明显增强家兔离体回肠平滑肌的收缩，抑制家兔离体十二指肠平滑肌收缩，对乙酰胆碱引起的家兔离体十二指肠痉挛有显著解痉作用，对小鼠小肠运动有明显推动作用。李济仁教授谓赭石"生研服之不伤肠胃"，"性甚平和，虽降逆气而不伤正气，通燥结而毫无破绽，原无需乎煅也"。

案 ②

范某，女，49 岁，工人。1986 年 12 月 17 日初诊。

主诉：胃脘部疼痛 10 余年。

病史：患者 10 余年来胃脘作痛，得食稍安。1986 年 7 月 5 日胃镜检查及病理活检示：慢性浅表性胃（角、窦）炎，十二指肠球炎中 - 重度，具活动性，有糜烂，伴肠上皮非典型增生。粪便隐血试验 2+。近日因操劳家务，又兼饮食不慎，胃痛复发。刻下症见：形容憔悴，眠食俱废，嘈杂不适，酸水频吐，口燥咽干，身倦乏力，大便不行，舌红少津，苔薄，脉细数。

西医诊断：慢性萎缩性胃炎。

中医诊断：胃脘痛。

辨证：胃阴亏虚。

治法：育阴养胃。

处方：麦冬 12g，肥玉竹 12g，石斛 12g，当归 12g，炒白芍 12g，焦三仙各 12g，蒲公英 15g，海螵蛸 20g，浙贝母 10g，广木香 8g。

二诊：1987 年 4 月 28 日。上方服后，胃脘痛减轻，饮食已觉馨香，唯嘈杂吐酸亦然。上方去焦三仙，加煅牡蛎 20g、佛手片 9g，疏肝和胃，抑木扶土。

三诊：1987年5月10日。药后颇中病机，诸症稳定，粪便隐血试验（－）。考虑其病理检查有"肠上皮非典型增生"，故增白花蛇舌草20g，清热解毒以防其变。

四诊：1987年6月10日。胃痛已止，胃气未醒，口淡无味，知饥而纳食不多，头昏乏力，舌红，脉细弦。素亏之体，正气一时不易全复，再予悦脾和胃治之。上方加无花果、绞股蓝各15g，砂仁6g。

五诊：1987年9月10日。诸恙悉减，胃气亦和，纳谷馨香而知饥，精神振奋，病情基本痊愈，脉象和缓。体质素弱，尚需善事珍摄，徐加调治，以冀巩固。处方：北条参15g，怀山药15g，砂仁8g，广木香10g，川厚朴花10g，苍术、白术各10g，木莲果12g，鸡内金12g，焦三仙各12g，制黄精12g，绞股蓝20g。

六诊：1987年12月2日。调理以来，症情趋于稳定，精神日见充沛，体重亦有增加，复查胃镜，"肠上皮非典型增生"消失。

📄 按语

1978年，世界卫生组织（WHO）将慢性萎缩性胃炎列为胃癌前状态或癌前疾病，而在慢性萎缩性胃炎伴发的肠化生或异型增生则为胃癌的癌前病变。萎缩性胃炎演变为胃癌的过程是：萎缩性胃炎—胃黏膜肠化生和不典型增生—胃癌。胃固有腺体被肠腺样腺体所替代，即为肠化生。酶系统不健全而使吸收的致癌物质在局部积累，可致不典型增生。

本案乃胃之气阴两伤，肝郁不舒之候。方中麦冬、石斛养胃制肝；鸡内金有健脾开胃、消食化积之功。现代药理研究表明，口服鸡内金后，胃液的分泌量、酸度及消化力均增高。鸡内金含胃泌素、角蛋白，以其煎煮液对大鼠灌胃可显著增加胃液量，能使大鼠胃游离酸浓度显著增加，同时显著降低总酸浓度。李济仁教授治胃病善用木莲果。木莲果为木兰科植物木莲的果实，味苦性凉，功能通便、止咳，治实热便秘、老人干咳。木香性味辛苦温，归脾、胃、大肠、胆、三焦经，能行气止痛，健胃消食，给小鼠灌胃，有明显的促进小肠蠕动作用。患者素体瘦弱，夙有胃疾，此次病发，西医诊断为慢性萎缩性胃炎，实属难治病例。李济仁教授据其胃痛日久，嘈杂不适，舌红，脉细数，断为胃阴不足、脉络失养所致，故以育阴养胃之药为主随证施治而收效。说明临床应辨证与辨病相结合，不能拘于西医检查。只要临证善于加减变通，可获得良效。

乳腺病

成某，女，49岁，公务员。2020年10月1日初诊。

主诉：左乳房疼痛2个月余。

病史：患者于2020年8月无明显诱因出现左侧乳房疼痛，局部轻微肿胀，未引起重视，后肿痛越发严重，于9月28日在皖南医学院第一附属医院甲乳外科行乳腺及双侧淋巴结检查，示：双侧乳腺结构及回声轻度异常BI-RADS 1类，左侧乳头局部回声异常，考虑急性炎症可能，其他不排除。刻下症见：左乳局部见5mm×8mm大小的硬结，质硬不易移动，局部伴红、肿、热、痛，平素情绪急躁易怒，睡眠较浅，梦多易醒，尿频，舌质红有点刺，苔薄黄，脉弦数。既往有胆囊炎、肾结石、胆石症病史。

西医诊断：急性乳腺炎。

中医诊断：乳痈。

辨证：热毒炽盛。

治法：清热解毒，调畅气机。

处方：陈皮10g，广郁金20g，威灵仙20g，王不留行25g，蒲公英30g，夏枯草25g，青皮10g，柴胡9g，皂角刺10g，水蛭6g，野菊花20g，紫花地丁15g，天葵子15g，醋延胡索25g，白重楼15g，连翘15g，芒硝（冲服）6g，黄芪35g。7剂，水煎温服，每日1剂。嘱其清淡饮食，起居规律。

二诊：2020年10月9日。局部肿痛明显改善，皮温已恢复正常，但忧思较多。故守方加疏肝解郁之制香附 15g，继服 10 剂。

三诊：2020 年 10 月 20 日。恰逢单位体检，复查乳腺彩超，肿块完全消失，患者甚为惊喜，遂来门诊感谢。

📋 **按语**

急性乳腺炎属中医"乳痈"范畴，多因热毒侵袭而致，多采取清热解毒消痈之法。然《外证医案汇编》有云："若治乳从一气字著笔，无论虚实新久，温凉攻补，各方之中，挟理气疏络之品，使其乳络疏通。气为血之帅，气行则血行，自然壅者易通，郁者易达，结者易散，坚者易软。"可见理气药的应用在治疗乳腺病中的必要性。

本案患者平素情绪急躁易怒，易致肝郁化火；眠差梦多，此为肝气不舒，气郁化火、肝火扰心之证。郁结日久，易出现痈脓，则出现皮肤局部温度升高，彩超示乳头局部回声异常，考虑炎症可能。方中蒲公英、野菊花、紫花地丁、天葵子、白重楼、芒硝解毒消炎，消除痈肿；同时配伍软坚散结之威灵仙、皂角刺，更甚者加穿山甲，助攻散结之效。重用黄芪，兼以延胡索，取气行则血行之意，使郁者疏之，结者散之，坚者软之。二诊，予香附加强疏肝理气之功。香附为气病之主药，女科之主帅，遂求气消、血平、结散。此案辨证准确，方药精妙，审时度势，自当预后佳。

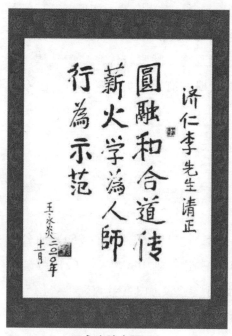

圆融和合道传
薪火学为人师
行为示范

济仁李先生清正

王永炎二〇二〇年
十月

王永炎院士题词

案 2

王某，女，43 岁。2020 年 8 月 25 日初诊。

主诉：双侧乳房胀痛 4 个月余。

病史：患者既往有乳腺小叶增生、乳腺结节、慢性浅表性胃炎病史，HP（＋），时有食管区灼热感，伴口臭。2020 年 7 月 15 日乳腺彩超示：双侧乳腺小叶增生；左右侧乳腺结节 BI-RADS 3 类。右侧 2 点钟方向 5.7mm×4.2mm 低回声；左侧 12 点钟方向 2.7mm×2.4mm 低回声。末次月经 2020 年 8 月 8 日—18 日，量多伴血块，色暗红，淋漓不尽，经前乳房胀痛，腰酸。刻下症见：乳房疼痛，局部皮温升高，压痛，平素情绪烦躁易怒，潮热、手足心热，偶有头晕，饮食、睡眠可，大便 2～3 日一行，矢气频，舌红有裂纹，苔白厚，脉沉细。

西医诊断：乳腺增生。

中医诊断：乳癖。

辨证：热毒炽盛。

治法：清热解毒，疏肝解郁。

处方：陈皮 10g，郁金 20g，威灵仙 20g，王不留行 25g，蒲公英 15g，夏枯草 25g，穿山甲（研磨冲服）4g，皂角刺 10g，制玄胡 25g，制香附 15g，川芎 15g，黄芪 50g，当归 15g，天麻 10g。

二诊：2020 年 9 月 3 日。症状缓解，仍间断乳房胀痛，胃部及食管有烧灼感，口臭明显。上方加片姜黄 15g、连翘 15g，7 剂，水煎温服，每日 1 剂。

三诊：2020 年 9 月 11 日。自觉口臭消失，便秘缓解，日行 1 次。继服 7 剂。

四诊：2020 年 9 月 19 日。经行乳胀消失，9 月 15 日复查乳腺彩超示：双侧乳腺小叶增生；双侧乳腺结节 BI-RADS 2 类。右侧 2 点钟方向 3.7mm×2.2mm 低回声；左侧低回声结节消失。嘱患者平调情绪，起居规律，予疏肝解郁之茶饮，以巩固疗效。

📋 **按语**

乳腺增生属中医"乳癖""乳中结核"范畴，主要指乳房中出现大小不一的结节，大者如丸卵，小者如粟粒，或只有一个，或多如串珠，或痛或不痛，或推之可移，或固定不移，或硬或软，或两乳均有，或散布于乳中，各年龄段均可发生。巢元方《诸病源候论》已有定论，中医认为与七情中忧思郁怒密切相关，由于肝气郁结，脾气壅滞，以致痰结聚于乳中而成。

本病辨治要注意发病年龄及病程：青春期发病，病程短者，多偏肝郁气滞；更年期前后发病，素体阴虚火旺者，重在化痰软坚；冲任不调者重在调摄冲任。"女子四十阴气过半"，本案患者年逾四十，家庭、事业、孩子多重琐事牵绊，易生闷气，多出现情绪不稳定。肝木克犯脾土，多致脾胃亏虚，出现慢性浅表性胃炎，HP（+），表现为时有食管区灼热感，伴口臭。脾胃亏虚，清阳不升，出现头晕，浊阴不降，进而大便秘结，矢气频频。故治疗从肝脾入手，药用疏肝解郁之陈皮、香附，夏枯草既能疏肝又可解毒散结，蒲公英协同夏枯草增强解毒散结之功。本案患者出现头昏、烦躁，乃因肝脾不和、血不养心所致，故选用当归补血汤加天麻主之，重用黄芪，一则可以消结节，二则伍当归增强补气活血化瘀之功。穿山甲主消肿溃痈，通经下乳，通络散风，与皂角刺配伍治痈肿初起，促进脓肿消散。整方配伍严谨，辨证精准，疗效显著。

案 3

陶某，女，78岁。2020年8月14日初诊。

主诉：右乳癌术后2年余。

病史：患者2年前因家中琐事经常生闷气，乳房疼痛难触，于外院完善相关检查后诊断为右乳腺癌，行右乳癌改良根治术。术后（2018年6月18日）胸部CT示：右侧乳腺占位。病理示：（右乳肿块空芯针穿刺活检组织）浸润性癌，非特殊类型／浸润性导管癌Ⅲ级；未见神经及脉管侵犯。刻下症见：双下肢乏力，肛门有下坠感，时头晕，右乳创口时有刺痛，肩关节疼痛伴活动不利，食纳少，眠差，小便频，淋沥不尽，大便基本正常，舌淡苔白，脉细弱。既往有肾结石、糖尿病、高血压、胆囊切除术、贫血等病史。

西医诊断：乳癌术后。

中医诊断：乳岩。

辨证：气阴亏虚。

治法：补气养阴，行气止痛。

处方：炙黄芪35g，炒白术15g，土茯苓30g，白花蛇舌草25g，川芎15g，茯神20g，酸枣仁30g，合欢皮15g，黄连9g，肉桂9g，首乌藤30g，制乳香10g，制没药10g，制玄胡30g，当归15g，天龙15g，威灵仙20g，龙葵20g。14剂，水煎温服，每日1剂。嘱其清淡饮食，起居规律。

二诊：2020年8月29日。睡眠较前明显改善。守上方继服20剂。

三诊：2020年9月15日。自觉精力渐增，但近期自觉汗出明显。上方加糯稻根30g，继服14剂。

📋 **按语**

　　乳腺癌是一种具有多种复杂机制的恶性肿瘤，目前西医的治疗手段大多数偏向于手术、放化疗、免疫治疗、内分泌治疗等常规方法，虽然提高了患者的生存率，但仍有几率复发和转移，并且存在明显的后遗症，一些术后患者还会出现心理压力和负担，极大地影响了生活质量。

　　李济仁教授对乳腺癌的治疗形成了一套属于自己的体系，承新安家学，辨证论治，其核心要点莫过于疏气机、调阴阳、和五脏。本案患者年过古稀，本应是耳顺之年，奈何家中突生变故，以致情绪不定，肝气郁结，郁难平消，故李济仁教授突出疏通肝气之效，以合欢花、延胡索求肝气通顺，又气与血两者密不可分，气能行血，血能载气，故而气血之药需并用，加川芎、当归用之。患者疼痛不定，甚则彻夜难眠，故李老取安神方，即茯神、酸枣仁、合欢皮、黄连、肉桂、首乌藤化裁，加以止痛之药对——乳香、没药。术后病理示浸润性癌，需以扶正抗癌为主，故药用炙黄芪、炒白术，加之抗癌肿的土茯苓、龙葵、白花蛇舌草。现代药理研究表明，黄芪、白术具有提高机体免疫力的作用。李济仁教授对于血肉有情之品的虫类药情有独钟，因虫类药多用于治疗难治性疾病，如抗真菌感染、抗肿瘤等。整方配伍严谨，辨证精准，疗效俱佳。

胃癌

案 1

吴某，男，70岁。2014年10月16日初诊。

主诉：胃脘间断不适6个月余。

病史：患者6个月前无明显诱因出现胃脘不适，间断服用多潘立酮等药物无好转，并逐渐加重。1周前于皖南医学院弋矶山医院行胃镜检查示：胃癌累及贲门；病理示：胃体少许腺癌组织（低分化），刷片找到癌细胞。未进行特殊治疗，现为求系统诊治入院。刻下症见：间断胃脘不适，口干不欲饮，纳少乏力，形体消瘦，面色苍白，舌质红，苔微黄，脉细。

西医诊断：贲门胃腺癌。

中医诊断：胃脘痛。

辨证：湿热内蕴。

治法：健脾祛湿，攻瘤散结。

处方：黄芪35g，太子参15g，白术15g，木香15g，鸡内金15g，煅瓦楞（先煎）20g，生炒薏苡仁各20g，金钱草15g，土茯苓15g，半边莲15g，半枝莲15g，金刚藤25g，白花蛇舌草25g，猫爪草15g，猫人参15g，无花果15g，全虫6g，穿山甲6g。14剂，水煎服，每日1剂，分2次服。

二诊：2014年11月3日。服药后胃脘不适缓解，纳食好转，乏力减轻。继续以上方为主加减，坚持服用半年，无明显不适，胃纳增加，一般情况良好。继续服用中药，带瘤生存至今。

219

按语

尽管中医学没有胃癌这一病名，但其属于"胃脘痛""噎膈"等疾病的范畴。《灵枢·邪气脏腑病形》曰："胃脘当心而痛，上支两胁，膈咽不通，食饮不下……"《金匮要略·呕吐哕下利病脉证治》曰："胃气无余，朝食暮吐，变为胃反。"李济仁教授认为本病病机为正虚邪实。正气亏虚，脏腑阴阳失衡，气滞痰凝，瘀血浊毒等邪气乘虚而入，邪气聚集脏腑经络，瘀滞成块，发为肿瘤。

本案患者年事已高，瘤邪阻内，脾失健运，闭阻经络，气血生化乏源，出现胃脘不适，口干不欲饮、纳差、消瘦乏力等症，舌质红、苔微黄、脉细为气血亏虚，湿浊阻胃之象。综合四诊，李济仁教授在治疗时从气、血、痰湿、瘀毒入手。方中黄芪、白术、太子参益气补脾，黄芪为补气之长，气血充可匡正扶羸，调动机体的抗病能力，提高免疫力，利于消除癌肿，正所谓"正气存内，邪不可干"。木香理气，煅瓦楞、薏苡仁、金钱草、土茯苓祛湿健脾，鸡内金健胃消食，脾胃健方能安胃纳谷；半边莲、半枝莲、白花蛇舌草、猫爪草、猫人参、无花果抗癌解毒。半枝莲对宫颈癌 JTc-26 瘤细胞体外抑制率达 100%，其对正常细胞的抑制率仅为 50%；白花蛇舌草能显著增强机体的免疫力，刺激网状内皮细胞增生，使吞噬活跃，促进抗体形成，有抗肿瘤作用，对急性淋巴细胞型、粒细胞型、单核细胞型及慢性粒细胞型肿瘤细胞具有抑制作用。全虫、穿山甲散结通络，达到使脏腑气血通畅，寒热平衡的目的。

《素问·灵兰秘典论》指出："脾胃者，仓廪之官，五味出焉。"脾主运化，胃主受纳。《黄帝内经》认为，人体的四肢百骸、皮毛、脏腑等活动，必须依赖脾胃运化水谷精微、化生气血的作用才能正常进行，从而树立了"人以胃气为本，人以水谷为本，有胃气则生，无胃气则亡"的思想。李济仁教授在治疗肿瘤时，主张正气是人体抗邪的第一战斗力，而正气之本即是脾胃。因此，在处方遣药中不仅注重抗癌药物的使用，更通过增强人体自身的能力以抵御邪气的侵犯。

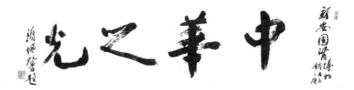

国医大师颜德馨题词

案②

许某，男，40岁，工人。1992年10月3日初诊。

主诉：上腹部不适4年余，加重伴恶心、呕吐1个月余。

病史：患者于1992年9月因"幽门梗阻"到某医院门诊就诊，胃肠钡剂造影示"胃窦部充盈缺损"，诊断为胃窦癌。遂住该院外科治疗，开腹探查见胃窦部肿块如鸭蛋大，与胰腺粘连，腹腔大网膜及胃小弯淋巴结有如蚕豆及花生米或黄豆等不同大小的转移癌。取胃大弯淋巴结活检，病理证实为转移性腺癌，未能切除，仅做胃肠吻合术。刻下症见：精神不振，神疲乏力，面色萎黄，形体消瘦，脘腹作胀，只能进流质饮食，二便尚可，舌质淡红，苔薄白，脉细弱。

西医诊断：胃窦癌。

中医诊断：癌病。

辨证：癌毒犯胃，脾胃不和，正气大亏。

治法：健脾益气，理气和胃，兼攻癌毒。

处方：

方一：黄芪25g，潞党参15g，茯苓15g，白术15g，阿胶（烊冲）10g，绞股蓝20g，广木香9g，南沙参10g，神曲15g，陈皮15g，鸡内金10g，白花蛇舌草20g，龙葵20g，石见穿20g。水煎服，每日1剂。

方二：菝葜根2 500g，洗净切碎，加水12.5L，文火浓煎，去渣。得液4L，加肥猪肉（切碎）250g再浓煎，得药液2 500ml，每日服

125～250ml。

患者服方一3周后，诸恙好转，脘腹作胀明显减轻，已能进半流质饮食，改服方二。3个月后，体力增强，体重增加，肤色转红润，精神好转，能操持家务。服药半年后症状消失，体力、精神恢复如前，能参加正常工作。此后间断服药5年，临床症状完全消失。

2000年3月复查胃肠钡剂造影示：原胃窦部充盈缺损消失。触诊胃脘部柔软，腹部无肿物，全身未见异常体征，直肠指诊阴性。至今已存活20年。

📋 按语

民间早有菝葜治愈癌症的验例，《中草药治肿瘤资料选编》中记载：治疗食管癌，鲜菝葜一斤。用冷水三斤，浓缩成一斤时，去渣，加肥猪肉二两，待肥肉熟后即可。此系一日量，分三次服完。本案疗效显著，除用扶正祛邪兼攻癌毒之法外，与久服菝葜亦有关。抑瘤实验证明，菝葜对S180荷瘤小鼠具有明确的抑瘤作用。

李老认为，癌症的发生与人的正气及邪气有很大关系，中医治疗癌症以调整机体功能、提高免疫力为主，提高生活质量。早期癌症患者通过手术治疗后，配合中医药治疗，可以防止癌细胞的扩散和转移，降低复发率。中晚期癌症患者，身体比较虚弱，对化学药物比较敏感，使用中医药治疗可以降低化疗副作用。

本案以黄芪、潞党参、茯苓、白术等健脾扶正，同时用白花蛇舌草、龙葵、石见穿等抗癌攻毒，阿胶、陈皮行气养血。癌肿患者易气血亏虚，脾胃失调，而脾胃是后天之本，故全方仍兼顾脾胃之本，辅以神曲、陈皮、鸡内金、木香等；久病易伤阴，故辅以沙参等养脾胃之阴。

案 ③

章某，男，45 岁。1995 年 8 月 20 日初诊。

主诉：上腹部胀满、形体消瘦 7 个月余。

病史：1995 年 1 月，患者因突发腹痛于南京市某医院行开腹探查术，见胃小弯有 2cm×1.5cm 急性穿孔，术中予缝合修补。术后病理报告胃腺癌，迅即产生腹水，曾行化疗（具体药物不详），鲜效，遂来就诊。刻下症见：腹部膨满而胀，形体消瘦，面色萎黄，疲倦乏力，神靡头昏，大便干结，小便短少，舌质淡，苔黄厚腻，脉细缓。

查体：体重 49kg，腹围 68cm，腹部有移动性浊音及波震感，肝、脾未触及，两侧锁骨上窝触及蚕豆大肿大淋巴结，左腋窝淋巴结肿大如核桃，不易推动，无压痛。

西医诊断：胃腺癌。

中医诊断：癌病。

辨证：水湿互结，正虚邪留。

治法：健脾利湿，解毒散结。

处方：白花蛇舌草、黄元耳草、喜树果、薏苡仁、党参各 30g，半枝莲 60g，炒白术、茯苓、鸡血藤各 20g，泽泻、枳壳各 12g，制附片（先煎）10g，菝葜 30g。

患者坚持服上方加减治疗 4 年余，症状逐渐减轻，体力增加，腹水消失，腹围由 68cm 减到 62cm。复查腹部 B 超：腹水阴性。颈部及腋窝淋巴结未触及，体重由 49kg 增至 54kg。续服中药，随访观察。现临床症状基本消失，恢复正常工作，已存活 26 年。

📋 按语

肿瘤是严重危害人类健康和生命的一种常见病、多发病，特别是恶性肿瘤，对人类健康和生命危害极大。中医学在与疾病斗争的过程中，积累了丰富的经验和理论知识，对于肿瘤的辨治，也有许多文献记载，如《诸病源候论》言："恶核者，肉里忽有核，累累如梅李，小如豆粒。"李济仁教授认为辨治癌症必须注意以下几点：

1. **扶正与祛邪并用**　凡肿瘤患者正气必虚，加之西药、化疗、放疗等，必耗正气，故用药时必须加扶正药物或方剂，以增强机体的免疫力，常用中药如女贞子、黄芪、人参、绞股蓝、枸杞子、灵芝、党参、黄连、知母、五味子、菟丝子、鳖甲、天冬、麦冬、沙参等，方如十全大补丸、补中益气丸等。

2. **辛温大热可抗癌**　如肉桂、仙茅、菟丝子、锁阳、黄精等。

3. **软坚散结、活血化瘀药不可少**　如莪术、三棱、鳖甲、川芎、地龙、三七、牛膝等。

4. **随症加减亦需要**　术后高热可用银花、连翘、菊花、天葵子、蒲公英；伤口不愈加用黄芪、当归、赤芍、丹参、川芎；疼痛明显加制乳没、元胡、郁金、丹参、桃仁、红花、徐长卿等。

胃癌是常见的恶性肿瘤之一，占我国消化道恶性肿瘤的一半，占全身癌肿的10%。有研究报道，胃癌的好发部位以幽门区最多（48.8%），贲门区次之（20.6%），胃体部再次之（14.0%），广泛者较少（7.8%）。按病理组织学分类，胃癌绝大多数为腺癌，还可见黏液癌和低分化癌（包括髓样癌和鳞癌）。胃癌的早期诊断对预后有很大意义。对可疑病例应及时进行粪便隐血试验、钡剂造影、胃镜及活体组织检查、胃液细胞学检查等，以明确诊断。西医学对胃癌的有效治疗方法仍是早期根治手术，辅以化疗。

胃癌属于中医学"胃脘痛""伏梁""反胃""噎膈"等范畴，中医认为多由长期的饮食不节、情志忧郁，渐致痰火胶结、或脾胃虚寒、或津液干枯、气滞血瘀而成，或食积、气结、热结、痰凝、血瘀、脏虚所致。故凡治此者，宜以扶助正气、健脾养胃为主。若饮食未消，则兼去其滞；逆气未调，兼解其郁；热邪未去，兼清其热；痰结未散，兼化其痰；瘀血未祛，兼行其瘀；病久衰弱，则专用补养。不可标本杂进，以致重伤胃气，难能奏效。但其证确有气血痰火瘀积之实邪，又见机体正气尚盛，则当祛邪以养正，亦不可忽也。

　　本案患者术后迅即产生腹水，西医治疗鲜效，遂寻李老就诊。李老辨证审因，急则治其标，当即取薏苡仁、茯苓、泽泻等淡渗利湿，制附片温肾阳而利水，泽泻有"泻有余之水"之效。同时以抗癌肿的中药，如菝葜、半枝莲、白花蛇舌草、喜树果、黄元耳草等取之。李老一直坚持祛邪不忘扶正，每遇癌肿患者，必兼顾脾胃之本，多加党参、炒白术；气血密不可分，在用枳壳理气的同时，用鸡血藤既活血又补血。全方配伍严谨，辨证精准，疗效确切，故而使患者带瘤生存 26 年之久。

肝癌

案 ①

何某，男，68岁。2015年3月26日初诊。

主诉：上腹部胀痛不适5个月余。

病史：患者自2014年10月开始，出现上腹部胀痛不适，于铜陵市人民医院住院治疗，诊断为"原发性肝癌"，行介入治疗1次。刻下症见：全身乏力、易疲劳，入睡困难、易醒、早醒，白天易困，夜间口干，厌油，喜叹息，急躁易怒，白睛易充血，大便每日2~3次，或稀或硬，夜尿2~3次，舌淡暗，苔薄白腻，脉弦滑。吸烟每日1包，约25年；饮酒每日1~2两，约25年。

西医诊断：原发性肝癌。

中医诊断：腹痛。

辨证：肝气不舒，气虚血瘀。

治法：疏肝健脾，益气化瘀。

处方：黄芪40g，当归15g，川芎15g，半枝莲15g，半边莲15g，生晒参10g，白花蛇舌草25g，炒白术15g，土茯苓25g，金钱草25g，淡全蝎8g，怀山药25g，壁虎15g，莪术15g，鸡内金15g。30剂，水煎服，每日1剂，分3次服。

二诊：2015年4月30日。服上方后无特殊不适症状，仍感肝区胀满，伴胸闷，左侧肩背部酸痛，腹部胀满不适，全身乏力明显、易疲劳，不欲饮食，入睡困难，易醒、早醒，大便每日2~3次，不成形，最多每日7~8次，夜尿2~3次，夜间口干，厌油，舌淡暗，苔薄白腻，脉弦滑。处方：

黄芪 40g，当归 15g，川芎 15g，半枝莲 15g，半边莲 15g，生晒参 10g，白花蛇舌草 25g，炒白术 15g，土茯苓 25g，金钱草 25g，淡全蝎 8g，怀山药 25g，壁虎 15g，莪术 15g，鸡内金 15g。30 剂，水煎服，每日 1 剂，分 3 次服。上方辨证治疗 1 个月后诸症大减。

📋 按语

　　肝癌在中医学中属"癥瘕""积聚""肥气""息贲""脾积""痞气""黄疸""肝积""癖黄"等范畴，《济生方》说："伏梁之状，起于脐下，其大如臂，上至心下……甚则吐血，令人食少肌瘦。"李济仁教授强调，在肿瘤治疗过程中，权衡扶正与祛邪的时机，是极为重要的环节。疾病不断变化发展而形成不同的传变、转归趋势，因此，必须以发展的、动态的观点观察和处理。本案患者属肝气不舒，气虚血瘀。《血证论》说："故肝主藏血焉，至其所以能藏之故，则以肝属木，木气冲和条达，不致遏郁，则血脉得畅。"患者情绪急躁易怒，喜叹息，以致肝气不舒，气机郁结；又患病日久，正气亏虚，久病必瘀，且行介入治疗 1 次，故经络为瘀血所滞。属本虚标实，气虚为本，气滞、血瘀为标。癌病总治疗原则为扶正祛邪，故本案治当疏肝健脾，益气化瘀。

　　李济仁教授指出，癌症通常病程长、病位深，往往难求速效，然而，若对治精当，坚持用药，渐渐也可减轻症状，改善生活质量。本案患者的症状，也是服药 1 个月期间渐渐减轻。综合来说，治疗肝癌应遵循"见肝之病，知肝传脾，当先实脾"之规律，结合患者本虚标

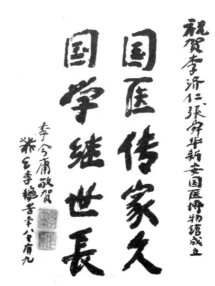

国医大师李今庸题词

227

实之病机，故而用黄芪、生晒参、炒白术、怀山药健脾益气，扶助正气，"先安未受邪之地"。其中，黄芪为补气之长，通过补无形之气以推动血液运行；白术健脾益气，助黄芪补益正气。川芎辛、温，归肝、胆、心包经，具有活血行气、祛风止痛的作用；莪术辛、苦、温，归肝、脾经，既入血分又入气分，能破血散瘀，消癥化积，行气止痛；当归归肝、心、脾经，能补血活血，对肿瘤具有一定程度的抑制作用；土茯苓、金钱草清热利湿。其中，金钱草甘、咸、微寒，归肝、胆、肾、膀胱经，能解毒消肿；土茯苓总皂苷对体外培养的肝癌 H22 细胞具有一定的细胞毒性，具有明确的抗肿瘤作用。土茯苓、半边莲、半枝莲、白花蛇舌草抗癌解毒；再以虫类攻毒药壁虎、淡全蝎逐瘀通络，抗癌祛毒。全方标本兼顾，攻补兼施，攻邪而不伤正，养正而不助邪，共奏扶正祛邪之功。

案 ②

泰某，男，54 岁，教师。1980 年 10 月 20 日初诊。

主诉：腹部膨隆伴全身浮肿 2 年余。

病史：患者嗜酒 30 余年，既往有肝功能异常史。1980 年 8 月 20 日，突觉右上腹疼痛，于当地医院治疗后疼痛缓解。而后每隔数日发作 1 次，伴神疲乏力，到某医院就诊，诊为"肝脓肿"。经抗炎等对症治疗无效。8 月 26 日 A 型超声检查示：肝波始于第 6 肋间，剑突下 6cm，密集微小波、丛状波，波型迟钝，出波衰减；同日血检甲胎蛋白（＋）。9 月 12 日放射性核素肝扫描示：肝图像欠佳，肝影增大，肝左叶肿大，肝内放射性分布欠均匀，肝左叶下部放射性较稀疏，脾脏显影轻度肿大。诊断为"原发性肝癌"。口服活血、清热解毒、健脾等中药及静脉注射氟脲嘧啶治疗后病情一度稳定。近因肝脏进行性肿大，病情进展，遂来李老处求治。刻下症见：唇面晦暗，全身浮肿，腹部膨隆，青筋暴露，肝脏明显突起如盆，触之表面凹凸不平，右叶伸至脐旁，质硬而有压痛，全身皮膜及巩膜未见黄染，无蜘蛛痣及肝掌，全身淋巴结无肿大，自觉神疲乏力，纳差，右上腹时胀痛，舌质紫暗，苔薄白，脉沉涩。

西医诊断：原发性肝癌。

中医诊断：癌病。

辨证：癌毒内袭，气滞血瘀。

治法：活血化瘀，解毒抗癌，散结止痛。

处方：

方一：黄芪、党参、白术、红花、枳实、白芍、牛膝各 10g，当归 15g，桃仁 10g，三棱 10g，莪术 10g；痛剧加罂粟壳 9g，便秘加生大黄（后下）9g。水煎服，每日 1 剂，疼痛缓解后隔日 1 剂。

方二：鲜鸡蛋 1 个，打开一小孔，取斑蝥 3 只，去头足及翅，放入蛋内，以一层砂纸封包，再裹以湿泥，置灶火中煨熟。去虫吃蛋，每日 1 个。

方三：蟾蜍 1 只，去头及内脏，剥皮，煮熟汤肉并吃。每日 1 只。肝痛剧时，取蟾蜍皮敷贴痛处。

服用上方 2 个月余，肝痛消失，浮肿消退，食欲大增。改以逍遥散及六味地黄丸交替内服。1 年后复诊，肝脏缩小至肋下 3cm，无任何不适感，精神可、能下地劳动。

📋 **按语**

本案属中医学之血臌证，其病因复杂，绝非单纯血瘀所致。故治疗上应从多方考虑，既要活血化瘀、除秽解毒，又要护元扶正、顾护正气。

李老方用破瘀通络、消胀除积药物作为血中开导，以毒药治癌，匠心独运。斑蝥辛、寒，有大毒，所含斑蝥素有抗癌作用，口服吸收入血，直达病灶，能攻毒散结，活血祛瘀，配以鸡蛋，可缓和其毒性，以免损伤胃气。民间有斑蝥蒸鸡蛋治疗淋巴结结核和恶性肿瘤（瘰疬和恶核）方。经过动物实验研究，斑蝥主要成分斑蝥素和斑蝥酸钠对肝癌、乳腺癌、食管癌均有一定疗效。

蟾蜍甘、辛、凉，有毒，功专解毒止痛，利尿消肿；生皮敷贴肝痛处，患者可顿时出现凉感而痛减。据研究，蟾酥毒素和次毒素均有明显的抗肿瘤作用，因其具有麻醉作用，在癌肿疼痛的治疗中应用最多。民间有蟾蜍酒验方：取活蟾蜍5只，黄酒500ml，共蒸2小时后，去蟾蜍取酒，冷藏备用。每日3次，每次10ml。常用于治疗胃癌、肝癌、肺癌、食管癌等。近年来常用于多种癌肿或配合化疗、放疗治癌，不仅能提高疗效，还能减轻不良反应，改善血象。

三棱苦、辛、平，归肝、脾经，《开宝本草》言其"主老癖癥瘕结块"，现代药理研究表明，三棱能恢复肝细胞结构及功能，阻止肝脏病理学变化。黄芪为补气之长，擅补无形之气，在治疗过程中，还可适当服用人参、紫河车，静脉注射能量合剂等以扶正。

另强调精神调摄、生活节制、远房事等，以调整机体功能活动，增强抗病能力而获显效。

案 3

赵某，男，23岁，工人。1984年10月2日初诊。

主诉：上腹部包块伴疼痛3年。

病史：患者于1981年5月始觉脘腹不适，上腹部经常疼痛，自行服用复方氢氧化铝缓解。而后形体消瘦，疼痛延至右胁，且右胁及剑突下可触及一巨块，按之坚硬疼痛。1981年9月，出现全身黄疸，腹水，遂于南京市某肿瘤医院就诊，放射性核素肝扫描示"肝占位性病变"，甲胎蛋白（+），诊断为"肝癌"。刻下症见：面色灰暗，形体消瘦，中脘瘤块凸起，大如覆盘，坚硬不移，按之痛剧，腹大如鼓，中下腹按之荡漾，身目皆黄，每日食量150g，小溲短黄，尿量480ml/24h，大便时结时溏，舌质暗，苔白厚，脉涩滞。

西医诊断：肝癌。

中医诊断：癌病。

辨证：气滞血瘀，脾不健运。

治法：行气消瘀，健脾利水，解毒抗癌。

处方：茵陈、白花蛇舌草、半枝莲、半边莲、醋鳖甲（先煎）各30g，茯苓、丹参各25g，白术、北条参、昆布、海藻各15g，当归、白芍、泽泻、活蝼蛄、枳实各12g，土鳖虫、三棱、莪术、鸡内金各9g。水煎服，每日1剂。

二诊：10月13日。服上方10剂后，纳食增加，脘腹胀痛较前减轻，精神略振，舌脉同前。继服上方。

三诊：11月15日。上方共服30剂后，脘腹瘤块明显缩小，凹凸不平征象难以扪及，食欲增加，纳食由每日150g增至600g，腹水消退，诸症显好。然气滞瘀结，瘤疾难拔，邪实正虚。续予上方加黄芪30g、绞股蓝20g，以扶正祛邪。

四诊：12月13日。按原意继续辨治1年余，临床症状消失，肿块明显缩小。

1985年底于南京市某肿瘤医院复查放射性核素肝扫描示"肝硬化"，甲胎蛋白（-）。1986年5月恢复工作。

📋 **按语**

历代中医著作中多有类似肝癌症状、体征和成因的记载，《诸病源候论》认为"积聚"乃腹部肿物"盘牢不移"。本病常见临床表现为肝区胁下肿块、疼痛、纳差乏力、黄疸、消瘦、腹水及恶病质。其病因病机为外感寒湿或湿热之邪侵袭人体，加之饮食不节，损伤脾肾，或因情志失调，肝气郁滞，气滞血瘀，水湿内停，著而成积，蓄为腹水；内因正气不足，脏腑气血亏虚，湿困脾阳，湿蕴化热，郁蒸发黄。其主要症结为正气虚弱，肝气郁结，气滞血瘀，水湿凝聚，热毒结聚。病属正虚邪实，治宜攻补兼施，以补为主，以攻为辅。若大积大聚，不搜而逐之，日进补汤无益。故李中梓言积证治法："初者，病邪初起，正气尚强，邪气尚浅，则任受攻；中者，受病渐久，邪气较深，正气较弱，任受且攻且补；末者，病魔经久，邪气侵凌，正气消残，则任受补。"此之谓也。

本案肝癌患者腹部肿块巨大，坚硬不移，缘于气机不畅，血瘀积聚中焦，瘀毒内陷肝脏脉道，故早有癖积存在。而癖积之凝成，更使脾胃健运失职，土不制水，水饮停聚，形成水臌，瘀毒内攻，水热逼蒸，因而出现黄疸。与《诸病源候论》所论"气水饮停滞，结聚成癖；因热气相搏，则郁蒸不散，故胁下满痛，而身发黄，名曰癖黄"之机制，颇为合拍。

本案用蝼蛄行水以治肝癌水臌，实有独特疗效。蝼蛄俗名土狗，为蝼蛄科的一种农业害虫，味咸，性寒，无毒，入胃、膀胱二经。《神农本草经》称其"除恶疮"；梁代陶弘景言其"能下大小便"；元代朱震亨云："蝼蛄治水甚效，但其性急，虚人戒之。"宋代许叔微的《普济本事方》用蝼蛄、蜣螂虫各7个，新瓦焙焦黄，研末，白开水一次送服，治二便闭结有速效。李老在本案中用活蝼蛄配泽泻，亦是取其利水、消胀、治腹水之功。现代药理研究发现，白花蛇舌草对体外人肝癌多耐药细胞 Bel-7402 细胞株的生长具有明显的抑制作用。半枝莲、半边莲是李济仁教授常用药对，有很好的清热解毒、抗癌功效。昆布提取物岩藻黄质对人体 7 种肿瘤细胞具有明显的生长抑制作用，昆布多糖硫酸酯（LAMS）能有效增加肝癌细胞对化疗药物的敏感性。诸药合用，药简精专，收效颇佳。

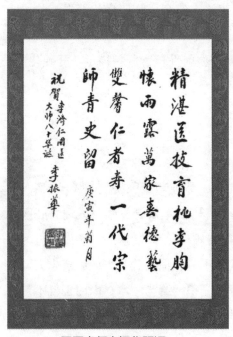

国医大师李振华题词

癫痫

杨某，女，11 岁。2015 年 4 月 3 日初诊。

主诉：夜间易惊醒，躁动不安 5 年余。

病史：患儿幼年因高热、复受惊吓后，出现夜间易惊醒，躁动不安，常在昼间一时性失神，持物落地而不知，约 1 分钟后即如常人。平素胆小易惊，烦躁不安，夜眠易惊醒，不欲饮食，大便偏稀。用西药治疗 1 年后，唇周汗毛加重似小胡须，遂来诊。刻下症见：面色不华，神志正常，舌淡红，少苔，脉细弦。

西医诊断：癫痫。

中医诊断：阴痫。

辨证：痰浊内伏。

治法：涤痰开窍。

处方：珍珠母 15g，石菖蒲 10g，炙远志 10g，煅龙骨、牡蛎各 15g，明天麻 8g，钩藤 10g，白僵蚕 10g，白芍 10g，制天南星 10g，琥珀 5g，广郁金 10g，首乌藤 15g，紫丹参 10g，炒白术 10g，鸡内金 10g。

服药 15 剂，仅轻微发作 1 次。续服 15 剂，未再发作，停汤剂，服"愈痫丸"，每次 2g，早晚各 1 次，连服 1 个月后病未发，逐渐减服西药后，唇周汗毛退。

后又予六君子汤加石菖蒲、远志，以及甘麦大枣研末，炼蜜为丸，每丸 3g，早晚各服 1 丸，以健脾宣窍，养心安神，巩固疗效。连服 3 个月未再发病。停药观察半年，一切正常。

📋 按语

癫痫的发生是由遗传因素、脑内癫痫性病理改变和促发因素三者相互结合所产生，而非单因素导致。

本案患儿幼年因高热、复受惊吓而罹病。《景岳全书·癫狂痴呆》指出："凡小儿之病，有从胎气而得者，有从生后受惊而得者，盖小儿神气尚弱，惊则肝胆夺气而神不守舍，舍空则正气不能主而痰邪足以乱之"。中医认为，小儿脏腑娇嫩，元气未充，神气怯弱，或素蕴风痰，更易因惊恐而发生癫痫。小儿阴痫，本因惊起，治本之法，当清其内伏之痰浊，调养心脾以安神镇痫。故初以"涤痰开窍饮"加减，化痰开窍，安神定惊。服药30剂后病势顿挫，续服"愈痫丸"1个月，平肝化痰以缓图之，渐停西药后癫痫未复发。善后巩固疗效，取健脾宣窍、养血安神之法，对因惊而痫者更为合拍。《寿世保元·痫证》即谓："盖痫疾之原，得之惊……惊气归心……脾虚则生痰，蓄极而通，其发也暴，故令风痰上涌而痫作矣。"方中珍珠母归肝、心经，具有平肝潜阳、安神定惊的作用；牡蛎质重能镇，有安神之效；首乌藤清心除烦，养血安神；龙骨归心、肝、肾经，能镇惊安神，平肝潜阳。龙骨水煎液对小鼠的自主行为活动有明显的抑制作用，能明显增加阈下剂量，可明显缩短戊巴比妥钠小鼠的入睡时间，并能明显延长其睡眠时间，有明显的抗惊厥作用。李济仁教授深谙古之医者治痫之道，用六君子汤加菖蒲、远志以健脾益气、祛痰，绝生痰之源，更兼化痰清心；合甘麦大枣汤意出入以养心安神，前后序贯，丝丝入扣，章法严谨，故而顽疾得愈。

冠心病

案 1

丁某，男，53岁。1989年11月2日初诊。

主诉：间断胸部疼痛4年余。

病史：患者体丰，素嗜膏粱，1985年始发胸部疼痛，劳累及阴雨时节易发作。曾于当地医院就诊，心电图示"前侧壁心肌梗死，ST段压低，异常Q波"。刻下症见：胸间极闷，痞满胀痛，气短喘促，纳呆少寐，舌质红，苔白腻，脉弦滑。

西医诊断：冠心病。

中医诊断：胸痹。

辨证：痰浊壅塞，心脉失畅。

治法：蠲饮化痰，活血通络。

处方：当归、潞党参、紫丹参各15g，川芎、五味子、全瓜蒌各10g，薤白、姜半夏各9g，麦冬12g，黄芪20g，檀香6g。

二诊：1989年11月7日。5剂服毕，心胸舒适，余症稍减。是为痰浊之邪未能全化，脾气亦未尽复。遂于上方加葶苈子10g、白术10g，以增蠲饮健脾之力。

三诊：1989年11月14日。服上方7剂，胸间已适，无其他自觉症状。视之腻苔尚存，为络中痰气未净，当再宣络利气，于上方增陈皮10g。调治1个月，复查心电图基本正常。

235

📋 **按语**

冠心病属本虚标实之证。本虚指心气虚，以心阳气虚为主；标实指瘀血痰浊阻滞心脉，脉道不通则发冠心病、心绞痛或心肌梗死。痰浊痹阻，责之心脾，脾虚生痰，痰阻则血瘀，痰瘀互结，阻于心脉，发为心痛。李济仁教授认为，痰浊是冠心病病程中最重要的病理产物，同时也是继发性病因。首先，可从本病发生的外在因素——饮食方面加以认识。《素问·生气通天论》载"味过于甘，心气喘满"，张子和的《儒门事亲》也有"夫膏粱之人，起居闲逸，奉养过度，酒食所伤，以致中脘留饮，胀满，痞膈，酢心"的记载。长期恣食膏粱厚味或醇酒肥甘，蕴湿生热，酿成痰浊，痰聚胸中，阻滞脉络，胸阳不展，心脉痹阻，发为本病。还可从冠心病多发于欧美国家来加以印证，那里摄入过量动物脂肪、体形肥胖者居多，符合中医"肥人多痰湿"之说。在我国，近年来生活水平大幅提高，进食高热量、高脂肪饮食的人越来越多，因而冠心病的发病率呈明显升高之势。如前所述，阳气虚为冠心病发生之关键，另外，阳气虚又可致痰浊内生。心阳不足，胸阳失展，津液不布，凝聚而成痰浊；脾阳虚，运化失司，水湿不运，湿聚而痰浊内生；肾阳虚衰，温煦失职，津液失于蒸腾气化，停聚于内，也可变生痰浊。其次，阳气虚产生之病理产物——痰浊，同样可导致冠心病，从而成为继发性病因。从西医学角度探讨痰浊与冠心病的因果关系：实验研究已经证实，长期过食高热量和高脂肪饮食可引起胆固醇和甘油三酯增高，而饮酒又可抑制脂蛋白脂肪酶（LPL）的活力，诱发甘油三酯增高，这都可引起动脉粥样硬化，进而导致冠心病。可见，冠心病的最主要成因——高脂血症，与中医的痰浊之间有着极为密切的联系，因此可以说，沉积在血管壁上的过剩脂类，就是中医的"痰浊"。痰浊生成以后，一方面可直接阴乘阳位，闭阻心胸，发为胸痹心痛；另一方面又可损伤阳气，阻滞气机，壅塞脉道，致寒凝、气滞、血瘀，气血流行不畅，而成胸痹。

本案"患者体丰，素嗜膏粱"，酿成痰湿之体，痰浊内阻而发为胸痹；阳气不足，御邪力薄，故每届劳累及阴雨时节易作。李济仁教授治痰浊痹阻型冠心病,每以归芎参芪麦味汤益气助阳、养心活血治其本;取《金匮要略》中的瓜蒌薤白半夏汤通阳散结、祛痰宽胸。祛痰之药如姜半夏、全瓜蒌、陈皮、薤白等,经现代药理研究证实,均有不同程度的降血脂、抗动脉硬化、改善微循环之功。以瓜蒌薤白半夏汤配善利胸膈、舒郁镇痛之檀香,是李济仁教授治痰浊阻滞之冠心病的经验用药,每每获得良效,值得临证效法。李济仁教授指出,痰浊是冠心病最重要的病理产物,也是继发性病因,故从痰论治是治疗冠心病重要的、有效的方法之一。从痰论治,首当绝生痰之源。临证时要劝导患者清淡饮食,少食膏粱厚味,忌烟酒,调情志,加强身体锻炼,阻断痰浊之来源,消除发病因素,防患于未然。再者,化痰之法,当从调理脾胃入手。《医宗必读》说:"治痰不理脾胃,非其治也。"若脾胃健运,升降协调,则痰浊无以滋生,气通脉畅,胸痹得消。临床可选用人参(党参)、白术、茯苓、枳壳、枳实、厚朴等药。本案复诊时加入白术以健脾燥湿,使湿不能聚,而痰无以生,正合健脾消痰之意。又《金匮要略》云:"病痰饮者,当以温药和之。"所以用葶苈子蠲饮祛痰的同时,宜配伍温补通阳之药,如干姜、桂枝、薤白、半夏易姜半夏等。显而易见,无论是健脾益气还是温药相和,这两种治痰之法均与前面治疗阳气虚衰有殊途同归之意。

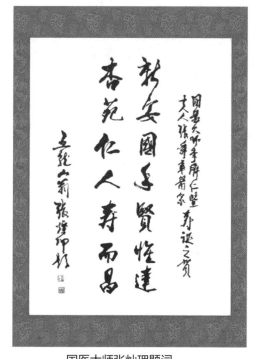

国医大师张灿玾题词

案 ② 2

高某，女，53 岁。1986 年 9 月 5 日初诊。

主诉：胸闷、胸痛 1 个月余。

病史：患者 1 个月前出现胸闷、胸痛，虽心电图示基本正常，然二级梯运动试验发现"ST 段压低，T 波平坦及 Q 波低电压"，提示心肌缺血，诊为"冠心病"。近 1 周因情志不畅，致病情加重，心胸痞塞不舒，心悸、气短，伴嗳气频频，胁肋窜痛，纳谷乏味，舌质暗红，苔薄白，脉弦。

西医诊断：冠心病。

中医诊断：胸痹。

辨证：气机郁滞，络脉不通。

治法：理气解郁，开胸通络。

处方：当归、潞党参、紫丹参各 15g，麦冬、郁金各 12g，川芎、香附、五味子、枳壳、枳实各 10g，黄芪 20g。

二诊：1986 年 9 月 10 日。服药 5 剂，胸闷减轻，嗳气好转，唯纳少，神倦，大便秘结。乃中宫通降之机未和，守方增全瓜蒌 10g、生山楂 12g，以理气宽中。

三诊：1986 年 9 月 15 日。服上方 5 剂后，诸症状均缓和，又连进 10 剂，病已近愈，复查心电图正常。随访 2 年，未见病发。

📋 按语

李济仁教授指出，气郁对胸痹的发生有直接影响。现代社会中精神、生活、工作等各方面都承受着前所未有的压力，情志不遂，直接影响肝脏。若七情过激，情志不遂，肝气郁结，心之气血受阻，心气不和则可发为胸痹。因而情志之郁多影响肝条畅气机的功能而引起气郁，气郁进一步影响心之气机，从而影响心主血脉的功能。

方中当归甘、辛、温，归肝、心、脾经，具补血活血、调经止痛、润肠通便之作用；川芎辛、温，归肝、胆、心包经，辛温香窜，能升能散，走而不守，上升颠顶，下行血海，旁达四肢，外彻皮毛，既能行气活血，又能祛风止痛。两药配伍，当归以养血为主，川芎以行气为要，两者气血兼顾，相须为用，共收补血活血之功。党参味甘性平，归脾、肺经，功能补中益气，健脾益肺；黄芪味甘性温，归肺、脾经，功能补气固表，利尿托毒，排脓，敛疮生肌。两药合用补中益气、生津养血。《名医别录》言丹参"养血，去心腹痼疾结气，腰脊强，脚痹；除风邪留热，久服利人"。

麦冬味甘微苦性微寒，归心、肺、胃经，功能养阴生津，润肺清心；五味子收敛固涩，益气生津，补肾宁心。二药配伍，一清心一宁心，除烦安神。全方上敛肺气，下滋肾阴，中敛心气，共奏清心安神之功。针对该证候，李济仁教授药入郁金、香附以行气解郁。心脾亏虚、痰浊阻络则见胸中痞塞闷痛，心悸气少，虚里脉动应衣或动乱不定，喘咳频作，痰呈粉红泡沫状，呼吸急促，不得平卧，舌淡，苔厚腻，脉滑。治宜宣痹通阳、活血化痰。药用归芎参芪麦味汤合瓜蒌薤白汤加枳实调治。

国医大师路志正题词

239

失眠

案 1

严某，女，51岁，演员。1965年12月14日初诊。

主诉：入睡困难1年余。

病史：1年前，患者因创作新戏目，竭尽心计，用脑过度，出现夜间难以入睡，屡服进口高效安眠药及中药鲜效。遂求诊于李老。刻下症见：头昏烦躁，胁肋酸胀，腰膝酸软，口渴咽干，大便秘结，眼眶四周青黑凹陷，舌绛少苔，脉弦数，两寸尤显。

西医诊断：睡眠障碍。

中医诊断：不寐。

辨证：肝阴亏虚。

治法：滋阴养肝。

处方：生牡蛎、细生地各30g，黑玄参、夜交藤各20g，白芍药、杭麦冬、酸枣仁、生竹茹、合欢花、合欢皮各15g，莲子心12g，灯心草3g。水煎服，每日1剂，午后、睡前各服1次。

二诊：1965年12月21日。服药7剂后得寐4小时，腑气已行，头昏减轻，眶周青黑色渐淡。仍心烦，睡时梦多，舌脉同前。上方增茯神15g、炙远志12g。

三诊：1965年12月28日。上方服7剂后能很快入寐，睡时酣香，极少梦扰，眶周青黑色淡，精神转佳，脉弦，舌起薄白苔。守方去竹茹、夜交藤，加柏子仁10g、蒸百合12g，滋养心阴，再进10剂。疗效巩固，随访半年，未见复发。

📋 **按语**

　　不寐之证，病因多端，临床现多分为心脾不足、心肾不交、心胆气虚、胃失和降四型。本案既无心胆气虚又无胃失和降之证，前医又曾拟心肾不交、心脾不足证治无效。故上述四型似难概括本案证候。

　　患者眼眶四周青黑凹陷，是否系血瘀所致不寐？盖王清任认为血瘀可致不寐，而用血府逐瘀汤施治。但本案患者除眼眶四周青黑凹陷外，无其他瘀血征象，故认为此案是瘀血不寐，似无充足根据。因患者系著名黄梅戏演员，每逢演出，便日夜筹划，过度谋虑，此实乃不寐之因。《内经》曰："肝者，将军之官，谋虑出焉。"谋虑过度，必损肝木，而肝色青，主弦脉，经脉布胁走眼，患者症见胁肋酸胀，眼眶青黑凹陷，脉弦等，显然与肝相关。又有头晕眼花，口渴咽干，脉弦数，舌绛少苔等，是阴虚之征象。

　　张景岳有言："盖寐本于阴，神其主也。神安则寐，神不安则不寐。其所以不安者，一由邪气之扰，一由营气之不足耳。"可见无论何种病因所致不寐，均涉及于神。故李老认为本案不寐皆因肝而起，病机在于肝阴不足，酿生虚火，火性炎上，上扰心神。心神不安，故成不寐顽证。治疗采用滋阴养肝以除虚火产生之源，清火宁心安神以抑虚火妄动之标。方中细生地、白芍药、玄参、麦冬等滋阴养肝，清虚火；夜交藤、酸枣仁、合欢花皮益肝宁心，解郁安神；莲子心、竹茹、灯心草既能清心除烦，又可引热下行。因见多梦依然，故复诊增用远志、茯神、柏子仁，以加强宁心安神之效，用百合意在清热除烦。本案施治还注重服药时间安排，在午后及晚睡前各服1次，此因人体阴阳昼夜消长变化规律，凡属病本在阴者，每于午后、夜晚加重，故嘱于其时服药，以便药效及时发挥。本案失眠日久顽固，诸治不应，经从肝治，滋肝阴为主，辅以安神，并注意服药时间，使顽疾终获痊愈。

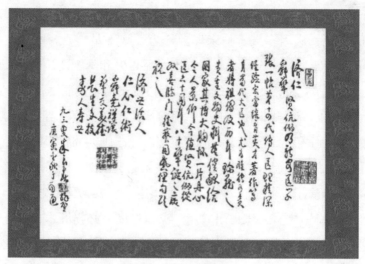

国医大师朱良春题词

案 ②

刘某，男，38岁。2015年4月29日初诊。

主诉：入睡困难、寐中易醒8年余。

病史：8年前，患者无明显诱因出现夜间难以入睡，焦虑易怒，平素思虑较多，夜晚常辗转彻夜难眠，需服地西泮等安眠药物方能入眠，多时每天服4粒，服1~2粒时睡后易醒，不能安寝。既往有抑郁症病史，现服用抗抑郁药物。刻下症见：入睡困难，胁胀，口苦，口干，腰酸，大便干结，舌红，苔黄腻，脉沉细。

西医诊断：睡眠障碍。

中医诊断：不寐。

辨证：肾虚肝旺。

治法：平肝纳肾，阴阳并调。

处方：当归15g，川芎12g，生白芍15g，炒白芍15g，夜交藤30g，合欢花15g，酸枣仁30g，生龙骨（先煎）20g，生牡蛎（先煎）15g，珍

242

珠母（先煎）30g，青龙齿（先煎）20g，明玳瑁（先煎）10g，杭麦冬15g，丹参30g，炙远志15g，茯神15g，百合15g，黄芪50g。14剂，水煎服，每日1剂。嘱午睡及晚间睡前服药。

二诊：2015年5月27日。服上药后，诸症好转，入睡困难较前改善，安眠药物用量减少，唯易早醒，时心烦，小便不爽，腰酸，余无不适，纳可，舌质淡红，苔薄黄腻，脉细弦。守上方去茯神、百合，加金钱草30g、海金沙20g、鸡内金15g，以清热、利尿、通淋。继服14剂，诸症明显改善。

📋 **按语**

随着现代生活节奏的加快及生活方式的改变，睡眠障碍日益成为突出的医疗及社会问题而得到人们的关注。失眠是常见病和多发病之一，缠绵难愈，属中医"不寐""不眠""不得卧""目不瞑"等范畴。失眠最基本的病机是气血及脏腑功能失调，阴虚于内，阳浮于外，阴阳失调，心神不宁。而顽固性失眠病及肝肾，以肝肾阴虚为本，阴虚阳亢、虚热内扰为标，病属心火、肝火、肾火所致阴阳失调，心神不宁。因此，在治疗上应调理气血及脏腑功能，滋阴补肾，养血安神，清热除烦，睡眠才能安。《内经》曰："肝者，将军之官，谋虑出焉。"患者思虑过度，久必伤肝，可见胁胀、口苦；又有口干舌红等内热之象。方中生龙牡平肝益阴潜阳，镇惊安神；百合清热除烦；合欢皮有"合欢蠲忿""令人欢乐无忧"之说，安神除烦；丹参补心定志，安神宁心；远志是温热药，性善宣泄通达，既能开心气而宁心安神，又能通肾气而强志不忘，为安定神志、益智强识之佳品。主治心肾不交之心神不宁、失眠、惊悸等症，配伍茯神、龙齿等镇静安神药，可起到镇静催眠作用；酸枣仁养心安神。诸药合用，收效颇佳。

案 3

陈某，女，48岁。2016年6月18日初诊。

主诉：睡眠多梦易醒10余年。

病史：患者夜寐梦扰10余年，夜寐眠浅，易惊醒，梦多，晨起眼睑沉重，白日昏昏欲睡，头晕，畏寒，四肢冷，易心慌，乏力，记忆力减退，小便清长，心烦急躁易怒，不欲饮食，大便调，舌质淡红，苔薄白，脉细弦。

西医诊断：睡眠障碍。

中医诊断：不寐。

辨证：中气不足，血不养心。

治法：补中益气，补血养心。

处方：炙黄芪70g，炒白术15g，陈皮15g，升麻9g，柴胡9g，当归12g，广木香15g，焦三仙各15g，夜交藤25g，明玳瑁（先煎）6g，淡附片（先煎）9g，肉桂9g，潞党参25g，炙甘草9g，制黄精20g。

二诊：2016年7月29日。服药后诸症好转，夜寐质量较前转佳，白日头晕、乏力等症状改善，唯纳差，余无不适，舌质淡红，苔薄白，脉细弦。守上方加藿香（后下）15g、佩兰（后下）15g、鸡内金15g，以醒脾开胃，促进胃纳。继服14剂，睡眠及饮食明显改善。

📋 按语

本案患者发病时间较长，久病其气必虚，同时有较明显的乏力等气虚症状，故补气为治本之法，予补中益气汤培补中气，脾胃保养则运化得力，进而疾则易趋于康复。《景岳全书·不寐》云："无邪而不寐者，必营血之不足也，营主血，血虚则无以养心，心虚则神不守舍。"患者平素脾胃虚弱，导致脾虚血少、中气不足，肝血不足，血不养心日久致头晕、胸闷、食欲不振、体乏无力等虚弱症状。

《本草正义》云："黄芪，补益中土，温养脾胃，凡中气不振，脾土虚弱，清气下陷者最宜。"张锡纯也说："黄芪既善补气，又善升气。"（《医学衷中参西录·医方》）本案重用黄芪作为君药，取其既可补中益气、升阳举陷，又能补肺实卫、固表止汗。白术专补脾胃，《本草经疏》云："其气芳烈，其味甘浓，其性纯阳，为除风痹之上药，安脾胃之神品。"气虚日久，必损及血，故又配伍甘辛而温的当归补养阴血。张介宾说："其味甘而重，故专能补血；其气轻而辛，故又能行血。补中有动，行中有补，诚血中之气药。亦血中之圣药也。"清阳当升不升，则浊阴当降不降，升降失常，清浊相干，气机不畅，故配伍陈皮调理气机，以助升降之复，使清浊之气各行其道，并可理气和胃，使诸药补而不滞。再入轻清升散之柴胡、升麻，以协诸药共助清阳之上升。炙甘草调和诸药。夜交藤入心、肝经，可养血安神。焦三仙有良好的消积化滞功能，但又有各自不同的特点。焦麦芽擅于消化淀粉类食物；焦山楂善治肉类或油腻过多所致的食滞；焦神曲则利于消化米面食物。三药合用，能明显增强消化功能，是健运脾胃的良药。同时患者治疗时正值盛夏，为暑湿当令之时，配伍藿香、佩兰行醒脾开胃之功。坚持服药，增强体质，失眠便能慢慢好转。

除内服中药之外，李济仁教授还结合外治疗法，嘱患者睡前将一两醋加入温水中泡脚，配合内服中药，往往疗效奇佳。首先，足浴可促使机体局部温度升高，使更多的血液流向下肢的末梢血管，使大脑血流量相对减少，使人产生困倦感；其次，足底密布着许多血管和神经末梢，醋和温热刺激使足底毛细血管扩张，血液及淋巴液的加速循环，供给更多的养分；最后，足底无数神经末梢与大脑紧密相连，刺激足底神经可对大脑皮质产生抑制，有效消除疲劳，使人感到脑部舒适轻松，不仅能加快入眠，还能使睡眠加深。可见，临床治疗失眠，关键在于辨证，抓住了证，才能对证治疗。大量的病例证明，中药治疗失眠疗效确切，作用持久，且少或无不良反应，无成瘾性，无药物依赖性。配合外治法，以及强调调畅情志、节制饮食、规律生活起居，使药物治疗与生活调理相结合，一定能取得满意疗效。

养生之道

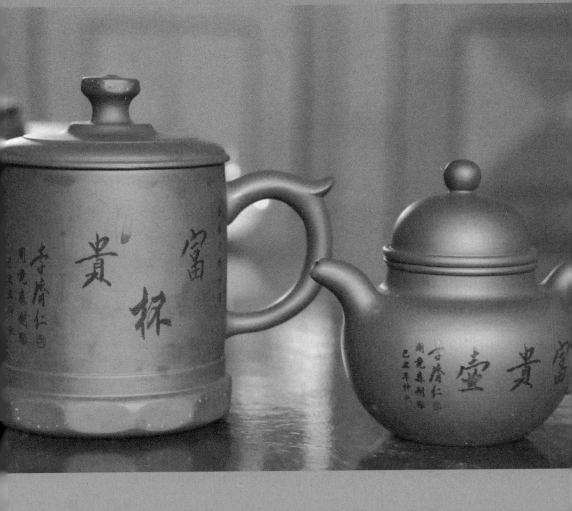

李老的养生之道来自《内经》，来自生活，更来自自身的感悟，故李老独创的很多养生方法易学、易练，只要坚持，一定能获得良好的健身效果。

五脏养生法

李老的五脏养生法有"十字诀"，曰"养心、调肝、理肺、健脾、补肾"，这套养生方法不仅包括运动，还包括心理、饮食、工作、睡眠等多个方面，可谓对五脏的全方位呵护，有"安和五脏"的作用。这是李老多年揣摩总结出来的一套五脏运动法。坚持训练有助于保持健康的体魄、旺盛的精力。

1. 养心

五脏以心为首。"心者，君主之官，神明出焉。"故李老强调五脏养生，首推养心。心主神明，养心要先养神，《黄帝内经》曰："恬淡虚无，真气从之。"意思是内在精神情志安定了，体内的气血就会协调地运行，就不容易发生疾病。生活中的李老谦逊随和，遇事多能保持心平气和，不过喜、不过忧，即使有什么不开心的事，也能很快转移注意力，从来不会耿耿于怀。在控制不住情绪时，李老最常做的就是先深吸气，然后憋气5秒以上再呼出，如此反复9次以上，情绪自然就慢慢平复了。"生气是最划不来的，解决不了问题，还把自己气得吃不下饭、睡不着觉，影响健康，所以要少生气、不生气。"李老说，"身如菩提树，心似明镜台，时时勤拂拭，勿使染尘埃。"要经常反省自己，保持心神的虚静安宁状态。这是李老养"心"的诀窍。

另外，保持充足的睡眠也是养心的好方法。李老每天晚上的睡眠时间达七八个小时，为保证睡眠的质量，李老每天晚上会搓手心和脚心，顺时针、逆时针，直到搓热了再睡。"心为火，肾属水。正常情况下，肾水要上升滋养心火，以免心火过旺；心火要下降温养肾水，以免肾水过寒，达到水火交融、阴阳平衡的状态，这叫水火既济。如果肾水不足了，心火就会旺盛，除了会失眠，还会导致别的症状。手心上有个劳宫穴，是心包经的穴位，脚心上的涌泉穴，是肾经的穴位，同时搓热，可以起到水火既济、改善睡眠的作用。"李老讲解道。中午李老还要睡上 1 小时余，这是因为午时是心经活动最活跃的时辰，也是阴阳相交合的时候，这时休息能保护心气。

在药物补养方面，常用西洋参、黄精等代茶饮，以益心气养心阴。如李济仁养生茶中就含有西洋参，这个茶李老喝了几十年。食物选择方面，可以多食用一些偏红色的食物，如红豆、红薯、胡萝卜（最保护眼睛的蔬菜，健脾、保肝）、红辣椒、红枣、番茄、山楂、覆盆子、草莓等。

2. 调肝

肝主疏泄。小发怒可以疏泄肝脏的抑郁之气，顺从肝脏的自然条达之性，从而保护肝脏。但大怒却能伤肝，甚至导致严重后果。《内经》说："大怒则形气绝，而血菀（yù，通'郁'）于上，使人薄厥……"意思是大怒可以使人血郁于上，甚至使人发生昏厥，如《三国演义》中诸葛亮大骂王朗、三气周公瑾，都是诸葛亮利用对手的性格缺陷或情绪驾驭能力低下，而杀人于无形的典型案例。日常生活中，肝阴不足的人会很容易发怒，而高血压者多是肾阴虚的，所以很多高血压患者脾气很急躁。李老是高血压患者，对此深有体会，所以平时注重对情绪的控制，"要做情绪的主人，不要做情绪的奴隶，尤其是高血压患者，更要注意避免动辄大怒，否则易引发心脑血管疾病。"李老如是说。

肝藏血，人卧则血归于肝。睡眠质量好，血能充分地在肝脏停留，使肝得到更多的营养，可使肝脏的功能得到强化。所以李老反复强调，晚上一定要按时上床休息。经常熬夜或睡眠质量差的人面色晦暗、容易发怒，说明是肝的功能受到了损伤。失眠的人，除了睡前搓手心脚心，还可以搓脚背，从脚背最高点往大脚趾和二脚趾结合部方向推，反复推热，或者点按至有酸胀感，可以清肝养肝，帮助睡眠。

此外，肝主筋，"肝者，罢极之本"，过度疲劳会伤筋伤肝，故养肝还应尽量做到既不疲劳工作，也不疲劳运动。李老说这点说起来容易做起来较难，作为医生，治病救人是天职。因为是"张一帖"第十四代传承人，总有十里八乡或省内外的患者慕名而来。"人家大老远地来看病，你总不能不看完就下班吧！"李老经常如是说。过去，李老出诊，翻山越岭步行几十里路也是常有的事，说不累那是假话。只是每当患者露出满意的笑容，所有的疲劳都会一扫而光了。"如果条件允许，还是不过度疲劳为佳。"李老说。饮食宜清淡，可以多食用一些绿色的食物，如西蓝花、绿豆、菠菜（最养肝的菜）、黄瓜、丝瓜、芹菜、韭菜、青辣椒、茼蒿、莴笋、荠菜（有清火降压作用）、油菜、四季豆、豆角、空心菜、木耳菜、绿苋菜、萝卜菜、青菜、苦瓜（最去心火）等。尽量少吃或不吃辛辣、刺激性食物，以防损伤肝血。李老有时饭前会品两口小酒，他认为"少量饮酒非但不伤肝，而且还能活血化瘀、温通四肢，促进血液循环"。但是不能酗酒，过量饮酒会伤肝，日久会发生不可逆的肝病，后果十分严重。

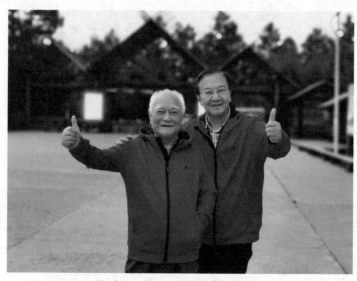

李济仁与长子张其成在北极村前

250

3. 理肺

肺主气司呼吸。肺有主持、调节全身之气的作用，为体内外气体交换的场所，通过肺的吐故纳新，保证人体新陈代谢的正常运行。故养肺首先要保证呼吸道的通畅。

李老的做法是，早晨起床后打开窗户，天气好时去户外空气新鲜的地方，先舒展一下身体，做几分钟的准备活动，然后平心静气，做慢而均匀的深呼吸，一呼一吸，吸气时要想象空气吸进了下腹部，呼气时尽量要呼尽，呼吸的速度、频率越慢越好。有时也练习一下闭气法，即先吸气，想象吸到了下腹部，然后闭住，尽量坚持到不能忍受的时候再呼出，如此反复18次。李老说："肺主吸气，肾主纳气，所以要想象把气吸到下腹部，不但可以使吸气尽量饱满，还可以肺肾兼顾，协调两者之间的功能。"常练习这种深呼吸或闭气法可以起到养肺、增强肺功能的作用。李老得冠心病40年了，上几层楼也不是很吃力，大气不喘，他认为离不开这套理肺的呼吸锻炼方法。

在情志方面，中医认为悲（忧）属肺，过度的或持久的悲伤会损伤肺。如《红楼梦》里的林黛玉就是典型的例子，花落了她都会忧伤落泪，她的英年早逝不仅因为她本身所患疾病（肺痨），还与她的情绪密切相关。李老认为保持良好的心态、情绪稳定，远离忧愁，即为养肺。

在食物选择方面，可以多食用一些白色的食物，如冬瓜、白豆、梨、白萝卜、银耳、百合、茭白、莲藕、米面、豆腐、花菜、竹笋、淮山药、凉薯等，有助养肺。

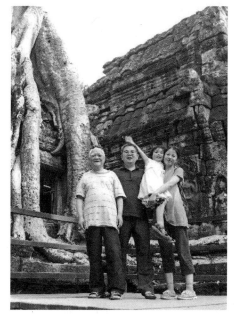

李济仁与末子李梢一家在柬埔寨吴哥窟塔布笼寺

4. 健脾

中医认为，脾胃为气血生化之源，为人体后天之本。把饮食物中的精华提炼出来营养人体，这就是脾胃的功能在起作用。中医的"脾胃"相当于西医学所说的整个消化系统，所以李老强调："健脾与养胃是一体的，健脾养胃最关键的是饮食习惯。"

每次进餐时，李老都显得非常"斯文"。细嚼慢咽，经常是一家人中最后一个吃完的。"细嚼慢咽，可以减轻胃肠道的负担，更好地消化、吸收食物中的营养物质。"每餐吃七八分饱也是李老的饮食习惯，让胃留有余地，"过犹不及"，吃得过饱反而会影响脾胃的消化。饭后散散步，做做"摩腹功"（详见后述），可以助"脾气"活动，增强运化功能。"思虑过度会伤脾"，李老深有体会。以前为了写一本书，整日琢磨，日夜构思，满脑子都是书的内容框架，吃饭不香，睡觉不沉，一个多月下来，老是腹胀、嗳气，精神也差。"思则伤脾，我知道思虑过度伤了脾胃消化功能了，赶紧调整习惯，工作之余，每天抽出一部分时间来做做别的事，或者运动，或者听听音乐等，使自己放松一下，一张一弛，一段时间下来，腹胀嗳气的现象也就消失了。"李老说，"当初严某某就是因为编剧本，思虑过多，伤了脾胃，造成体内气血匮乏，引起失眠。""当工作繁忙、用脑过度时，不妨经常停下来休息一会，听听音乐，散散步，做点自己喜欢的事，不仅可以保护消化系统，还可以让工作效率更高。"

饭后之余，有时李老会吃几个山楂，或者含几片山楂片，"山楂是助消化的好东西"。食物选择方面，可以多食用一些黄色的食物，如黄豆、牛蒡（善清胃火，可以加红白萝卜一起炖骨头汤）、脚板薯（善治口腔溃疡）、薏苡仁、韭黄、南瓜（适量食用能降低血糖）、苹果、蛋黄、粟米、玉米等，可以健脾。

5. 补肾

肾藏精，主纳气，主骨生髓，为先天之本。李老说，肾主纳气的意思就是呼吸平稳，既没有呼吸急促，也没有呼吸费力的情况。而主骨生髓就是全身骨的生长、修复与肾的关系密切，年纪大了易骨折，西医学认为是骨密度下降惹的祸，而中医认为与肾精不足有关系。

补肾的关键就是补肾精。首先要做到不要过度耗精，要节欲。日常李老有两个习惯小动作，一是经常叩齿搅舌吞"金津玉液"，用意念把"金津玉液"吞到下腹部丹田的位置，可以起到补肾精、养气血的作用；二是排小便时脚趾用力抓地，同时牙齿紧闭，舌尖轻抵上腭部，可以保护肾气，防止肾气随小便而泄。闲坐时李老还会把手心搓热后，两手交叉，手心贴在下腹部丹田的位置，有助于温养肾元。

饮食方面，可以多食用一些黑色的食物，如黑米、黑豆、黑芝麻、黑木耳、黑玉米、核桃、紫菜、海带等，以补肾。

五脏六腑互相协调，六腑养生也不可忽视。"六腑以通为用"，故六腑养生关键在于保持通畅，李老提出平时多运动、多吃粗纤维食物，以刺激肠蠕动，养成定时排便的习惯，以保持六腑通畅。

情志养生法

1. 七情调和养生法

现代人物质生活条件越来越好，相应地，个人的工作、家庭、生活的压力也越来越大，因此，调节情绪、保持安宁祥和的精神状态，对健康尤其重要。中医把人的情志活动分为喜、怒、忧、思、悲、恐、惊，又称"七情"。李老认为："遇上开心的事就笑，有令人生气的事就会发怒，这都是正常的七情表达，是人体对外界事物的正常反应，说明脏腑气血活动是顺畅的。如果想怒而强忍，有高兴的事硬是装作无所谓，总憋在心里，这就是'郁而不发'了。还有一种就是稍不如意就暴跳如雷，没完没了，或者像范进中举那样，喜乐过度，这又是另外一个极端了。'郁而不发''发而过度'都会影响人体脏腑气血的正常运行，对人体造成伤害，日久会导致疾病的发生。""安宁祥和是最理想的情绪状态，但我们不是生活在真空中，我们要工作，要和不同的人接触，还有各种各样的事情要处理，始终保持安宁祥和、其乐融融的精神状态是不太现实的，这就需要我们在日常生活中学会自我调控，逐渐养成良好的习惯，提高自身的修养，如此才能保持精神安宁、身心健康。"

无论在日常生活中，还是在繁忙的工作中，李老总是一副温和谦逊、和蔼可亲的形象。他的体会是"养生首先要调节自己的情绪，心境的平和、精神的安宁是健康的保证"。对于如何调节情绪，李老有着自己的体会。

一要保持平常心。平常心就是要减少欲望，少一些功利心。《内经》云："志闲而少欲，心安而不惧。"欲望少的人心境多较平和，所谓"谋事在人，成事在天"，只要自己努力就行了，至于结果不要看得太重，有些事情结果并不是自己所能控制的。2009 年首届国医大师评选时，李老本不欲参选，但身边人不断劝说，在提交了材料之后李老就把这件事置之脑后了，生活该怎样还是怎样，旅游、出诊、看书、赏画，一样不落，对于评选结果丝毫没放在心上，在得知入选结果之后，也是呵呵一笑。"我都七十多岁了，该做的以前都已经做了，能入选固然是对我以前工作的肯定，得不到也不损失什么。"以前为了新安医学而勤耕不辍，后来多部著作相继获奖，"我写作的初衷只是为了继承和发扬新安医学，不是为了去拿奖，拿奖只是附带的。"李老诙谐地说。

二要随遇而安。外在的环境可以变动不休，但是内心一定要保持充实，精神一定要富足。李老在 40 岁之前基本都是过着四处奔波的生活。年幼时为了志向，外出奔波，拜师学艺，行医时由乡下到县城，新婚不久即远赴省城，后又调到芜湖，孤身一人在外 20 余年，和家人聚少离多，物质生活上也极其简单，但李老丝毫不以为苦，经常用酱油开水泡饭也吃得津津有味。"我的兴趣是读书、看病、教学、科研，其他的身外之物一直也没怎么太在意。"内心充实、精神富有，才能具有如此随遇而安的豁达胸怀，"不以物喜，不以己悲"，大抵如此。

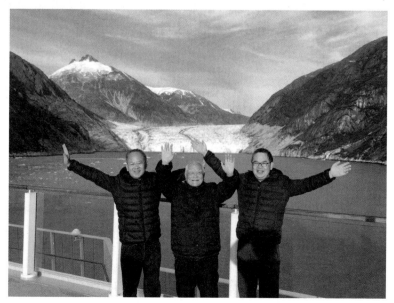

李济仁与李标、李梢在阿拉斯加首府朱诺最大的索耶冰川

三是与人争执时多站在对方立场思考。日常生活中，偶尔会与他人有所争执，小矛盾在所难免。李老回忆："有时为了工作的事和别人发生争执，当时可能争执得很厉害，甚至会吵得脸红脖子粗，但是事后站在对方的角度考虑，发现对方的想法其实也有合理的地方，如此一想也就释然了，第二天见面大家还是好同事。""很多事情其实都有双面性，发生争执只是各自的立场不同，看问题的角度不同罢了，这时就需要换位思考，需要互相体谅、互相理解了。"

四要想办法摆脱不良情绪的影响。人生在世，很难一帆风顺，总会有不顺心、不如意的事发生。李老曾经历过两段情绪悲观的阶段，第一次是特殊时期被打成反动学术权威，那时他孤身在外，政治上被定性，没课上也没班上，无所事事，还要惦记着家里，前途未卜，整天忐忑不安，吃饭睡觉都不安稳，多亏夫人张舜华给了他及时的开导和鼓励，李老开始振奋精神，每天看看书、写写字、喝喝茶，欣赏一下字画，成了一个"逍遥派"，倒也乐得清闲自在，很快就摆脱了反动学术权威的阴影。第二次是40多岁时，得了高脂血症和冠心病，正当事业巅峰期，却患上了老年病，家中还有五个未成年的子女，心中郁闷之情可想而知，那段时间的李老整日愁眉苦脸，无精打采。好在李老是研究《内经》的大家，对《内经》中的许多养生思想烂熟于心，痛定思痛，李老开始了中医的传统养生，从药物调养到药膳，再到食疗，从导引、太极到自编按摩拍打功，日复一日，年复一年，李老的精神状况日渐好转，身体状况也没预料的那么糟糕，不良情绪早就不见了踪影。"顺境时不要太过得意，逆境时也不要太悲观，顺逆存乎一心，需要自己去调整。"

五是遇到情绪不可控制的时候，最好尽快离开影响情绪的环境。快速离开现场，找个安静的地方，做做深呼吸，使自己冷静下来，或者对着空旷的地方吼上几嗓子，把心中的不满情绪发泄出来，比当面发生冲突产生的不良影响要小得多。

保持平常心和内心世界的充实，提高自控能力，学会换位思考，适当地宣泄，是李老调整情绪、保持身心健康的几大法宝。

2. 五音宣和养生法

闲暇时光，李老有时会听着音乐、打着节拍，偶尔也会哼上几句别人听不懂的腔调，身边的人笑他哼的调子别人听不懂，他丝毫不以为意。"音乐的作用可大了，别小看它。古代嵇康在《琴赞》中就指出音乐能'祛病纳正，宣和养气'；欧阳修当年曾因忧伤政事，形体消瘦，屡进药物无效，后来孙道滋以音乐治愈了他的'幽忧之疾'，所以欧阳修曾感叹：'用药不如用乐矣。'"

中国古代音乐只分五音，即角、徵、宫、商、羽，且五音分别与五脏相对应，可以和五脏功能共鸣，也可以影响五脏功能的发挥。"宫音悠扬谐和，助脾健旺，旺盛食欲；商音铿锵肃劲，善制躁怒，使人安宁；角音条畅平和，善消忧郁，助人入眠；徵音抑扬咏越，通调血脉，抖擞精神；羽音柔和透彻，发人遐思，启迪心灵。"所以听声音、欣赏音乐可以用来调节五脏功能，甚至可以治疗疾病。李老介绍："现在有个'中医五行养生乐'，就是根据五脏与五音关系的理论创编、制作的，它可以影响人体的气机运化，平衡阴阳，调理气血，维护人体健康。"

李老欣赏音乐很少关注歌词，他欣赏的重点在于音乐的旋律变化。"放松心情，让自己融入音乐的旋律，随旋律一起起伏，这样才能让音乐触及内心，对身心健康起到促进作用。"在年轻时，耳濡目染，李老听得最多的是革命歌曲，听着那些革命歌曲，让人热血沸腾，精神抖擞，浑身充满了干劲。即使到了后来，李老偶有情绪低落时，也会经常听听以前的革命歌曲，或者哼哼当年的曲调，回想一番曾经的热血青春，自己很快又充满了活力。

有时在为患者看病时，李老也针对性地指导患者听一些合适的音乐。李老说："中医有个名词叫作'同气相求'，意思是同一类型的事物可以互相吸引。比如有些多愁善感的人就喜欢看林黛玉，因为他们是同一类人；有些年轻人精力旺盛，就喜欢一些摇滚乐、流行音乐，这样的情况，作为正常人是可以的。但如果是患者，则要纠正这种'同气相求'的情况。本来就有抑郁症，还要天天看林黛玉，最后不自杀也会加重病情；本来就阳亢的人，还要天天去酒吧狂欢，身体肯定会出大问题。所以这时候，就得改变，抑郁的人要去听欢快的音乐，阳亢的人要去听悠扬婉转的音乐，这样就能使阴阳重归平衡。一开始让他们改变可能比较难，但是一定要坚持下去，日久习惯了，效果就会体现出来了。"年岁渐长时，李老慢慢对中国的戏曲产生了兴趣，黄梅戏通俗易懂、唱腔流畅，越剧中才子佳人、柔美典雅，京剧的西皮二簧，旋律多变，都是李老喜欢的剧种。"其实中国的戏曲是和中国的传统医学相通的，都是在中国传统文化基础上衍生而来的，它们内含的神韵是相同的，一个旋律变化，一个动作眼神，当你放松身心，沉浸在这种韵味当中，会发现自身的气血、精神和它们融为一体，随之起伏，其中的妙处只有身处其境才能体会。"李老说，"当情绪低落时，欣赏一些节奏欢快的旋律，当志得意满时，多听听悠扬柔和的曲调，有助于平衡阴阳，调节情绪，这对心身健康是大有好处的。"

3. 书画欣赏养生法

书画是李老的最爱。年幼进私塾时写的是毛笔字，后来学医抄书、开方，很长一段时间都是书写毛笔字，写得多了，自然也就喜欢上了书法。

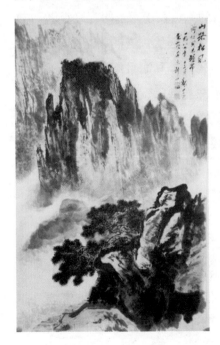

"最早写毛笔字的时候，看着简单的一个字，可是等自己落笔时却发现，横写得波浪起伏，竖也写得歪歪扭扭，别提有多难看。后来发现写字时除了基本功外，还和自己的心情等有关。"李老回忆道，"性情浮躁的人和心境安和的人，写的字完全是不同的风格，很容易就能看出来。"此后，李老每次写字前都要静坐一会，排除心中的杂念，使自己心静气和，做到全神贯注，"不思声色，不思得失，不思荣辱，心无烦恼"；然后落笔挥毫，随意挥洒。李老说："书法是一项脑体并用、动静相宜的心身运动。书者不仅要心静，还得身体中正、精神放松、意力并用、内运其气、外用其骨、一张一弛，运笔时或站或坐，腕、肘、肩及腰、腿、足协调一致，能得到全方位的锻炼。"

有了自己写字的体会，李老欣赏名家的书法也就有了自己的心得。"启功的字雍容华贵，平整修美，富有学者气息；林散之的字则雄伟飘逸，大气磅礴，具有很强的艺术感染力。"李老说，"欣赏书法也要像自己书写一样，先放松，然后慢慢全身心融入进去，跟着名家的起笔、落笔、线路、笔势，体会他们的书法精髓，融入那种或端庄、或清幽、或奔逸的境界，身心自然会流露欢喜之情，久而久之，对心境的锻炼益处多多。"

欣赏中国山水画也让李老心旷神怡。"有时候没时间出去旅游，看看山水画，体会一下画家挥毫泼墨的心态，沉浸在山水画的自然风光里，既可以放松身心，又可以体会到旅游的那种乐趣。"李老笑着说。一次到李老家，他指着一幅画说："就拿这幅画来说，里面有个关于北宋文学家欧阳修的故事：欧阳修晚年时，有一位好友送他一幅牡丹图，画上有盛开的牡丹、飞舞的蝴蝶和一只猫。欧阳修反复揣摩了很久，也没有弄懂画面蕴藏的含义。于是他带上画向当时的宰相吴育请教，才弄明白此画原来是一幅祝寿图。"李老继续说道："这幅画上面的这只猫，因猫与耄谐音，代表'耄耋之年'之意，暗示着我虚度九十岁；牡丹又称木芍药、洛阳花等，被称为'冠绝群芳''万华一品''国色天香'，真乃'花中之王'，身份无比尊贵！刘禹锡的那句'唯有牡丹真国色，花开时节动京城'，把牡丹在中国人心目中的地位推崇到了极致。所以整幅画的寓意就是'大富大贵、康宁长寿'，即大家对美好生活的追求及向往。""再来看看这幅画配的对联"李老不无自豪地说，"上联是'太和保元气'，'太和'一词是中国北宋哲学家张载用来形容气的缊缊未分的状态，即阴阳二气矛盾的统一体，实际上就是中医所说的阴阳平衡状态。'太'通'大'，至高至极；'和'指对立面的均衡、和谐和统一；'太和'指天地、日月、阴阳会合、冲和之气；'元气'原意为形成世界的原始物质，将'金、木、水、火、土'这五行称为'元气'，世界上万事、万物都是由五行构成。在这里，

'元气'为天地、日月、阴阳会合之气，是生长万物的根本。'太和保元气'就是阴阳平衡状态即能保护、保持、保证元气的正常运行。下联是'景行在高山'，语出曹丕《与钟大理书》：'虽德非君子，义无诗人，高山景行，私所仰慕。''高山'比喻道德崇高；'景行'指大路，比喻行为正大光明。以高山和大路比喻人的道德之美，有高德之人犹山高、路阔一样受仰慕，指值得效仿的崇高德行。"

4. 花草种植养生法

不论是芜湖的住宅，还是歙县乡下的老屋，李老都规划了一个小小的庭院，平时除了坐在庭院里喝茶、休闲，更多的时间则是养花赏花。"养花乃雅事，悦心又增寿。""看花解闷，听曲消愁。""养花种草，不急不恼；有动有静，不生杂病。"说起养花赏花，李老一套一套的。

节假日或上下班的间隙，是李老养花种花的时候。栽培、浇水、松土、锄草、施肥、修剪、换盆，诸多环节李老都是亲力亲为。亲手栽培的花木，差不多每天都要关照，从花蕾孕育到绽蕾而出，再到花朵盛开，看着绽开的朵朵花蕾，闻着沁人心脾的花香，成就感和自豪感油然而生。"养花的过程，既有期待的喜悦，又有通过自己辛勤劳动而获得报酬的欢乐。既调剂了生活，又活动了身体，让四肢腰膝、肌肉筋骨都得到了恰当的锻炼。对促进健康、延年益寿大有裨益。"赏花更是一种闲情逸致的活动，使人赏心悦目，爽神清志，陶性增趣。欣赏花之丰姿、神韵，既能洗涤心肺，又能疏解内心的烦恼忧愁，从而保持身体健康。漫步于花丛之中，观花态，千娇百媚；望花色，五彩缤纷；嗅花味，芳香扑鼻，使人顿感心旷神怡，一切疲劳和烦恼皆置之脑后，对养生延年颇有意义。冰清玉洁的梅花，洁白素雅的水仙花，独傲秋霜的菊花，色香俱佳的玫瑰花，倾国倾城的牡丹花，浓妆艳抹的大丽花，娇媚迷人的海棠花……出于职业习惯，李老赏花不仅欣赏花的美艳娇丽，他对花与人体健康的关系更感兴趣。李老认为："花的颜色和品种对人体情绪具有不同的调节作用，红、橙、黄的'暖色'花卉，使人兴奋，心情愉快，乐于活动，从而促进新陈代谢；蓝、绿、白的'冷色'花卉，对精神有抑制作用，使人觉得安闲、静谧、文雅。紫罗兰、玫瑰的香味使人精神爽朗愉快；桂花的香味沁人心脾，使人疲劳顿消；郁金香既可解除眼睛疲劳，还可以消除烦躁；蔷薇、百合的香味具有减轻精神紧张、解除身心疲劳等功效。高血压患者可以多闻闻菊花、金银花的香味；神经性心动过速者则可以经常闻闻熏衣草的花香……每种花都有它的作用，人们可以利用花的颜色和味道来调节情绪，预防疾病，促进健康。""你知道我为什么每个房间都养了银杏作为盆景吗？"突如其来的提问吓了我一跳，我使劲想了想还是不知道。李老也没有为难我，继续说道："银杏全身都是宝，其果实和树叶对人体有很多作用，如控制'三高'、防癌抗癌、改善睡眠、净化空气等。银杏还具有一定的观赏价值，因其枝条平直，树冠呈较规整的圆锥形，经过精心修剪的银杏盆景具有吸睛的美感，且银杏叶在秋季会变成金黄色，在秋季低角度阳光的照射下比较美观，极具观赏价值。"

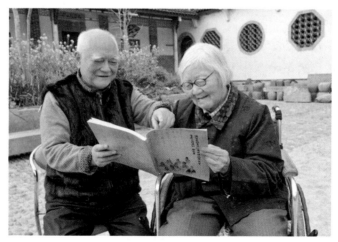

李济仁、张舜华夫妇

5. 饮茶品茶养生法

李老的家乡在安徽黄山，那里是多种茶的产地，如黄山毛峰、太平猴魁、祁门红茶等，无不享誉全球。李老自幼就有喝茶的习惯，"粗茶淡饭不喝酒，一定活到九十九"，李老笑着说，"茶在早期的时候是当作治病的

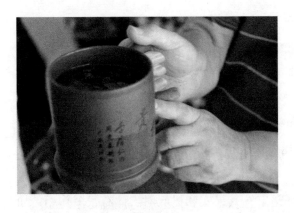

中药来用的，传说神农尝百草，中毒之后就是用茶来解毒，那时是直接嚼了吃，后来发展成加入各种佐料煮汤喝，新疆、内蒙古等地区的少数民族长期吃肉，就把奶和茶一起煮着喝，这样可以清肠胃、消油腻，我们现在喝的茶水，除了当饮料解渴，还是修身养心的佳品。"

茶的作用很多，中医认为茶能"清利头目，生津止渴，安神除烦，消食化积，清热解毒，利尿醒酒，消暑止痢，下气通便，明目坚齿，益气力，去肥腻……"现代科学研究也证实，茶叶具有治疗糖尿病、降血压、抗血栓及降血脂、抗动脉硬化、抑菌、抗氧化、提高免疫力、抗肿瘤等药理作用。

一般情况下，李老夏季喝绿茶，冬季喝红茶。他认为，茶味苦而性寒，能清火，但由于制作工艺不同，茶性也有所改变。一般来说，绿茶偏凉，红茶偏温，所以天气炎热时喝绿茶可以降火祛暑，气候寒冷时饮红茶则可以健脾暖胃。"喝茶最好能根据自己的体质有所选择，绿茶适合少壮火多之人，红茶则适合脾胃虚寒的人。如果脾胃偏寒的人实在不愿割舍绿茶，那应该养成喝热茶的习惯，使茶中寒凉之性借热气而升散。"李老补充道。

"酒是忘忧君，茶是涤烦子。"相较于茶的功效，李老更喜欢的是喝茶时的那种感觉。年幼时好茶要拿来换钱，只能喝粗茶，后来条件好了，慢慢地也喝上了各种各样的好茶。早上起床，泡上一杯，看着碧绿的茶叶在热水中慢慢舒展，或沉或浮，茶香随着袅袅雾气渐渐弥散，闭上眼睛，深吸一口气，香气入鼻，头脑豁然开朗，这种感觉李老称之为"醒脑开窍"；及至入口，无论粗茶还是细茶，李老都能喝出神韵，粗茶味浓而久，细茶味淡而雅，由初入口的苦涩，稍一入喉，即转为满口甘甜，继而清香入脑，令人神清气爽、心旷神怡。李老认为："茶的清和淡雅之性和人性中的静、清、虚、淡的品质相似，在浅斟细酌之时，茶的淡然隽永之至味，恰与中国人崇尚先苦后甜、温和谦逊、宁静淡泊、悟守本分的思想相吻合。"所以喝茶不仅可以防病保健，还可以修身养性。

李老爱茶，但是饮茶时也有讲究，以下是李老的饮茶八忌，可供饮茶爱好者参考：

一忌饮隔夜茶。因隔夜茶时间过长，维生素已丧失，而且茶里的蛋白质、糖类等会成为细菌、真菌繁殖的养料。

二忌用茶水服药。茶叶中含有大量鞣质，可分解成鞣酸，与许多药物结合而产生沉淀，阻碍吸收，影响药效。所以，"茶叶水解药。"

三忌睡前饮茶。"早酒晚茶五更色"为养生"三忌"。茶有兴奋作用，临睡前喝浓茶，会使大脑兴奋，难以入睡，即使勉强入睡，也是乱梦颠倒，睡不安稳。

四忌饮浓茶。浓茶刺激性过于强烈，会使人体新陈代谢失调，甚至引起头痛、恶心、失眠、烦躁等症状。

五忌饮烫茶。太烫的茶水对咽喉、食管和胃的刺激较强，如果长期饮用太烫的茶水，可能引起这些器官的病变。一般饮茶温度不宜超过 60℃，而以 25～50℃最为适宜。

六忌饭前饮茶。饭前饮茶会冲淡唾液，使饮食无味，还会冲淡胃液，暂时使消化功能下降。

七忌饭后立即饮浓茶。饭后饮茶有助于消食去腻，但茶多酚可与铁、蛋白质等发生凝固作用而影响营养吸收，一般宜餐后半小时后饮用。

八忌茶叶冲泡时间太长。冲泡时间过长，茶叶中的茶多酚、类脂、芳香物质等会氧化，不仅茶汤色暗、味差，失去品尝价值，而且会受到周围环境的污染，茶汤中的细菌数量较多，很不卫生。

6. 长饮药茶养生法

20 世纪 80 年代初，李老 50 多岁，在工作最繁忙的时候，却得了严重的高血压，血压曾高达 200/120mmHg，虽然吃了西药控制，但是工作中仍然感觉很疲劳，经常头昏沉沉的，有时候就像要突然晕过去一样。每天上午要看六七十个患者，那种无精打采的情况严重影响工作效率，李老有点着急，于是在服用降压药的同时，开始琢磨保养方法。"因为我是个中医，又爱喝茶，所以就想自己调制一种药茶来解决自己的问题。"结合自身的情况，李老认为自己是气血不足的状态。"中医认为人体健康有一个重要的标准，那就是气血充盈而调和。这个气就是使机体正常运转的能量，血就是包括血液在内的、产生战斗力的各种营养储备。血充足了，四肢百骸、五脏六腑才能得到濡养，气充足了，这种濡养才能得以顺利完成，'血为气之母，气为血之帅'，血是气的载体，气能推动血的运行，气血充足，良性互动，人就会健康，精力旺盛，气色也好。"李老分析，"我的头昏西医学认为是高血压引起的，但是在我看来，我的情况属于气血亏虚。血虚引起了疲乏和困倦，当血虚无以载气时，就会出现虚火、气虚的表现，我的情况以气虚为主，气虚不能推动血来濡养脑髓，就会出现头晕、眼花、乏力，气血不足，精力自然就大不如前了"。

那么怎样才能使气血充足、保持调和呢？2010年7月，李老在中央电视台公开了自己的药茶秘方，总共四味药：西洋参、黄芪、枸杞子、黄精。药虽四味，但可收到气血双补、滋阴补肾的作用；同时，药汤甘甜滋润、口感适宜，每天代茶饮，保健、口感兼而顾之。

"西洋参与党参、人参的功用基本相似，都是补气的要药，但西洋参性偏凉。枸杞子偏温，能滋补肝肾。肝藏血、肾纳气，人的气血亏虚多和这两个脏器有关，西洋参和枸杞，一个补气，一个补血，就是气血双补。还有黄芪和黄精，黄芪有'小人参'的美誉，被李时珍称为'补药之长'，可以补养五脏六腑之气。黄精功能补血，《本草纲目》认为黄精有'补诸虚，填精髓'的功效，据说当年的无暇禅师，长年隐居深山，以黄精为食，活了126岁，从80多岁开始，用针刺破手指，耗时38年用自己的鲜血写成了81本《大方广佛华严经》，天天刺血写经，如果不是黄精的补血作用，禅师可能早就坚持不下来了。黄芪补气，黄精补血，两味同用气血并调。同时，由于黄芪性温，吃多了容易上火，西洋参性凉，所以两者共用起到了中和的作用，枸杞子、黄精性平。四味中药，药性平和，量少而专，兼顾气血。"李老如此介绍药茶的组方及功效。

李老配制药茶时，一般是黄芪 10 ～ 15g，西洋参 3 ～ 5g（量可以少一点），枸杞子 6 ～ 10g（量多一点少一点没问题），黄精 10g。把药放进保温杯中，加入开水后加盖闷 5 ～ 10 分钟。1 剂药茶从早喝到晚，没有水了就加一点，最后把黄精、枸杞子、西洋参、黄芪都吃下去。喝了 1 个月左右，李老就明显感到起效了，头昏减轻、精神好转，即使有了更繁忙的工作，基本也能应付了。

李老年近九旬时皮肤依然白里透红，还能定期出诊，四处旅游，保持着充沛的精力，与他喝了 30 多年药茶有很大的关系。"我的这个药茶，主要作用是调和气血、气血双补，可以说花钱不多，大多数人能够承受得起，如果能长期坚持服用，就能达到'气血和则百病消'的效果。"但李老也强调，"本方是补益之品，适用于气阴不足、脾肾亏虚为主或兼有其他三脏虚损而引起的神疲乏力、倦怠懒言、自汗、易感冒、口干、纳少、面黄肌瘦、心悸失眠、腰膝酸软等，或身体无明显不适仅为延年益寿的中老年人。正患感冒之人和经常手足不温、易腹泻或平素痰湿较重的人不建议服用。药茶虽好，却并不是人人都适宜的，最好能先咨询养生专家，确认适合自己后再服用。"

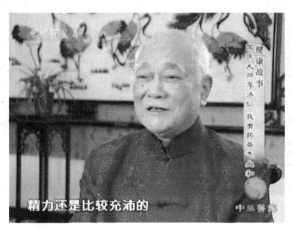

李济仁分享养生之法

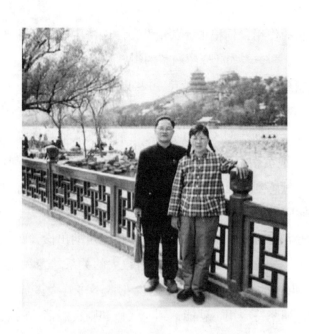

青年时期的李济仁、张舜华夫妇于颐和园留影

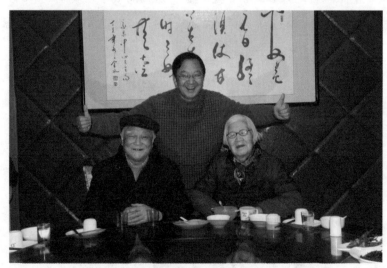

张其成与二老在一起

运动养生法

"动则养阳，静则养阴"，故适当的运动能够保养、维护、增强阳气，是不可或缺的养生方法。运动养生是《黄帝内经》养生思想的重要组成部分，《黄帝内经》认为整个物质世界包括人类在内都始终处于不断的运动变化之中，这种运动变化规律为"升降出入"，世界所有的事物，无一不在"升降出入"运动之中生生化化，包括动物界的"生长壮老已"和植物界的"生长化收藏"，都存在"升降出入"运动，"升降出入"运动为生命存在的基本方式。

因此，《黄帝内经》主张生命在于运动，适度的劳动或形体锻炼，可使人体气机通畅、气血调和，脏腑功能活动旺盛而体质健壮，有利于身心健康，保持良好的体质状态。《黄帝内经》中运动养生方法包括散步、导引、按跷、吐纳、冥想等。

1. 健步养生法

李老喜欢步行。年轻时求学、出诊，基本都是步行，翻山越岭，四处奔波，练就了一副好脚力。后来工作调动去了城市，勤于工作，疏于运动，及至疾病缠身，才又恢复了步行运动的习惯。无论早晚，上班还是外出，时间充足的情况下，李老都是能不坐车就不坐车，尽量步行。步行健身坚持了40多年，他体会到步行是最简单、最经济、最有效、最适合人们防治疾病和健身养生的好方法，绝大多数人都可以进行。"散步运动量和缓适宜，可以加速血液循环，促进新陈代谢，调节脏腑功能，有助于增强体质，提高抗病力。"药王孙思邈在《千金翼方·退居》中说："四时气候和畅之日，量其时节寒温，出门行三里二里，及三百二百步为佳。"

多年的步行健身，李老发现不同的时间段散步有不一样的效果。早起步行，活动四肢百骸，可醒脑爽神；黄昏晚饭后散步，可驱走疲劳，令人心旷神怡,白天的劳累消除殆尽;月夜散步有助安眠,皓月当空、繁星闪烁之夜散步,既有利胃肠消化,又愉悦心情,帮助夜间安睡。

"步行健身被称为'健身运动之冠',全世界都在推广。每年的9月29日是'世界步行日',世界卫生组织还把步行定为'世界最佳运动之一',并呼吁男女老少何时开始健走都不晚。西班牙学者的研究表明,每天至少散步2英里(约合3.2km)能降低慢性阻塞性肺疾病的严重发作风险;英国的研究人员研究发现散步有助于缓解抑郁;新西兰的研究人员发现2型糖尿病患者在饭后简短地散步有助于降低血糖。"李老介绍。《内经》建议春季要"夜卧早起,广步于庭,被(通'披')发缓形",意思是清晨早起到户外环境清新之地,进行舒缓的散步,可以达到养护人之生气的目的。

李老步行的方式随心所欲,有时中规中矩慢慢散步,有时东扭西摇,有时又走走停停,虽说是怎么舒服怎么走,但是每种走路方法李老又有自己独到的见解,他总结了经常进行的几种散步方法:

一是普通散步法:以慢速或中速行走,大概每秒钟走1步,根据身体具体情况,每次行走0.5~1小时,路上的行人多是这种走法。

二是揉腹散步法:边散步边柔和地按摩腹部,按摩要顺时针和逆时针交替进行。此方法可促进胃肠蠕动,有防治消化不良和慢性胃肠疾病的作用,这是调理腹泻时常用的散步法,也适用于胃肠功能不佳或经常便秘者。

三是散漫散步法:走停结合,快慢交替,走路忽快忽慢,视自己的体力变换节奏,稍累即慢步休息。此法可增强体质,适合于病后康复人群。

四是甩臂散步法:行走时两臂用力前后摆动,可以结合拍打胸背部位,可增进肩部和胸廓的活动,增强心肺功能。适用于有肩周炎或经常胸闷短气者,或者边走边扭扭脖子、转转腰,对颈椎、腰椎都有好处。

"这几种方法只是大概区分,具体步行时可以几种方法结合在一起进行,也可以单独一种方法进行,没有具体规定,可以随自己的身体状况和心意来进行"。李老说。

中国有句老话：饭后百步走，活到九十九。但是李老强调："进餐后只适合缓步慢走，或者稍微休息一会儿再散步，不应进行运动量大的快步走。"因为进餐后胃部充满食物，而消化食物需要大量的血液供应，所以大脑和身体其他部位的血液量相对减少，饭后立即进行运动量大的快步走，有时会出现头晕乏力的感觉，对心血管病、糖尿病或有消化系统疾病者尤其不利，因此，进餐后运动量大的快步走应列为禁忌。"步行后全身毛孔舒张，所以天冷风大的时候要注意防止受凉感冒。"

2. 五禽戏养生法

"五禽戏"又叫"华佗五禽戏"，是东汉华佗所创。华佗是东汉杰出的医学家，精通临床各科，也是一位古代养生学的理论家与实践家，《后汉书》《三国志》都为他做了传记。华佗医术神奇，在中国就是"神医"的代名词。在行医之余，华佗根据"流水不腐，户枢不蠹"的思想，结合古代呼吸吐纳、导引等动作，创立了一种体育锻炼的养生方法，就是"五禽戏"，这套功法已经流传了几千年，对人们祛病健身有着强大的作用。

"五禽戏"是模仿五种动物——虎、鹿、熊、猿、鸟的动作而编成的动功锻炼方法。"五禽对应五脏，五禽戏的健身效果表现在动作的导引上，重点是脊柱的全方位运动，即通过脊柱的屈伸、旋转、伸缩，带动肢体、躯干活动，从而对五脏六腑、四肢百骸起到保健效应。"李老介绍。

"五禽戏"动作简单，只有五式，耗费时间也不长，李老多在工作间隙或看书写作之余进行。"可以五式动作一起练习，也可以一式动作反复练习，时间长短不拘，几分钟到几十分钟都可以，根据自己的实际情况进行，能醒神醒脑，舒展肢体，通经活络，锻炼五脏六腑。"

"五禽戏虽然动作不多，简单易学，但是要学精并不容易。学精首先要了解各个动作所包含的含义，其次要将各个动作尽量做得准确，如此才能起到更好的健身作用。"李老介绍起"五禽戏"的锻炼要点及各个动作的要点和作用，"首先，调身、调息、调心，简称'三调'，是'五禽戏'功法锻炼中的基本要素。调身可以使全身的肌肉、骨骼放松，气血流畅，进而使情绪得到改善。调心就是使精神情绪平稳，有助于动作的顺利演练。调息则通过呼吸的调整，一方面配合动作的演练，另一方面又可以起到按摩内脏、促进气血运行、增强脏腑功能的作用。"锻炼时时刻要有'三调'的相互配合，然后才是各个动作的要领和作用。"李老强调。

一是虎戏。"五禽戏"的"虎戏"应肝，能疏肝理气，舒筋活络。锻炼时要模仿虎的威猛气势。虎戏中的"虎扑"，要求屈膝下蹲，收腹含胸、伸膝、送髋、后仰，使脊柱形成由折叠到展开的蠕动，尤其因腰前伸，增加了脊柱各关节的柔韧性和伸展度，牵动任、督二脉，能起到调理阴阳、疏通经络、活跃气血的作用。"虎举"动作中，上举时要充分拔长身体，下落时含胸收腹如下拉双环，同时配合呼吸，上举时吸入清气，下落时呼出浊气，可以增强呼吸功能。多种步法变换又可以增加关节的灵活性。动作时配合"嗨"的发音，能开张肺气，强肾固腰，对防治老年支气管炎、骨关节病、颈椎病、腰背痛、神经衰弱都有很好的作用。

二是鹿戏。"鹿戏"应肾，可强肾健腰，益气补肾。锻炼时要模仿鹿的轻盈悠闲的姿态。鹿戏要重点运尾闾，尾闾是督脉的起点，运尾闾可起到通任、督二脉的作用。鹿戏中的"鹿抵"动作重点在腰部，经常练习可以增强腰部的力量和韧性，起到强腰固肾的作用。"鹿奔"通过肩关节旋转带动脊柱运动，使肩背部形成横弓，腰背部形成竖弓，同时尾闾前收，有助于加强任、督二脉的气机流通，对防治腰背痛、腰肌劳损、阳痿、月经不调等都有很好的效果。

三是熊戏。"熊戏"主脾胃，脾胃功能不好的人可以多加练习。练习时要模仿熊稳健、厚实的特点。熊戏分"熊运"和"熊晃"两个动作，"熊运"划弧时，要注意腰腹部和双手的协调一致，同时，手上提时吸气，向下时呼气，可调理脾胃、促进消化，对腰背部也有锻炼作用。"熊晃"中的踏步不要刻意用脚下压，应该用身体自然下压，尽量用全脚掌着地，同时膝、踝关节放松，让震动传导到髋关节，可以锻炼中焦脾胃和肩关节、髋关节。

四是猿戏。"猿戏"主心，能养心补脑，开窍益智。锻炼时要模仿猿猴东张西望、攀树摘果的神态。"猿提"时以膻中穴为中心，含胸收腹，缩脖提肛，两臂内夹，形成上下左右的向内合力，重心上提时要保持身体平衡，意念中百会上领，身体随之向上，可以起到按摩上焦内脏、提高心肺功能的作用。"猿摘"主要模仿猿猴摘桃的细节，要注意上下肢动作的协调性，久练可以提高机体的反应力和平衡功能，延缓衰老。

五是鸟戏。"鸟戏"应肺，可补肺开胸，调畅气机，增强平衡功能。锻炼时犹如湖中仙鹤，昂首挺立，伸筋拔骨。"鸟伸"时身体后移、左膝伸直、全脚掌着地、右腿屈膝、低头、弓背、收腹，在具体动作中，向前落步时气充丹田，身体重心后坐时气运命门，加强人的先天与后天之气的交流，并且脊柱后弯，内夹尾闾，后凸命门，打开大椎，意在疏通任督脉之经气。"鸟飞"时手臂、肩膀形成波浪蠕动，有利于气血的运行。

"功法的起势、收势及每一戏结束后，不要忽视短暂的静功站桩。这个站桩可以帮助我们进入相对平稳的状态和'五禽'的意境，有助于调整气息、宁心安神，起到'外静内动'的功效。"

李老总结说："中医认为，人体五脏是相辅相成的，所以五禽戏中任一戏的动作演练既可以锻炼其所对应的脏腑，又能兼治各脏的疾病，所以能达到祛病延年、强身健体的效果。"

3. 太极拳养生法

太极拳动作和缓，外动内静，动静结合，内外兼练，也是李老喜爱的一项养生锻炼方法。"太极拳锻炼时身形步法，配合呼吸意念，久练纯熟，可使体内气血流畅，阴阳协调，对身体大有益处。"

由于以前上班忙，事情多，所以李老是在退休后才接触学习太极拳的。或早或晚，天气好的时候就在庭院里，天气不好的时候就在室内，李老经常会练上一两遍。"太极拳有很多种，简化太极拳动作相对少、简单，我学的时候年龄偏大，所以就以简化太极拳为主。"

李老练习简化太极拳十多年，虽然他自谦说自己还没有入门，但是这么多年的练习，他还是有了一些自己的体会。

一是锻炼时一定要全神贯注。做每一个动作，精神都要高度集中。让心神、眼神随着出腿、出手同步缓缓运行，做到身、眼、心三者协调一致。动作熟练后还可以配合呼吸，这样才能使体内的气血协调运行，起到锻炼内外的作用。

二是要全身放松。身体僵硬不但容易动作变形，还容易损伤韧带或关节。可以在锻炼时通过深呼吸或意念放松紧张的肌肉。

三是动作要标准。初学最好要有经验丰富的老师指导，尽量慢一点，把动作学好，掌握每个动作的要领，打好基础，熟练以后整套动作要速度均匀，不要忽快忽慢，否则容易造成体内气血紊乱。拳架高低要结合自己的身体状况调整，身体弱者可以高一点，体质好者可以低一点，但是在起势就要确定高度，之后的动作不要忽高忽低、起伏太大。

四是强度不要过大。太极拳看起来慢腾腾的，其实是有一定强度的，尤其在重心从一条腿慢慢转移到另一条腿上时，初练者经常会感到两腿酸胀，虽然这是正常的生理现象，通过多练可以消除，但也说明太极拳是会消耗很多体力的。因此，每次练拳的次数、时间需要根据自己的体质和承受能力而定，不可强度过大。体质好者可以连续练习几遍，体质弱者可以单练一组或几组动作，也可以专练一两个式子，如云手、搂膝拗步等，拳架也可偏高。总之不可贪多求快，急于求成。

五是注意防止运动损伤。太极拳损伤最常见的是膝关节疼痛。预防膝关节损伤要注意三点：首先，锻炼前要拉伸关节，准备活动要做充分；其次，拳架高低要量力而行，不宜过低；最后，出腿时膝关节的方向要与脚尖的方向一致，不要偏斜，这是防止膝关节损伤的关键。

最后就是要持之以恒了。和任何事情一样，不坚持就很难取得持久的效果。太极拳动静结合，内外兼修，是一项非常好的锻炼方式，尤其适合中老年人。无论什么时间都可以练习，日久自然会体会到它带来的好处，切不可"三天打鱼，两天晒网"。

4. 旅游养生法

李老特别喜欢旅游，繁忙工作的空档，节假日、闲暇时光，李老都会抓住机会出去旅游，退休的那几年更是游玩不辍。"每次旅游回来我的'三高'指标都会下降，说明旅游对我的身体大有好处。"李老总结道。

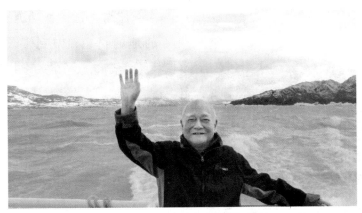

2014 年 8 月李济仁在阿根廷湖

每到节假日或忙碌的工作之余，李老一般都会外出旅游，或远或近，放下工作，把思想放空，把自己置身于大自然之中，呼吸新鲜的空气，亲近大自然的景观，每当此时，所有工作中的疲劳、压抑都会一扫而空，身心无比放松，回来工作后精力自然更旺盛。李老说："'旅游媚年春，年春媚游人。'旅游过程中与大自然亲密接触，增长了见闻，开阔了眼界，满足了好奇心，增加了知识，同时也促进了身心健康。"

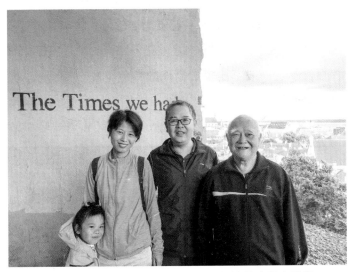

李济仁与李梢一家在爱沙尼亚塔林老城的座堂山教堂

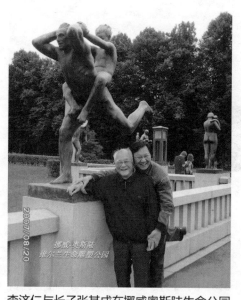

李济仁与长子张其成在挪威奥斯陆生命公园

旅游之前做好功课，了解目的地的特色，做到带着目的去玩，是李老旅游的一个特点。"事先做好功课，旅游才会有收获，才不会留下遗憾。"名胜古迹、山川地貌、风俗习惯等是李老最感兴趣的内容。每到一个地方，李老总是先去参观当地的名胜古迹，了解它的历史渊源，凭吊古人的历史功绩，咏古怀今，把心神从平日繁琐的尘事中解脱出来，使心灵获得自由。通过对山川地貌、风俗习惯的观察了解，从中推测当地的自然变迁、历史发展、社会变革，与自己之所学相互印证，又可以获得书本上学不到的知识。"西北之地，地势开阔，风沙大，那里生活的人们皮肤都比较致密，而南方人的皮肤毛孔则比较疏松，同样一个感冒，南方人和北方人的用药味数、剂量就会有差别。如果不去亲身感受当地的自然环境、物貌特点，是体会不到这里面的学问的。"这种书本之外获得知识的满足感很让李老自豪。

在旅游时，李老一般都要尝尝当地的特色小吃。"当地的饮食特色可以反映当地人的体质特点和气候环境特点。四川、湖南的口味偏辣，香料放得多，与当地气候潮湿是有关系的；新疆、内蒙古喜欢喝奶茶，这也和他们平时吃肉食较多有关系，奶茶可以消除肠胃里的油腻。"作为医生，李老擅于从职业的角度去考虑问题。"遇到特别喜欢吃辣的患者，就要考虑他（她）为什么那么喜欢吃辣，是体内有湿气还是脾胃功能不振，长期嗜辣可以消除体内湿气，但是也可以消耗体内的阴液，还可能化热、化火，在用药时除了疾病本身的因素之外，还要考虑到这一方面的因素，这样治病才能全面，这些知识只有在旅游时亲临其境才有深切体会。"

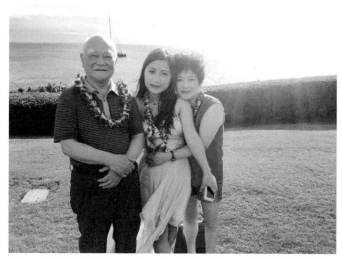

2014 年 7 月李济仁与女儿李艳、外孙女肖心雨欢聚美国夏威夷

李老说："旅游最重要的作用就是可以开阔自己的视野，使心胸更宽广。世界这么大，你会发现到处都有与你不同的人、事、物，见得多了，走的地方多了，格局自然就大了，回到自己的世界，自然就不会斤斤计较一些小事情了，这对自己的身心锻炼是极有好处的。"

由于自身从旅游中获益良多，因此李老也鼓励他的患者们经常出去旅游，放松身心，并且建议他们根据自己的体质安排旅游方式。体质偏弱者宜选择活动

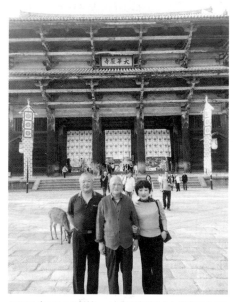

2017 年 5 月李艳、李梃陪李济仁游日本奈良大华严寺

量相对较小的旅游，旅行距离不宜太远，旅游时间不宜太长，旅行过程宜舒缓；体质强健者宜选择活动量较大的旅游方式，游览时间可相对较长。

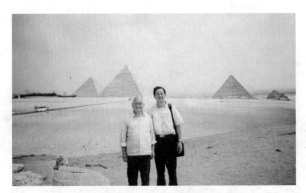

李济仁与长子在埃及吉赛金字塔

对于年龄较大的旅行者，特别是患有高血压、冠心病、糖尿病、癫痫、脑出血、低血糖和急性胃肠炎等疾病的患者，李老建议出游前做好以下准备工作，以防由于旅途疲劳、气候及气压变化等因素诱发疾病，救治不及时而在旅途中遇到危险：

首先，在出发前到医疗部门进行体检；其次，携带健康记录卡，卡上记录个人一般情况、血压、特异体质、既往病史、药物治疗情况及药物过敏史，也可携带单一病种的保健卡，以备旅途中应对突发情况时作为治疗的参考；最后，准备一些常见病的备用药以备旅途急需之用，因为途经之处不一定能得到所需的药物。

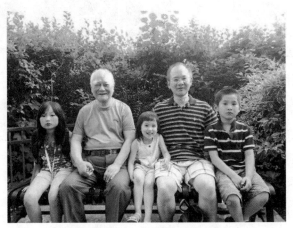

李济仁三代在温切斯特公园

饮食药膳养生法

食物是人体气血的主要来源，"民以食为天"，食物对人体的滋养是身体健康的重要保障。"随着现代社会经济的发展，生活水平的提高，物质供应也越来越丰富，食物可以补充人体的气血津液，使人健康；反过来，不合理的饮食习惯会影响人体健康。吃什么？怎样吃？如何吃得更有营养？这是我们在养生过程中一个重要的课题。"李老说，"只有合理地安排日常饮食，使吃进去的食物更快、更好地转化成人体需要的气血营养，才能起到强壮身体、防病治病、延年益寿、延缓衰老的作用。"

在日常生活中，李老提出"少、杂、淡、温、慢"饮食五字诀，即"吃得不过饱，种类要多，清淡为主，吃温热食，细嚼慢咽"。在营养方面，强调定时定餐、粗细搭配、荤素搭配、酸碱搭配，并以粗、素、碱为主；按照中医理论，注意五色搭配、五味搭配、四气搭配，以保持人体的阴阳平衡；同时，李老还强调进食中和进食后的各种养生细节。

1. 饮食养生三原则

日常饮食并不是随心所欲，想吃什么就吃什么，而是要遵循一定的饮食原则。《内经》云："食饮有节。"李老认为，落实到具体生活当中，就是要注意三个方面的基本原则：一是要合理膳食，不可偏嗜；二是要饮食有节，不可过饥过饱；三是要饮食有洁，防止病从口入。

（1）合理膳食，不可偏嗜

科学合理的膳食是提供全面营养的基础，也是保证人体生长发育和健康长寿的必要条件。早在《黄帝内经》就有相关记载，如《素问·脏气法时论》曰："五谷为养，五果为助，五畜为益，五菜为充，气味合而服之，以补精益气。"《素问·五常政大论》曰："谷肉果菜，食养尽之。"概述了饮食的主要组成内容。其中，以谷类为主食品，肉类为副食品，用蔬菜充实，以水果为辅助。人们必须根据需要，兼而取之。在生活中，李老的餐桌一般都是荤素搭配，有米饭有水果。"进餐最好能'合理调配'，有条件的情况下，蔬菜、肉类、水果、米面尽可能全面一些，这样补充的营养也较全面，对身体健康是十分有益的。"

"进食不仅要照顾到食物种类，尽可能全面合理，同时还要兼顾各种食物的不同'味道'。"李老进一步强调。中医将食物的味道归纳为酸、苦、甘、辛、咸五种，统称"五味"。五味分别对应五脏，"酸肝、苦心、甘脾、辛肺、咸肾"，五味不同，对人体的作用也各有不同。正常情况下，饮食中五味调和，有利于五脏功能的协调发挥，有益于健康。《素问·生气通天论》言："是故谨和五味，骨正筋柔，气血以流，腠理以密，如是则骨气以精。谨道如法，长有天命。"说明饮食调配得当，五味和谐，则有助于机体消化吸收，滋养脏腑、筋骨、气血，因而有利于健康长寿。如果长期嗜好某种"味道"，就会造成体内相应脏腑功能偏盛，久之则可损伤其他脏腑，破坏五脏的平衡协调，导致疾病的发生。正如《素问·五脏生成》所说："多食咸，则脉凝泣而变色；多食苦，则皮槁而毛拔；多食辛，则筋急而爪枯；多食酸，则肉胝胎而唇揭；多食甘，则骨痛而发落，此五味之所伤也。"因此，食物种类齐全，荤素搭配，五味不过偏，咸淡适中，有时加点开胃的酸菜，这是李老餐桌上食物的特色。

（2）饮食有节，不过饥过饱

一日三餐，饮食有节，说的是饮食要有节制。李老说："这里所说的节制，包含两层意思，一是指进食的量，二是指进食的时间。所谓饮食有节，即进食要定量、定时。"

定时：李老的三餐时间较为固定，早餐在早上7点左右，午餐在中午12点左右，晚餐在下午6点左右。"形成规律的进食行为，可以让人体消化系统形成有节律的运动，保证消化、吸收充分进行，有利于健康。否则，三餐无定时，会影响消化系统的工作规律，易引起消化、吸收异常，从而导致疾病的发生，不利于健康。"

定量：指进食量适中，不可过饥过饱。人体对饮食的消化、吸收、输布，主要靠脾胃来完成。进食定量，饥饱适中，恰到好处，则脾胃足以承受，消化、吸收功能正常，人体可及时得到营养供应，以保证各种生理活动正常进行。反之，过饥则营养不足，过饱则脾胃负担过重，影响消化吸收，都对人体健康不利。一般来说，饮食量以"早饭宜好，午饭宜饱，晚饭宜少"来衡量。所谓早饭宜好，指早餐的质量，营养价值宜高一些、精一些，品种多一些，便于机体吸收，提供充足的能量，尤以稀干搭配为佳。午饭宜饱，所谓"饱"，指要保证一定的饮食量，主要包括充足的碳水化合物、高质量的蛋白质和适量的维生素及纤维素，当然，午餐亦不宜过饱。晚餐接近睡眠时间，活动量小，晚餐摄入量多可能诱发高血脂、高血糖、尿路结石等，甚至诱发心脑血管疾病，故晚餐不宜多食。

李老认为，一日三餐尽量做到按时进餐，每餐吃七八分饱，养成良好的饮食习惯，对保养身体是大有益处的。

（3）饮食有洁，防止病从口入

为防止病从口入，自古以来，饮食卫生一直为人们所重视，把饮食卫生看作养生防病的重要内容之一。饮食有洁，指饮食物清洁。只有清洁的食物，才能补充机体所需的营养，不清洁或变质的食物是对人体有害的。要注意大部分食物不宜生吃，需要经过烹饪加热后变成熟食方可食用，其目的在于使食物更容易被机体消化吸收，同时，也使食物在加工受热的过程中得到清洁、消毒，除掉一些致病因素。老年人、小儿脾胃功能较弱，食物的清洁尤为重要。

2. 进食"三宜"

进食保健关系到饮食营养能否更好地被机体消化吸收，故应予以足够重视。现择其要，归纳如下：

（1）进食宜缓

进食宜缓指吃饭时应该从容缓和，细嚼慢咽。《养病庸言》说："不论粥饭点心，皆宜嚼得极细咽下。"这样进食，既有利于消化液的分泌，食物易被消化吸收；又能稳定情绪，避免急食暴食，保护肠胃。急食则食不易化，暴食则会骤然加重肠胃负担，还容易发生噎、呛、咳等意外，应当予以重视。李老每每叮嘱脾胃功能不好的患者"少食多餐，细嚼慢咽"。

（2）进食宜专

古人云："食不语。"进食时，应该将头脑中的各种琐事尽量抛开，把注意力集中到饮食上来。进食专心致志，既可品尝食物的味道，又有助于消化吸收，更可以有意识地使主食、蔬菜、肉、蛋等杂合进食，做到"合理调配"，同时，也可增进食欲。倘若进食时头脑中仍思绪万千，或边看书报、边吃饭，没有把注意力集中在饮食上，心不在"食"，那么，便不会激起食欲，纳食不香，自然而然影响食物的消化吸收，这是不符合饮食养生要求的。

（3）进食宜乐

安静愉快的情绪有利于消化，乐观的情绪和高兴的心情都可使食欲大增，这就是中医学中"肝疏泄畅达则脾胃健旺"的体现。反之，情绪不佳，恼怒嗔恚，则肝失条达，抑郁不舒，致使脾胃受其制约，影响食欲，妨碍消化。古有"食后不可便怒，怒后不可便食"之说。故进食前后均应保持乐观情绪，力戒忧愁恼怒，以助脾胃受纳消化食物。

3. 食后"三要"

进食之后，为了帮助消化食物，亦应做一些必要的调理，如食后散步、摩腹等。

（1）食后漱口

食后要注意口腔卫生。进食后，口腔内容易残留一些食物残渣，若不及时清除，往往引起口臭，或发生龋齿、牙周病。早在汉代，《金匮要略》即有"食毕当漱，令齿不败而口香"的记载；而《备急千金要方》阐述得更详细："食毕当漱口数过，令人牙齿不败口香。"经常漱口可使口腔保持清洁，牙齿坚固，增强味觉功能，并能防止口臭、龋齿等疾病。

（2）食后摩腹

食后摩腹的具体方法是：饮食以后，将双手搓热，一只手（通常男左女右）掌心贴于腹部，另一只手叠于其上，以自身为参照，逆时针摩腹，连续二三十次不等。这种方法有利于促进腹腔血液循环，增强胃肠消化功能，经常进行食后摩腹，不仅于消化有益，对全身健康也有好处，是一种简便易行、行之有效的养生法。诚如名医孙思邈所说："中食后，以手摩腹，行一二百步，缓缓行。食毕摩腹，能除百病。"

（3）食后散步

进食后活动身体有利于胃肠蠕动，促进消化吸收，而以散步为最好的活动方式。俗话说："饭后百步走，能活九十九。"进食后，不宜立即卧床休息，宜做一些从容缓和的活动，才有益于健康。如果在饭后边散步、边摩腹，则效果更佳。《千金翼方》将其归纳为："食后，还以热手摩腹，行一二百步，缓缓行，勿令气急，行讫，还床偃卧，四展手足，勿睡，顷之气定。"这是一套较为完整的食后养生方法，后世多所沿用，实践证明行之有效。

七

大事年表

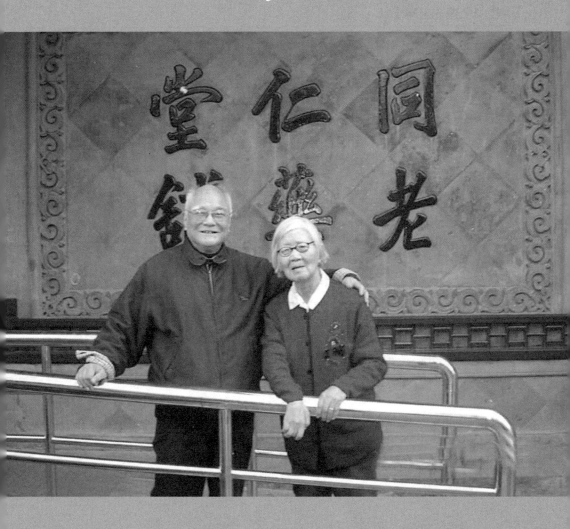

1931 年

1月6日（庚午年十一月十八），李济仁生于安徽省歙县桥亭山。原名李元善。父亲李荣珠，母亲洪聚娣。

1932 年

1月10日（辛未年十二月初三），张舜华生于安徽省歙县定潭。父亲为"张一帖"第十三代传承人张根桂，母亲姚玉梅。

1939—1945 年

李济仁在桥亭山私塾、小学上学。

1945 年

李济仁在省立歙县简易师范学校学习。

1946—1948 年

李济仁随新安医家汪润身学医。

1947 年

张舜华跟随其父张根桂出诊、学医。

1948—1950 年

李济仁、张舜华在张根桂先生门下一边学医，一边行医。李元善改名李济仁。

1950 年

李济仁在歙县桥亭山、小川、三阳坑开业行医。张舜华在定潭开业行医。

7月，李济仁加入歙县医师联合会。

1952 年

李济仁组建歙县小川联合诊所，任所长。

1955—1956 年

李济仁参加安徽中医进修学校（安徽中医学院前身）师资班学习。

1957 年

李济仁组建歙县街口区大联合诊所，任所长。农历十二月初三，李济仁与张舜华成婚。

1958 年

2月，李济仁调入歙县人民医院工作。6月，参加安徽中医学院《内经》师资班学习，至1959年。

6月，张舜华进入定潭联合诊所工作，任业务副所长。后改名为定潭卫生院，任业务副院长。

10月20日（农历九月初八）凌晨3：20，长子张其枨（成）出生。

1959 年

3月，李济仁借调入安徽中医学院，任《内经》教研组组长、前期大教研室主任。

4月1日，张舜华赴歙县中医进修学校学习，至12月。

12月，李济仁正式调至合肥工作。

1960 年

8月，李济仁加入中国共产党。

李济仁参与筹建安徽中医学院附属医院，任秘书职。

1961 年

3月1日（农历正月十五）上午5时许，女儿李艳（排行二）出生。

1963 年

7月30日（农历六月初十）上午10时许，李梴（排行三）出生。

1965 年

9月，李济仁任安徽省青年联合会第三届委员会常务委员，并获"安徽省社会主义建设先进教师"荣誉称号。

10月24日，李济仁至北京中医学院（现北京中医药大学）、中国中医研究院参加《内经》教学研究班学习，并参与编写《内经选读》《中医基础理论》等首批卫生部高等学校规划教材，全国共18位教师参加。

1967 年

7月13日（农历六月初六）下午3：20，李标（排行四）出生。因特殊时期的历史事件，遭遇抄家，祖传的医籍、家当散失殆尽。

1970 年

李济仁任安徽医科大学内科医疗组组长，至1972年。

1971 年

歙县各级领导及群众被张舜华的事迹及勤劳所感，"铁打身体，马不停蹄，上到北京，下遍农村"之谚自此传开。

1972 年

李济仁于年底调至皖南医学院，任中医教研室主任，皖南医学院弋矶山医院中医科主任。

1973 年

8月，由于医术精湛，张舜华赢得了皖、浙、赣群众的普遍敬仰，省、市、县均有请调意向，然因当地民众再三挽留而婉拒，仍留在定潭卫生院工作，坚持跋山涉水，在周围各县、地出诊。被誉为"女张一帖"。

10月22日（农历九月廿七）中午12时，幼子李梢（排行五）出生。

1978 年

李济仁任副教授。

1979 年

李济仁开始招收硕士研究生。自彭光谱、程宜福、胡剑北、仝小林等开始，至今共指导内经、中医基础理论、中医治疗学、中医时间医学等方向的硕士研究生20余名。

1980 年

4月10日，张舜华调至安徽省芜湖市皖南医学院弋矶山医院中医科工作，任副主任医师。

1981 年

7月下旬，经国务院学位委员会评议及复审通过，李济仁成为首批具有硕士学位授予权的硕士研究生导师。

10月，李济仁任皖南医学院学术、学位委员会委员。

1982 年

8 月，李济仁被聘为中共安徽省委保健委员会保健医师。

12 月，李济仁将收藏多年的清初著名书画家程邃（穆倩）隶书四条屏等珍品无偿捐赠给安徽省博物馆，"此种精神殊堪嘉许"，受到表彰。

1983 年

2 月 27 日，李济仁受广西省科学院、广西中医学院（现广西中医药大学）、广西医学院（现广西医科大学）邀请，赴南宁市参加"广西计算机中医诊断鉴定会"，任鉴定委员会副组长。会议在广西壮族自治区计算中心召开。

1984 年

10 月 29 日，《安徽日报》以"中医基础理论的探索者——访皖南医学院李济仁副教授"为题进行了长篇报道。

1985 年

李济仁任教授、主任医师。

12 月，李济仁任安徽省新安医学会副会长。

1986 年

3 月，李济仁专著《杏轩医案并按》（与胡剑北合著）由安徽科学技术出版社出版。王个簃先生题签，邹云翔、班秀文先生作序。余瀛鳌、龚维义、胡世杰等为该书撰写书评。

4 月，李济仁任安徽省高等学校教师职务学科评议组成员。后历任评审委员会临床医学科成员、副组长，直至 1998 年。

10 月，李济仁任安徽省卫生技术高级职务评审委员会委员，兼中医学科评议组组长，直至 1998 年。

同年，张舜华晋升为主任医师、副教授。

1987 年

5 月，李济仁专著《痹证通论》（与仝小林合著）由安徽科学技术出版社出版。林散之先生题名，王玉川、朱良春先生作序。

10 月，李济仁由皖南医学院老年医学研究所聘为研究员。

11 月，李济仁任安徽省医史学会副会长。

1988 年

8 月，李济仁任安徽省中医药管理局《中医临床与保健》编委会副主任。

12 月，李济仁任安徽省中医医疗事故技术鉴定委员会副主任。

1989 年

李济仁由安徽省中医药管理局聘为省中医药学徒教学指导专家委员会副主任，兼高等学徒教学指导组组长。

10 月 10 日，李济仁在江西庐山参加并主持全国痹病、脾胃病学术会议。被聘为首届全国中医痹病专业委员会委员。后与路志正、焦树德、朱良春、陈之才并称为中国中医风湿病学"五老"。

1990 年

李济仁任安徽省医史学会名誉会长。

4 月，胡剑北与李济仁合著的《中医时间医学》由安徽科学技术出版社出版。

6 月，李济仁主编的《名老中医肿瘤验案辑按》由上海科学技术出版社出版。亚明先生题名，吕炳奎、钱伯文先生作序，谢海洲撰写书评文章。

7月，李济仁、张舜华主编的《新安名医考》由安徽科学技术出版社出版。吴作人先生题名，李梢篆刻书名，裘沛然、高尔鑫先生作序，余瀛鳌、谢海洲等为该书撰写书评发表。

8月，专著《痹证通论》《杏轩医案并按》由中国台湾蓝灯文化事业股份有限公司再版发行。

8月，张舜华传记收入《安徽高级专家人名词典》第一分册。

9月，北京亚运会期间，李济仁的7本著作在中国中医药文化博览会参展。《新安名医考》作为安徽展厅的唯一礼品书馈赠给中外专家、领导。

11月9日，《中国中医药报》"名医名方录"专栏介绍李济仁事迹。

11月，《中医杂志》及其英文版刊发李济仁的《痹证用药经验谈》。

12月3日，《老年报》以"他把最难懂的《内经》讲活了"为题，专题报道李济仁的教学事迹。

1991 年

1月25日，《中国中医药报》刊登长篇报道：《心存仁济育桃李——记皖南医学院李济仁教授》。

2月，李济仁、张舜华被载入《中国中医人名辞典》。

7月，根据国家人事部、卫生部、国家中医药管理局文件精神，李济仁被确立为全国老中医药专家学术经验继承工作指导老师。同时，由安徽省中医药管理局聘为省中医药专家学术经验继承工作导师、专家指导委员会成员。已指导高级学徒2名（李有伟等）。

8月，李济仁任皖南医学院临床医学学科评议组组长。

9月，李济仁被批准为享受国务院政府特殊津贴专家。

10月，李济仁、张舜华因治疗痹病、肝病、男性不育症等疑难杂病的经验，治疗湿温伤寒、虚寒证的方法及验方，被收入中国科学技术出版社出版的《中医人物荟萃》第一卷。

10 月，李济仁被载入英国剑桥国际传记中心、美国 ABI 多版《世界名人录》：*International Who's Who of Intellectuals*（IBC Cambridge）、*International Directory of Distinguished Leadership*（The American Biographical Institute）；并被聘为英、美国际传记中心终身研究员。

11 月，李济仁业绩载入《中国当代医学专家集萃》，其对《内经》病证研究的成果被载入《当代中国科技名人成就大典》。

11 月 13 日，《黄山日报》刊登长篇报道：《名扬海外，情系故乡——记歙籍著名中医专家李济仁》。

1992 年

3 月 24 日，《安徽工人报》刊登专题报道：《李济仁教授以医济人惠及四方》。

5 月 15 日，《工人日报》刊登专题报道：《十年无偿函诊，三千患者康复》。

7 月，李济仁受聘为安徽中医学院附属医院技术顾问。

10 月，李济仁受聘为安徽省中医药学会肝胆病（感染病）专业委员会顾问。同月，李济仁被英国剑桥国际传记中心、美国 ABI 评为1991—1992 年度"国际风云人物""世界领先 500 人"，并被授予"终身成就金质奖章""卓越学术领导金奖"。

10 月，张根桂被收入《安徽人物大辞典》。

1993 年

1 月 22 日，《健康报》"医苑人杰"专栏刊登报道：《拳拳仁济心——记皖南医学院教授李济仁》。

5 月，李济仁传记及验方"灵茵退黄方"等载入《中华名医特技集成》。

1994 年

4月7日，《安徽日报》以"佼佼学者集一家"为题专题报道了李济仁、张舜华一家的事迹。

5月，李济仁治疗淋证的系列验方载入《当代中国名医高效验方1000首》。

9月，李济仁主持的"新安医家治疗急危难重病症经验的研究"课题获安徽省科学技术委员会重点立项资助。

10月，在《芜湖日报》开展的"一个医生的故事"征文活动中，李济仁由于医德医风高尚被报道及表彰。

11月，李济仁的业绩载入《中国当代名人录》。

12月，李济仁主持的"中医时间医学系统理论与应用研究"科研成果获安徽省科学技术进步三等奖。

李济仁参与主编的《新安医籍丛刊》（安徽科学技术出版社）获第九届华东六省一市优秀科技图书一等奖。

1995 年

1月，李济仁任安徽省中医文献研究所客座研究员。

3月，李济仁任安徽省高等学校科学技术进步奖评审委员会医学类学科评审组成员。

7月1日，《人民日报》海外版刊登长篇报道：《术著岐黄，心涵雨露——记新安医学传人李济仁、张舜华教授》。

7月，李济仁主持的"新安名医考证研究"科研成果获安徽省高校科技进步二等奖，安徽省自然科学三等奖。同月，李济仁作为首批"全国500名老中医"的10位代表之一，在北京人民大会堂接受中央领导亲切接见，中央电视台《新闻联播》播出了会见实况。

9月，李济仁任安徽省中医药学会第三届理事会理事、常务理事、副理事长。

10月，李济仁在芜湖市主持召开全国西医院校中医药教育临床科研学术研讨会，任副会长。

11月，李济仁主编的《痹病通论》由人民卫生出版社出版。陈大羽先生题写书名，余瀛鳌先生撰写书评在《中国中医药报》发表。同月，在无锡参加全国风湿病会议，为主持人之一。

1996 年

2月，为纪念从医50周年，由安徽科学技术出版社出版《济仁医录》。全国人大常委会副委员长田纪云题写书名，董建华院士、周仲瑛教授作序，吕炳奎先生及吴作人、林散之、启功、程十发、费新我诸先生题赠之妙墨佳画，亦点缀其间。该书付梓后，余瀛鳌、谢海洲等先生撰写了书评文章，在《中华医史杂志》等发表。同月，李济仁任芜湖市中医药学会第六届理事会名誉理事长。由于在担任芜湖市中医药学会第五届理事会理事长期间贡献突出而被授予荣誉证书。

10月，李济仁、张舜华传记及业绩载入《中国人物年鉴1996》。同月，李济仁在黄山市主持首届全国中西医结合治疗学学术研讨会。李济仁主编的《临床治疗学研究与应用集成》由中国中医药出版社出版。李济仁在首届国际中医风湿病学术会议进行诊治顽痹的学术经验报告。

1997 年

4月，李济仁被评为首届安徽省名老中医。同月，"李济仁诊治顽痹的用药经验"收入《中国中医专家临床用药经验和特色》一书。李济仁主持的"名老中医治疗肿瘤经验和理论研究"科研成果获安徽省科技成果奖。

1998 年

4 月 4 日，张舜华积劳成疾，患脑出血。

7 月，张舜华赴中国康复研究中心北京博爱医院治疗，凭顽强毅力康复。其间曾受邓朴方接见，并为韩国友人治病。

12 月，李济仁由女儿李艳陪同，经海南、广州、深圳，赴中国澳门及香港科技大学进行学术交流及会诊。

1999 年

任安徽省新安医学会名誉会长。

1 月，李济仁主编的《大医精要——新安医学研究》由华夏出版社出版，为当代名医论著丛书之一。余瀛鳌先生以"宣明德范 昭示来学——荐阅李济仁《大医精要·新安医学研究》"为题在《中国中医基础医学杂志》撰写了书评；谢海洲在《北京中医药大学学报》撰写了书评。

5 月，李济仁被聘为安徽中医学院新安医学文化馆顾问。同月，安徽中医学院新安医学文化馆成立，开辟"张一帖"专栏，宣传张守仁、张根桂，并重点介绍了张舜华的业绩。

10 月，在歙县定潭创办"世传张一帖诊所"，由李梴任所长。李济仁被载入《当代名老中医风采》。

11 月，《恋爱·婚姻·家庭》杂志以"博士兄弟和他们的中医世家"为题、《安徽日报》以"一门三博士"为题对李济仁家族进行长篇报道，《文摘周刊》《文萃》《中国剪报》《向建国五十周年献礼——安徽日报新闻作品选》等转载。

2000 年

6 月，黄山市卫生局局长胡守治来芜，提议在家乡黄山市建立"李济仁张舜华医艺馆"。陈大羽先生题写馆名，安徽省中医药管理局局长邓大学在有关会议上予以表彰。李济仁主持的"新安医家治疗急危难重病症经验的研究"科研成果获安徽省高校科技进步二等奖，安徽省自然科学三等奖。

7—11月，由李标陪同，赴德国、意大利、法国、奥地利、荷兰、比利时、卢森堡等欧洲八国参加学术交流与访问。在梵蒂冈受枢机主教接见。

10月，《中华医史杂志》刊登《新安名医"张一帖"源流考》，认为"张一帖"是当今较为罕见的、代系清楚的重要医学家族，而医学流派、医学家族链为传统中医学发展的重要形式。该家族至今韶光益盛，则有赖于张舜华、李济仁等的功绩。

12月，关于"张一帖"的介绍：*Research on origin and development of "Zhang Yi Tie", a celebrated physician of Xin'an*，被美国 Medline 等国际权威数据库收录。

2001 年

1月，《家庭中医药》以"心涵雨露万家春——记著名中医内科专家李济仁、张舜华教授"为题，进行长篇报道。

4月，李济仁担任学术顾问的《中国风湿病学》由人民卫生出版社出版。

10月，举办了"张舜华从医50周年纪念会"。著名中医药学家、中国工程院院士王永炎题词"橘杏流芳"，陈大羽先生题词"济世为怀"。

2002 年

4月，在芜湖家中，李济仁接受日本中医药参观采访团山本胜旷教授、戴昭宇教授一行的专程来访，南京中医药大学黄煌教授陪同。

7—10月，李济仁应邀赴美国、加拿大参观，与旅外医家进行了学术交流，并诊治较多的国际友人。

9月，日本东洋学术出版社社长、日本《中医临床》杂志总编山本胜旷先生来函："我们惊叹您一家都是教授，子女全是博士，更惊叹贵府在新安医派中的重要地位与后继有人、越发繁盛的喜人景象……结合我们在北京采访到的有关您的长子张其成先生秉承乾嘉徽学传统，于中医学研究再续新篇的事迹，在我们有关采访的报道中，以您的家族为新安医学流派中的个例典范，重点加以介绍。"

9月，日本东洋学术出版社《中医临床》杂志详介"张一帖家系"。

2003 年

1月，在皖南医学院弋矶山医院全院职工大会上，荣誉表彰该院自1988年以来的数位"一代名医"：我国防痨事业创始人之一吴绍青，中国外科学的先驱者之一、中央卫生署副署长沈克非，著名儿科专家陈翠贞，著名神经内科专家刘贻德，著名骨科专家陈启光，著名中医药专家李济仁，著名本草专家尚志钧等。

10月，张其成陪同李济仁到埃及、土耳其参观考察。

2004 年

8月14—25日，李济仁至澳大利亚、新西兰、韩国访问。

2005 年

8月24日—9月2日，李济仁至泰国、马来西亚、新加坡访问。

2006 年

李济仁治疗痹病的"清络饮"验方，经学术继承人研究，成果在 *American Journal of Chinese Medicine* 发表。英国剑桥大学学者在国际药理学权威刊物 *Trends in Pharmacological Sciences* 的综述文章中，将"清络饮"列为抗风湿病血管新生的唯一代表性中药复方并专门评述。

5月15日，《中国中医药报》刊登了《新安名医张一帖》一文。

5月，李济仁前往北美洲访问。游览了加拿大多伦多、渥太华、满地可、尼加拉瀑布，路过美国赤壁大峡谷、纽约博物馆、哈佛大学、麻省理工学院、夏威夷海滩等。

7月，李济仁至墨西哥访问，参观太阳金字塔、月亮金字塔、神殿、银都、查普特佩克森林公园等。

2007 年

3月1日，《中国中医药报》刊登了《从名医世家到博士团队——记一个渊源于宋朝的新安名医世家及其传人》一文。

8月，张其成陪同李济仁前往俄罗斯、挪威、瑞典、丹麦、芬兰旅游考察。

11月，安徽卫视"新安夜空"栏目专题报道"李老的医德医风和医术"。同月，李济仁游览南非，观海豹、企鹅，其乐无穷。

2008 年

"张一帖内科"被遴选为黄山市第二批非物质文化遗产，张舜华、李济仁为"张一帖内科"传承人。

4月，李济仁游览英国、瑞士。观世界名校、赏雪山特景。

5月，李济仁被确定为皖南医学院"四大名师"之一。

6月，我国第三个文化遗产日，中央电视台精心打造了系列节目——《中国记忆——我们的精神家园》，目的是保护非物质文化遗产。中医学第一次作为非物质文化遗产出现在节目中，新安名医"张一帖"的独特医术、传承与发展作为中医学代表性文化遗产被重点介绍。

9月，《安徽日报》"名医风采"栏目以"李济仁：悬壶济世六十年"为题对李老的事迹进行报道。同月，李济仁游览葡萄牙、西班牙。

12月12日,《中国中医药报》"今日看点"栏目报道"张一帖内科"列入安徽省非物质文化遗产名录。

2009 年

2月,《中国中医药报》以"李济仁·'张一帖'家族:千古不绝血脉情"为题,对世医"张一帖"家族的传承关系分别进行了专题报道。

4月,李济仁当选首届"国医大师",也是安徽省唯一的首届"国医大师"获选者。同时获得"中华中医药学会终身成就奖""中华中医药学会终身理事"。

5月,中央电视台、新华社等多家媒体对李济仁等获选"国医大师"进行了报道或专访。

6月,皖南医学院弋矶山医院成立"国医大师李济仁工作室"。

6月19日,李济仁参加首届国医大师颁表彰大会,时任国务院副总理吴仪为李济仁颁发证书。

6月25日,《健康报》以"仁术济世 继往开来"为题对李济仁进行报道。

6月30日,《健康大视野》杂志刊登了《饮食得法,五脏俱强——跟国医大师学养生》一文。

8月3日,新华社"新华纵横"播出国医大师新闻追踪专题片《大医隐于林——李济仁》。

8月5日,《中国中医药报》刊登专题报道:《李济仁:新安医学研究奠基人》。

8月,李济仁游玩希腊、阿联酋两国。

10月17日,李济仁参加安徽中医学院50年校庆,并与卫生部副部长、国家中医药管理局局长王国强、安徽省委副书记王明方等交流。

11月17日,《安徽日报》刊登了《李济仁:情洒杏林济万家》一文。

2010 年

1 月 8 日，"济仁舜华医艺馆"成立仪式及李济仁张舜华夫妇书画捐赠展在安徽省黄山市中国徽州文化博物馆隆重举行。以"盛世流芳"为题的大型展览吸引了大量的观众。张其成、李梃等出席捐赠仪式，并代表李济仁、张舜华将政府奖励的 30 万元奖金作为徽文化研究基金捐给徽学研究会。

1 月，皖南医学院领导为李济仁先生庆贺八十大寿。同月，中央电视台"中华医药"栏目专题采访李济仁先生。

2 月 1 日，安徽省卫生厅召开 2010 年安徽省卫生工作会议，发布了《关于开展向国医大师李济仁同志学习活动的通知》。安徽省委常委、副省长赵树丛，省长助理花建慧等领导出席会议。省委常委、副省长赵树丛做了重要讲话，并为首届国医大师李济仁教授颁奖。李济仁将政府重奖的 5 万元全部捐助致力于中医药事业的贫困生。

3 月 13 日，皖南医学院弋矶山医院全院工作大会上隆重表彰国医大师李济仁，李济仁将 2 万元奖金全部捐给国医大师工作室。

4—5 月，中央电视台"中华医药"栏目连续采访李济仁先生，制作的两期节目《国医大师李济仁——我有药茶气血和》《国医大师李济仁——小方法补大根本》引起海内外很大反响。

5 月 17 日，"张一帖内科"被收录于第三批国家级非物质文化遗产名录，张舜华、李济仁为传承人。这是继 2008 年 12 月"张一帖内科"被列入安徽省非物质文化遗产名录以来获得的又一殊荣。

7 月 12—13 日，安徽电视台"天下安徽人"栏目分别播出《国医大师——李济仁》《张一帖传承人——李济仁　张舜华》两期节目。

8 月，李济仁应邀担任世界中医药学会联合会风湿病专业委员会名誉会长。

10 月，安徽电视台"天下安徽人"栏目用 1 周时间播出"张一帖"系列节目。同月，李艳、王惟恒编著的《李济仁临证医案存真》由人民军医出版社出版。

11 月，李济仁被聘为安徽中医药高等专科学校终身特聘教授。

12 月，李艳、王惟恒编著的《张舜华临证医案存真》由人民军医出版社出版。

2011 年

1 月，受安徽省卫生厅党组书记、厅长高开焰同志的委托，安徽省中医药管理局局长董明培在皖南医学院弋矶山医院党委书记汪平君、院长吴金月的陪同下，冒雨前往国医大师李济仁教授家中慰问，代表省卫生厅、省中医药管理局向李济仁先生祝贺新年。

2 月，在皖南医学院弋矶山医院行政会议室隆重举行国医大师李济仁终身教授聘任仪式。皖南医学院党委书记卞国忠、弋矶山医院党政领导及中医科医生代表、医院相关职能科室负责人出席仪式。

3 月，安徽省委副书记、省政协主席王明方在芜湖市委书记陈树隆、省委副秘书长潘朝晖、省委组织部副部长金春忠、省委教育工委常务副书记张荣国、省人社厅副厅长林海、芜湖市委秘书长丁祖荣、校党委书记卞国忠、医院领导的陪同下，来到皖南医学院弋矶山医院看望慰问国医大师李济仁。

4 月 1 日，张其成主编的《国医双馨》由北京科学技术出版社出版。本书汇集了李济仁、张舜华二老养生延年、治病救人的经验；回忆了二老求学、行医、授徒、教子的事迹；展示了二老书画怡情的雅趣和游历世界名山大川的见闻。

5 月，《国务院关于公布第三批国家级非物质文化遗产名录的通知》（国发〔2011〕14 号）发布，"张一帖内科疗法"列入"中医诊法"名录中，这是新安医学第一个入选的国家级非物质文化遗产项目，也是此次安徽省唯一入选的传统医药国家级非物质文化遗产项目。

6 月 25 日—7 月 2 日，李济仁赴中国台湾，参加由中华中医药学会、台中市中医师公会、中华海峡两岸中医药合作发展交流协会联合主办的"第三届海峡两岸中医药合作发展论坛"。卫生部副部长、国家中医药管理局局长王国强以中华中医药学会会长身份，率约60名成员的中医药代表团赴中国台湾访问，代表团成员有陈可冀、张伯礼、李大鹏三位院士和李济仁、张学文两位国医大师，还有金世元、孙光荣等知名中医药专家。李济仁出席了第三届两岸中草药合作及技术交流论坛和2011海峡两岸中医药发展与合作研讨会，并参观访问了中国台湾的中医药医疗、教育、科研、产业等相关机构，与中国国民党荣誉主席吴伯雄、海峡交流基金会董事长江丙坤进行了会谈，为政要、知名人士切脉处方，并接受媒体采访。

7月，《中国中医药报》《安徽日报》《黄山日报》等相继报道"张一帖内科疗法"作为新安医学的代表首次入选第三批国家级非物质文化遗产名录的喜讯。同月，"国医大师李济仁工作室"在安徽芜湖弋矶山医院成立。

8—9月，李济仁先生去西藏游览。

11月，"第一届国医大师李济仁学术思想研讨会"在安徽芜湖成功举办，国家中医药管理局科技司司长苏钢强、芜湖市副市长曹云霞、安徽省中医药管理局局长董明培、国家中医药管理局对台港澳中医药交流合作中心主任王承德、皖南医学院院长章尧、安徽中医学院副院长彭代银、皖南医学院副院长廖圣宝、弋矶山医院党委书记汪平君等领导、专家出席研讨会开幕式。开幕式由弋矶山医院院长吴金月主持。

2012 年

8月，以李济仁为带头人的国家中医药管理局重点学科"中医痹病学"获准建设。

10月，中国中医科学院中国医史文献研究所周琦、中国传媒大学宣宝剑等对张舜华进行长篇访谈，拍摄了"走进名医——当代名中医风采视频"，并以"国家级非物质文化遗产张一帖传承录"为题，在《中国中医药报》刊发了深度报道。

12月，《文化部关于公布第四批国家级非物质文化遗产项目代表性传承人的通知》公布了第四批国家级非物质文化遗产项目代表性传承人名单，其中传统医药代表性传承人共21人，李济仁、张舜华被确定为"中医诊法（张一帖内科疗法）"代表性传承人。

2013 年

2月，全家聚会为张舜华庆贺八十寿辰。

3月，经文化部推荐，美国彩虹电视台摄制组前往安徽芜湖皖南医学院弋矶山医院拍摄国医大师李济仁专题片。同月，张其成当选中国人民政治协商会议第十二届全国委员会委员，参加全国"两会"。

9月，发布《国家中医药管理局关于确定第一批中医药传承博士后合作导师的通知》（国中医药人教函〔2013〕12号）"，李济仁被确定为第一批中医药传承博士后合作导师。同月，安徽省黄山市文物局正式批复同意成立"新安国医博物馆"，该馆设立在歙县定潭村李济仁、张舜华夫妇家族，由李梃负责筹建。《健康时报》刊发采访报道：《国家级非物质文化遗产系列——"张一帖"内科疗法——擅用猛药起沉疴》，国家中医药管理局官方网站转载。

10月，香港浸会大学举行第五届中医药学院荣誉教授颁授典礼暨研讨会，颁授李济仁先生"荣誉教授"，以表彰其在中医药领域的卓越成就和贡献。同月，国医大师李济仁第二届痹病及新安医学学术研讨会在安徽合肥成功举办。

10—11月，国医大师邓铁涛、朱良春、周仲瑛、吴咸中、颜德馨、张琪、李振华、郭子光、张学文、李今庸等题词祝贺李济仁张舜华家族的"新安国医博物馆"成立。其中，国医大师邓铁涛先生题词：

"当代新安医学第一家";国医大师朱良春先生题词:"新安地灵,一帖人杰";国医大师颜德馨先生题词:"中华之光"。

12月,中国中医科学院程志立、柳长华等在世界中医药学会联合会中医药传统知识保护研究专业委员会第一届学术年会暨中国中医科学院第二届中医药文化论坛论文集中发表论文:《精诚仁孝和乃生——"张一帖"世医家族的非物质文化遗产内涵及价值》。

2014 年

5月,《中国中医药报》刊发了张其成撰写的文章:《女张一帖的传奇人生——我的母亲张舜华》。

6月,《中国中医药报》刊发对李济仁的采访报道:《李济仁:最希望看到年轻一代成长》。

6—9月,李济仁赴美国,并在李标的陪同下,参观了巴西、阿根廷、巴拿马等南美、中美国家。

10月,世界中医药学会联合会方药量效专业委员会成立,李济仁担任会长。同月,歌中传唱"这里有新安医圣张一帖,悬壶济世美名扬"的定潭村歌《定潭,人间天堂》入选"中国十佳村歌",演唱者应邀参加中央电视台 2015 年乡村春节联欢晚会的录制。

2015 年

2—3月,李济仁张舜华家族 20 人在北京市海淀区上地佳园聚会,在中国照相馆拍摄全家福,李济仁、张舜华和五个子女一起制定了新安国医博物馆(济舜堂)的"家规"。

4月,歙县县委常委、组织部长刘文一行到新安国医博物馆调研,认为新安医学在中医学派中独树一帜,国家级非物质文化遗产"张一帖内科疗法"更是新安医学中一颗璀璨的明珠,新安国医博物馆要充分利用品牌效应,传承和发展这一非物质文化产业,不断提升知名度和影响力。

4月11日，《人民政协报》刊发了张其成撰写的文章：《"八德"在我家——人文徽州与"一帖"家教》。

4月29日，张其成被中国人民政治协商会议办公厅聘为"人民政协讲坛"特聘教授。

5月，中央电视台中文国际频道"远方的家·江河万里行"栏目第268集《新安江畔古韵长》播出了采访报道：新安医学传世家——歙县定潭张一帖。

6月，世界中医药学会联合会中医药文化专业委员会成立，张其成担任会长，李济仁担任顾问。

7月4日，"健康安徽行——全民健康素养促进活动"在合肥启动，安徽省委常委、常务副省长詹夏为国医大师李济仁等颁发"健康顾问"聘书。

7月，国医大师李济仁、国学导师张其成父子授徒仪式在北京举行。

11月，国医大师李济仁第三届学术经验研修班暨新安医学研讨会在安徽芜湖召开。同月，世界中医药学会联合会网络药理学专业委员会成立，李梢担任会长，李济仁担任顾问。

2016 年

1—2月，全家在北京市海淀区上地佳园聚会，中央电视台纪录频道采访拍摄。

3—4月，新安国医博物馆正式对外开放。

6月，李艳母女陪李济仁去韩国济州岛旅游。

6月13日，中央电视台"焦点访谈"栏目组以"传道授业、悬壶济世"为题报道了首届国医大师李济仁家庭。

6月29日，人民网以"一个国医世家的文化根系"为题报道了国医大师李济仁。

7月，张其成被批准为享受国务院政府特殊津贴专家。

10月1日，"张一帖"第十七代传承人张孚维出生，四世同堂。

11月7日，李济仁家庭荣获第一届全国文明家庭称号，并接受习近平总书记接见。

12月12日，第一届全国文明家庭表彰大会在北京举行，习近平总书记亲切会见全国文明家庭代表，并发表重要讲话。李济仁家庭荣获第一届"全国文明家庭"称号，李艳作为家庭代表赴京领奖，有幸与习近平总书记握手。

12月24日，新华网以"国医世家李济仁家庭：仁心仁术济人济世 孝悌忠信言传身教"为题报道了李济仁家庭。

2017 年

1月12日，在安徽卫视2016年度"心动安徽·最美人物"颁奖典礼上，李济仁荣获"十大最美人物"。

1月27日，李济仁家庭作为第一届全国文明家庭的代表之一，应邀参加中央电视台春节联欢晚会，由主持人康辉介绍亮相。

2月7日，李济仁家庭作为第一届全国文明家庭登上了2017年中央电视台春节联欢晚会的舞台。

2月11日，作为第一届全国文明家庭的代表，张其成、李艳、李梃、李梢参与中央电视台春节特别节目"我有传家宝"录制，讲述李济仁家庭被评为全国文明家庭的秘密。

2月，李梢一家陪同李济仁赴东南亚六国（柬埔寨、老挝、孟加拉、尼泊尔、泰国、缅甸）自助游。

3月，李济仁荣获2016年度中国"最美医生"称号。

5月，长孙张一畅携重孙张孚维从澳大利亚回芜湖看望李济仁、张舜华。

6月，李济仁被评为"敬业奉献中国好人"。

7月，李梢与皖南医学院弋矶山医院院长朱向明就"采用网络药理学方法研究国医大师处方"正式签署合作协议。

7—8月，李梢一家陪李济仁赴东欧七国（匈牙利、斯洛伐克、捷克、波兰、拉脱维亚、爱沙尼亚、挪威）自助游，然后李济仁赴美与李标一家会合，乘坐邮轮赴阿拉斯加看北极冰川。

7月24日，李济仁入选第六届全国道德模范候选人。

8月8日，中国文明网以"李济仁：济人济世诠释大医要义"为题报道了李济仁家庭。

9月，由中共中央宣传部等主办的"砥砺奋进的五年"大型成就展在北京展览馆开幕，李济仁家庭作为第一届"全国文明家庭"唯一代表，在第四展区"坚定文化自信 创造中华文化新辉煌"展出。

11月17日，李济仁获第六届全国道德模范提名奖。

12月1日，张其成主编的新版《国医双馨》由广西科学技术出版社出版。

12月2日，李济仁受邀参加首届海峡两岸南宗道教养生体验交流大会。

2018 年

2月，由央视网牵头录制的"追梦中国·致情怀"系列节目对李济仁进行了专题报道。同月，李济仁当选"中国好医生、中国好护士"2018年2月月度人物。

2月19日—3月1日，安徽综艺频道"老爸老妈"栏目专题采访报道了国医大师李济仁、张舜华夫妇和其子女。

3月，李济仁荣获安徽省中医药管理局与安徽省中医药学会联合颁发的"安徽省中医药传承发展突出贡献奖"。同月，张其成当选中国人民政治协商会议第十三届全国委员会委员。

5月22日，国家级非物质文化遗产"张一帖内科疗法"传承人李济仁及张舜华夫妇签约入驻黄山徽艺小镇非遗创意园。

6月20日，安徽歙县新安国医博物馆、国家级非物质文化遗产"张一帖内科"入围"安徽老字号"。

7月6日，在国家图书馆举办的"年华易老，技·忆永存——国家级非物质文化遗产代表性传承人抢救性记录工作成果展映月"系列活动中，安徽省"李济仁——中医诊法（张一帖内科疗法）"项目获优秀项目奖。

8月8日，央视网"文化十分"栏目组以"医者仁心'一帖'济世"为题，专题采访了李济仁及张舜华。

8月19日，为庆祝首个中国医师节，"健康界"专题采访了中国现代外科学奠基人沈克非家族和首届国医大师李济仁家族。

9月14日，"健康界"以"传承了400多年的除了《本草纲目》，还有这门医术"为题，介绍了国医大师李济仁家族。

11月30日，由皖南医学院弋矶山医院承办的首届新安医学传承发展国际论坛暨国医大师李济仁第四届学术经验研讨会在黄山市顺利召开，参会人员达400余人。

2019 年

1月，张其成被人民网评选为"健康中国年度十大人物""国学养生第一人"。

2月，中央电视台"中华医药"栏目组首次以专题节目的形式全程记录了首届国医大师李济仁家庭养生年夜饭的制作过程。

3月，李济仁参与的"国医大师李济仁治痹思想的传承与创新"项目荣获2018年安徽省科学技术二等奖。

3月22日，全国人大常委会副委员长艾力更·依明巴海在安徽省、芜湖市领导的陪同下考察了位于皖南医学院弋矶山医院的国医大师李济仁工作室，并亲切看望了首届国医大师李济仁先生。

7月，李济仁被遴选为全国70位具有代表性医学专家，参与由国家卫生健康委员会与人民网联合组织录制的为祖国70岁华诞献礼的大型视频访谈节目"人民的医生——我从医这70年"。

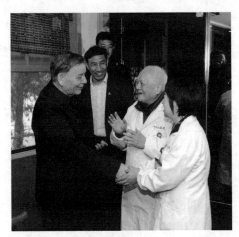

全国人大常委会副委员长艾力更·依明巴海亲切看望李济仁

10月12日，李济仁受邀参加由北京卫视主办的大型养生节目"养生堂"。

12月，仝小林在当选中国科学院院士后第一站就远赴安徽芜湖看望自己的导师——首届国医大师李济仁先生。

2020 年

1月，张其成获国学界至高奖"汤用彤国学奖"。

3月18日，国医大师李济仁撰写了一篇对新型冠状病毒肺炎研究具有指导意义的理论文章——《中医对病毒的认识》，发表于《健康报》。

3月29日，黄山市市长孙勇一行来到芜湖市看望国医大师李济仁。

5月，安徽省新闻联播以专题片的形式记录国医大师李济仁家庭在

2020年新型冠状病毒肺炎疫情中所做的贡献。

6月，安徽电视台"第一时间"栏目专题记录了全国文明家庭首届国医大师李济仁一家的父亲节。

7月1日，由范敬编著、李艳主审，安徽科学技术出版社出版的《张一帖内科》一书，详细介绍了国家级非物质文化遗产"张一帖内科"及传承人李济仁、张舜华的一生。

7月22日，《中国中医药报》以"当代新安医学第一家"为题，专版介绍了新安国医博物馆及"张一帖"李济仁家族。

8月1日，由李艳、储成志著，人民卫生出版社出版的《当医生成为患者——国医大师李济仁传统养生践行录》详细介绍了国医大师李济仁的养生观与养生法。

10月23日，李艳受邀参加中华中医药学会主办、中华中医药学会感染病分会承办的中华中医药学会感染病分会2020年学术年会，并于大会做了"国医大师李济仁抗疫经验"的主题汇报。

11月19日，李济仁、张舜华夫妇受邀参加于黄山市举办的2020年首届中国非物质文化遗产论坛大会。

12月18日，中国中医科学院学部成立，李济仁当选首批学部委员。张其成代表李济仁参加学部成立大学和学部委员第一次全体会议。"中国中医科学院学部委员"，要求对中医药事业发展做出杰出贡献，声誉卓著，为国家传承创新发展中医药提供战略咨询，学部委员是最高学术称号，为终身荣誉。首批学部委员主要有中医药及卫生健康领域的两院院士、国医大师，共93人，其中46名院士、47名国医大师，包括诺贝尔奖获得者屠呦呦、"共和国勋章"获得者钟南山院士、"人民英雄"获得者张伯礼院士等。中国中医科学院党委书记查德忠主持大会，中国中医科学院院长黄璐琦院士做报告，国家中医药管理局局长于文明宣读孙春兰副总理批示，国家中医药管理局党组书记余艳红讲话。

12月26日，李梢入选"2020年度中国全面小康十大杰出贡献人物"。

2021年

4月22日，在新安医学发展大会高峰论坛暨首届国医大师李济仁学术经验研讨会上，市委副书记、市长孙勇为国家级非物质文化遗产项目中医诊法（张一帖内科疗法）代表性传承人张舜华颁发"新安医学终身成就奖"。

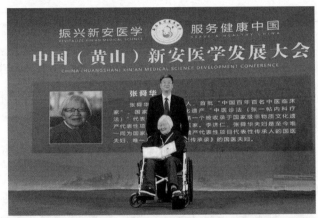

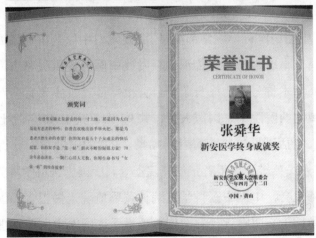

张舜华获"新安医学终身成就奖"

6月16日，张舜华荣获第七届安徽省道德模范荣誉称号。

11月5日，张舜华荣获第八届全国道德模范称号，张涵雨代表张舜华出席在人民大会堂举行的颁奖典礼，受到习近平总书记接见。

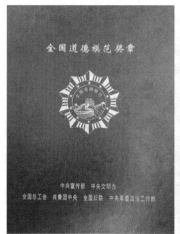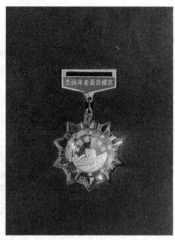

张舜华获第八届全国道德模范称号

李老的传人都太过优秀，成就实在难以写全，但论其根源都是李老的谆谆教诲。一名学者，仅仅是自己学富五车，还不能够。只有连后人及弟子都才高八斗，才是真正当之无愧的一代宗师！

——中国网《"天真"的国医大师》